常见内科疾病治疗与用药指导

冯念苹　主编

中国纺织出版社有限公司

图书在版编目(CIP)数据

常见内科疾病治疗与用药指导 / 冯念苹主编. -- 北京：中国纺织出版社有限公司，2022.3

ISBN 978-7-5180-9306-9

Ⅰ. ①常… Ⅱ. ①冯… Ⅲ. ①内科—常见病—治疗 Ⅳ. ①R505

中国版本图书馆 CIP 数据核字(2022)第 004870 号

责任编辑：樊雅莉 高文雅 责任校对：高 涵 责任印制：王艳丽

中国纺织出版社有限公司出版发行

地址：北京市朝阳区百子湾东里 A407 号楼 邮政编码：100124

销售电话：010—67004422 传真：010—87155801

http://www.c-textilep.com

中国纺织出版社天猫旗舰店

官方微博 http://weibo.com/2119887771

三河市宏盛印务有限公司印刷 各地新华书店经销

2022 年 3 月第 1 版第 1 次印刷

开本：787×1092 1/16 印张：14.25

字数：330 千字 定价：88.00 元

编 委 会

主　编:冯念苹　哈尔滨医科大学附属第二医院
石惠杰　哈尔滨医科大学附属第一医院
李　秀　哈尔滨医科大学附属第二医院

副主编:徐　源　济宁市第一人民医院
赵　楠　大连医科大学附属第二医院
尹明英　哈尔滨医科大学附属第四医院
董彦宏　哈尔滨医科大学附属第四医院
刘　娜　中国医科大学附属盛京医院

编　委:赵　濛　中国医科大学附属盛京医院
宋　燕　哈尔滨医科大学附属第二医院
马建清　哈尔滨医科大学附属第二医院
王　晶　哈尔滨医科大学附属第一医院
王思思　哈尔滨医科大学附属第二医院
徐燕霞　哈尔滨医科大学附属第一医院
郑　秋　哈尔滨医科大学附属第四医院
李　慧　哈尔滨医科大学附属第二医院
王莹惠　哈尔滨医科大学附属第二医院
张宇晶　哈尔滨医科大学附属第四医院
张巍巍　哈尔滨医科大学附属第一医院
刘　旭　哈尔滨医科大学附属第四医院
付姝玉　哈尔滨医科大学附属第二医院
徐　颖　哈尔滨医科大学附属第四医院
陈　帅　黑龙江省军区哈尔滨第一离职干部休养所

前　　言

内科在临床医学中占有极其重要的地位，不仅是临床医学的基础，而且与各科存在密切的联系，是临床医学各科的基础。内科学的知识来源于医疗实践，人们在实践中不断总结经验、提高认识水平，通过长期积累，逐渐形成系统的诊治疾病的方法。为了更好地适应现代医学模式转变，满足群众的实际就医需求，及时汲取新知识、掌握新理论、梳理新思维、应用新技术，并且提高内科医护人员综合服务能力，编者参考大量国内外相关文献资料，并结合国内临床实际情况，编写了本书，旨在为内科一线临床医务人员提供借鉴与帮助。

本书共分为七章，内容涉及临床各系统常见内科疾病的诊治及护理，具体包括呼吸系统疾病、循环系统疾病、消化系统疾病、泌尿系统疾病、血液系统疾病、内分泌和代谢性疾病以及风湿性疾病。每一节针对常见内科疾病给予详细叙述，包括病因、病理、临床表现、辅助检查、诊断、鉴别诊断、综合治疗、预防以及预后等。全书内容丰富，与临床结合紧密，力求为广大内科临床医护人员起到一定的参考借鉴作用。

编者在多年内科诊治经验基础上借鉴了诸多内科相关临床书籍与期刊资料，在此向这些文献的作者表示衷心的感谢。由于各位编者均从事内科一线临床诊治工作，并且工作繁忙，故编写时间仓促，难免有错误及不足之处，恳请广大读者见谅，并给予批评指正，以便我们更好地总结经验，达到共同进步、共同提高的目的。

编　者

2022 年 9 月

目　　录

第一章　呼吸系统疾病

第一节　急性上呼吸道感染

急性上呼吸道感染(acute upper respiratory tract infection)简称上感,为鼻腔、咽或喉部急性炎症的总称。主要病原体是病毒,少数是细菌。发病不分年龄、性别、职业和地区,免疫功能低下者易感。通常病情较轻、病程短、有自限性,预后良好。但由于发病率高,不仅可影响工作和生活,有时还可伴有严重并发症,特别是在有基础疾病的患者、婴幼儿、孕妇和老年人等特殊人群,并有一定的传染性,应积极防治。

一、病因和发病机制

大约有200种病毒可以引起上呼吸道感染。急性上感70%～80%由病毒引起,包括鼻病毒、冠状病毒、腺病毒、流感和副流感病毒以及呼吸道合胞病毒、埃可病毒和柯萨奇病毒等。另有20%～30%的上感为细菌引起,可单纯发生或继发于病毒感染,多见口腔定植菌溶血性链球菌,其次为流感嗜血杆菌、肺炎链球菌和葡萄球菌等,偶见革兰阴性杆菌。但接触病原体后是否发病,还取决于传播途径和人群易感性。淋雨、受凉、气候突变、过度劳累等可降低呼吸道局部防御功能,致使原存的病毒或细菌迅速繁殖,或者直接接触携带病原体的患者,由喷嚏、空气以及污染的手和用具诱发本病。老幼体弱、免疫功能低下或有慢性呼吸道疾病,如鼻窦炎、扁桃体炎患者更易发病。成年人平均每年上呼吸道感染次数为2～4次,学龄前儿童每年上呼吸道感染次数为4～8次。

二、临床表现

1.普通感冒

普通感冒为病毒感染引起,俗称"伤风",又称急性鼻炎或上呼吸道卡他。起病较急,主要表现为鼻部症状,如喷嚏、鼻塞、流清水样鼻涕,也可表现为咳嗽、咽干、咽痒或烧灼感甚至鼻后滴漏感。后三种表现与病毒诱发的炎症介质导致的上呼吸道传入神经高敏状态有关。2～3天后鼻涕变稠,可伴咽痛、头痛、流泪、味觉迟钝、呼吸不畅、声嘶等,有时可由于咽鼓管炎致听力减退。严重者有发热、轻度畏寒和头痛等。体检可见鼻腔黏膜充血、水肿、有分泌物,咽部可为轻度充血。一般5～7天痊愈,伴发并发症者可致病程迁延。

2.急性病毒性咽炎和喉炎

由鼻病毒、腺病毒、流感病毒、副流感病毒以及肠病毒、呼吸道合胞病毒等引起。临床表现为咽痒和灼热感,咽痛不明显,咳嗽少见。急性喉炎多为流感病毒、副流感病毒及腺病毒等引起,临床表现为明显声嘶、讲话困难,可有发热、咽痛或咳嗽,咳嗽又使咽痛加重。体检可见喉部充血、水肿,局部淋巴结轻度肿大和触痛,有时可闻及喉部的喘息声。

3.急性疱疹性咽峡炎

多发于夏季,多见于儿童,偶见于成人。由柯萨奇病毒A引起,表现为明显咽痛、发热,病程约1周。查体可见咽部充血,软腭、悬雍垂、咽及扁桃体表面有灰白色疱疹及浅表溃疡,周围伴红晕。

4. 急性咽结膜炎

多发于夏季,由游泳传播,儿童多见。主要由腺病毒、柯萨奇病毒等引起。表现为发热、咽痛、畏光、流泪,咽及结膜明显充血。病程4～6天。

5. 急性咽扁桃体炎

病原体多为溶血性链球菌,其次为流感嗜血杆菌、肺炎链球菌和葡萄球菌等。起病急,咽痛明显,伴发热、畏寒,体温可达39℃以上。查体可发现咽部明显充血,扁桃体肿大和充血,表面有黄色脓性分泌物,有时伴有颌下淋巴结肿大、压痛,而肺部查体无异常体征。

三、实验室检查

1. 血常规检查

因多为病毒性感染,白细胞计数正常或偏低,伴淋巴细胞比例升高。细菌感染者可有白细胞计数与中性粒细胞增多和核左移现象。

2. 病原学检查

因病毒类型繁多,且明确类型对治疗无明显帮助,一般无须病原学检查。需要时可用鼻拭子、咽拭子或鼻咽拭子行免疫荧光法、酶联免疫吸附法、血清学诊断或病毒分离鉴定等方法确定病毒的类型。细菌培养可判断细菌类型并做药敏试验以指导临床用药。

四、并发症

少数患者可并发急性鼻窦炎、中耳炎、气管—支气管炎。以咽炎为表现的上呼吸道感染,部分患者可继发溶血性链球菌引起的风湿热、肾小球肾炎等,少数患者可并发病毒性心肌炎,应予警惕。有基础疾病的患者如慢性阻塞性肺疾病和哮喘、支气管扩张等,可诱发急性加重。心功能不全患者可出现心衰加重。

五、诊断与鉴别诊断

根据鼻咽部症状和体征,结合周围血象和阴性的胸部X线检查可作出临床诊断。一般无须病因诊断,特殊情况下可进行细菌培养和病毒分离,或行病毒血清学检查等确定病原体。但须与初期表现为感冒样症状的其他疾病鉴别。

1. 过敏性鼻炎

起病急,常表现为鼻黏膜充血和分泌物增多,伴有突发性连续喷嚏、鼻痒、鼻塞和大量清涕,无发热,咳嗽较少。多由过敏因素如螨虫、灰尘、动物毛皮、低温等刺激引起。如脱离过敏原,数分钟至2小时症状即消失。检查可见鼻黏膜苍白、水肿,鼻分泌物涂片可见嗜酸性粒细胞增多,皮肤过敏试验可明确过敏原。

2. 流行性感冒

为流感病毒引起,可为散发,时有小规模流行,病毒发生变异时可大规模暴发。起病急,鼻咽部症状较轻,但全身症状较重,伴高热、全身酸痛和眼结膜炎症状。取患者鼻洗液中黏膜上皮细胞涂片,用免疫荧光标记的流感病毒免疫血清染色,置于荧光显微镜下检查,有助于诊断。近来已有快速血清PCR方法检查病毒,可供鉴别。

3. 急性气管—支气管炎

表现为咳嗽、咳痰，血白细胞计数可升高，鼻部症状较轻，X线胸片常见肺纹理增强。

4. 急性传染病前驱症状

很多病毒感染性疾病，如麻疹、脊髓灰质炎、脑炎、肝炎和心肌炎等疾病前期表现类似。初期可有鼻塞、头痛等类似症状，应予重视。但如果在1周以内呼吸道症状减轻反而出现新的症状，需进行必要的实验室检查，以免误诊。

六、治疗

由于目前尚无特效抗病毒药物，以对症治疗为主，同时戒烟，注意休息，多饮水，保持室内空气流通和防治继发性细菌感染。

1. 对症治疗

对有急性咳嗽、鼻后滴漏和咽干的患者可予伪麻黄碱治疗以减轻鼻部充血，也可局部滴鼻应用，必要时加用解热镇痛类药物，如对乙酰氨基酚、布洛芬等。小儿感冒忌用阿司匹林，以防瑞氏综合征。有哮喘病史者忌用阿司匹林。

2. 抗生素治疗

普通感冒无须使用抗生素。有白细胞升高、咽部脓苔、咳黄痰和流鼻涕等细菌感染证据，可根据当地流行病学史和经验选用口服青霉素类、第一代头孢菌素、大环内酯类药物或喹诺酮类药物。16岁以下禁用喹诺酮类抗生素。极少数患者需要根据病原菌选用敏感的抗生素。

3. 抗病毒药物治疗

由于目前药物滥用而造成流感病毒耐药现象，所以对于无发热、免疫功能正常、发病不超过2天的患者一般无须应用抗病毒药物。对于免疫缺陷患者，可早期常规使用。奥司他韦和利巴韦林有较广的抗病毒谱，对流感病毒、副流感病毒和呼吸道合胞病毒等有较强的抑制作用，可缩短病程。

七、预防

重在预防，隔离传染源有助于避免传染。加强锻炼、增强体质、改善营养、饮食生活规律、避免受凉和过度劳累有助于降低易感性，是预防上呼吸道感染最好的方法。年老体弱易感者应注意防护，上呼吸道感染流行时应戴口罩，避免在人多的公共场合出入。

第二节　急性气管—支气管炎

急性气管—支气管炎(acute tracheobronchitis)是由生物、理化刺激或过敏等因素引起的急性气管—支气管黏膜炎症。多散发，无流行倾向，年老体弱者易感。症状主要为咳嗽和咳痰，常发生于寒冷季节或气候突变时，也可由急性上呼吸道感染迁延不愈所致。

一、病因和发病机制

1. 微生物

病原体与上呼吸道感染类似。病毒常为腺病毒、流感病毒(甲、乙型)、冠状病毒、鼻病毒、单纯疱疹病毒、呼吸道合胞病毒和副流感病毒。细菌常为流感嗜血杆菌、肺炎链球菌、卡他莫拉菌等。近年来衣原体和支原体感染明显增加，在病毒感染的基础上继发细菌感染也较多见。

2. 理化因素

冷空气、粉尘、刺激性气体或烟雾（如二氧化硫、二氧化氮、氨气、氯气等）吸入，可刺激气管—支气管黏膜引起急性损伤和炎症反应。

3. 过敏反应

机体对吸入性致敏原如花粉、有机粉尘、真菌孢子、动物毛皮及排泄物等过敏，或对细菌蛋白质过敏。钩虫、蛔虫的幼虫在肺内移行也可引起气管—支气管急性炎症反应。

二、病理

气管、支气管黏膜充血水肿，淋巴细胞和中性粒细胞浸润，同时可伴纤毛上皮细胞损伤、脱落和黏液腺体肥大增生。合并细菌感染时，分泌物呈脓性。

三、临床表现

1. 症状

通常起病较急，全身症状较轻，可有发热。初为干咳或少量黏痰，随后痰量增多，咳嗽加剧，偶伴痰中带血。咳嗽、咳痰可延续 2～3 周，如迁延不愈，可演变成慢性支气管炎。伴支气管痉挛时，可出现程度不等的胸闷气促。

2. 体征

可无明显阳性表现，或在两肺闻及散在干、湿性啰音，部位不固定，咳嗽后可减少或消失。

四、实验室及辅助检查

周围血白细胞计数可正常，但由细菌感染引起者，可伴白细胞计数和中性粒细胞比例升高，红细胞沉降率加快，痰培养可见致病菌。X 线胸片大多为肺纹理增强，少数无异常发现。

五、诊断与鉴别诊断

根据病史、咳嗽和咳痰等症状，两肺散在干、湿性啰音等体征，结合血象和 X 线胸片，可作出临床诊断。病毒和细菌检查有助于病因诊断，需与下列疾病相鉴别。

1. 流行性感冒

起病急骤，发热较高，全身中毒症状（如全身酸痛、头痛、乏力等）明显，呼吸道局部症状较轻。流行病史、分泌物病毒分离和血清学检查有助于鉴别。

2. 急性上呼吸道感染

鼻咽部症状明显，咳嗽轻微，一般无痰。肺部无异常体征。胸部 X 线检查正常。

3. 其他

其他肺部疾病如支气管肺炎、肺结核、肺癌、肺脓肿、麻疹、百日咳等多种疾病可有类似的咳嗽、咳痰表现，应详细检查，以资鉴别。

六、治疗

1. 对症治疗

咳嗽、无痰或少痰，可用右美沙芬、喷托维林镇咳。咳嗽、有痰而不易咳出，可选用盐酸氨溴索、溴己新、桃金娘油化痰，也可雾化祛痰。较常用的为兼顾止咳和化痰的复方甘草合剂，也可选用其他中成药止咳祛痰。发生支气管痉挛时可用平喘药，如氨茶碱、β_2 受体激动剂、胆碱能受体阻滞剂等。发热可用解热镇痛药对症处理。

2. 抗生素治疗

仅在有细菌感染证据时使用。一般咳嗽 10 天以上，细菌、支原体、肺炎衣原体、鲍特菌等感染的概率较大。可首选大环内酯类或青霉素类药物，也可选用头孢菌素类或喹诺酮类等药物。美国疾病控制与预防中心推荐服用阿奇霉素 5 天，克拉霉素 7 天或红霉素 14 天。多数患者口服抗生素即可，症状较重者可肌内注射或静脉滴注给药，少数患者需根据病原体培养结果指导用药。

3. 一般治疗

多休息，多饮水，避免劳累。

七、预后

多数患者预后良好，少数体质弱者可迁延不愈，应引起足够重视。

八、预防

增强体质，避免劳累，防止感冒。改善生活卫生环境，避免接触污染空气及过敏物质。

第三节　慢性支气管炎

慢性支气管炎(chronic bronchitis)简称慢支，是气管、支气管黏膜及其周围组织的慢性非特异性炎症。临床上以咳嗽、咳痰为主要症状，或有喘息，每年发病持续 3 个月或更长时间，连续 2 年或 2 年以上，并排除具有咳嗽、咳痰、喘息症状的其他疾病。

一、病因和发病机制

本病的病因尚不完全清楚，可能是多种环境因素与机体自身因素长期相互作用的结果。

1. 吸烟

吸烟是最重要的环境发病因素，吸烟者慢性支气管炎的患病率比不吸烟者高 2～8 倍。烟草中的焦油、尼古丁和氢氰酸等化学物质具有多种损伤效应，如损伤气道上皮细胞和纤毛运动，使气道净化能力下降；促使支气管黏液腺和杯状细胞增生肥大，黏液分泌增多；刺激副交感神经而使支气管平滑肌收缩，气道阻力增加；使氧自由基产生增多，诱导中性粒细胞释放蛋白酶，破坏肺弹力纤维，诱发肺气肿形成等。

2. 职业粉尘和化学物质

接触职业粉尘及化学物质，如烟雾、变应原、工业废气及室内空气污染等，浓度过高或接触时间过长，均可能促进慢性支气管炎发病。

3. 空气污染

大量有害气体如二氧化硫、二氧化碳、氯气等可损伤气道黏膜上皮，使纤毛清除功能下降，黏液分泌增加，为细菌感染增加机会。

4. 感染因素

病毒、支原体、细菌等感染是慢性支气管炎发生发展的重要原因之一。病毒感染以流感病毒、鼻病毒、腺病毒和呼吸道合胞病毒为常见。细菌感染常继发于病毒感染，常见病原体为肺炎链球菌、流感嗜血杆菌、卡他莫拉菌和葡萄球菌等。这些感染因素同样造成气管、支气管黏膜的损伤和慢性炎症。

5. 其他因素

免疫功能紊乱、气道高反应性、自主神经功能失调、年龄增大等机体因素和气候等环境因素均与慢性支气管炎的发生和发展有关。如老年人肾上腺皮质功能减退，细胞免疫功能下降，溶菌酶活性降低，从而容易造成呼吸道的反复感染。寒冷空气可以刺激腺体黏液分泌增加，纤毛运动减弱，黏膜血管收缩，局部血液循环障碍，有利于继发感染。

二、病理

支气管上皮细胞变性、坏死、脱落，后期出现鳞状上皮化生，纤毛变短、粘连、倒伏、脱失；各级支气管管壁均有多种炎症细胞浸润，以中性粒细胞、淋巴细胞为主，急性发作期可见大量中性粒细胞，严重者为化脓性炎症，黏膜充血、水肿；杯状细胞和黏液腺肥大增生、分泌旺盛，大量黏液潴留；病情继续发展，炎症由支气管壁向其周围组织扩散，黏膜下层平滑肌束可断裂、萎缩，黏膜下和支气管周围纤维组织增生；支气管壁的损伤一修复过程反复发生，进而引起支气管结构重塑，胶原含量增加，瘢痕形成；进一步发展成阻塞性肺气肿时见肺泡腔扩大，肺泡弹性纤维断裂。

三、临床表现

(一)症状

缓慢起病，病程长，反复急性发作而使病情加重。主要症状为咳嗽、咳痰或伴有喘息。急性加重指咳嗽、咳痰、喘息等症状突然加重。急性加重的主要原因是呼吸道感染，病原体可以是病毒、细菌、支原体和衣原体等。

1. 咳嗽

一般以晨间咳嗽为主，睡眠时有阵咳或排痰。

2. 咳痰

一般为白色黏液或浆液泡沫性，偶可带血。清晨排痰较多，起床后或体位变动可刺激排痰。

3. 喘息或气急

喘息明显者可能伴发支气管哮喘，伴肺气肿时可表现为活动后气促。

(二)体征

早期多无异常体征。急性发作期可在背部或双肺底听到干、湿啰音，咳嗽后可减少或消失。如伴发哮喘可闻及广泛哮鸣音并伴呼气相延长。

四、实验室及辅助检查

1. X 线检查

早期可无异常。反复发作者表现为肺纹理增粗、紊乱，呈网状或条索状、斑点状阴影，以双下肺明显。

2. 呼吸功能检查

早期无异常。如有小气道阻塞，最大呼气流速一容量曲线在75%和50%肺容量时流量明显降低。当使用支气管扩张剂后第一秒用力呼气容积(FEV_1)与用力肺活量(FVC)的比值(FEV_1/FVC)<0.70提示已发展为慢性阻塞性肺疾病。

3. 血常规检查

细菌感染时可出现白细胞计数和(或)中性粒细胞比例增高。

4. 痰液检查

可培养出致病菌。涂片可发现革兰阳性菌或革兰阴性菌，或大量破坏的白细胞和杯状细胞。

五、诊断

依据咳嗽、咳痰或伴有喘息，每年发病持续3个月，连续2年或2年以上，并排除其他引起类似症状的慢性疾病可作出诊断。

六、鉴别诊断

1. 支气管哮喘

部分哮喘患者以刺激性咳嗽为特征，灰尘、油烟、冷空气等容易诱发咳嗽，常有家庭或个人过敏性疾病史。使用抗生素无效，支气管激发试验阳性。

2. 嗜酸性粒细胞性支气管炎

临床症状类似，X线检查无明显改变或肺纹理增加，支气管激发试验多为阴性，临床上容易误诊。诱导痰检查嗜酸性粒细胞比例增加(≥3%)可以诊断。

3. 肺结核

常有发热、乏力、盗汗及消瘦等症状。痰液查找抗酸杆菌及行胸部X线检查可以鉴别。

4. 支气管肺癌

多数有多年吸烟史、顽固性刺激性咳嗽或过去有咳嗽史，近期咳嗽性质发生改变，常有痰中带血。有时表现为同一部位反复的阻塞性肺炎，经抗生素治疗未能完全消退。痰脱落细胞学、胸部CT及支气管镜等检查可明确诊断。

5. 特发性肺纤维化

临床经过多缓慢，开始仅有咳嗽、咳痰，偶有气短。仔细听诊，在胸部下后侧可闻及爆裂音(Velcro啰音)。血气分析示动脉血氧分压降低，而二氧化碳分压可不升高。高分辨率螺旋CT检查有助诊断。

6. 支气管扩张

典型者表现为反复大量咯脓痰或反复咯血。胸部X线检查常见肺野纹理粗乱或呈卷发状。高分辨率螺旋CT检查可确定诊断。

7. 其他引起慢性咳嗽的疾病

慢性咽炎、上呼吸道咳嗽综合征、胃一食管反流、某些心血管疾病(如二尖瓣狭窄)等均有其各自的特点。

七、治疗

(一)急性加重期治疗

1. 控制感染

多依据患者所在地常见病原菌经验性选用抗生素，一般口服，病情严重时静脉给药。如左氧氟沙星 0.4 g，每日 1 次；罗红霉素 0.3 g，每日 2 次；阿莫西林 2～4 g/d，分 2～4 次口服；头孢呋辛 1.0 g/d，分 2 次口服；复方磺胺甲噁唑片(SMZ-TMP)，每次 2 片，每日 2 次，如果能培养出致病菌，可按药敏试验选用抗生素。

2. 镇咳祛痰

可使用复方甘草合剂 10 mL，每日 3 次；或复方氯化铵合剂 10 mL，每日 3 次；或溴己新 8～16 mg，每日 3 次；或盐酸氨溴索 30 mg，每日 3 次；或桃金娘油 0.3 g，每日 3 次。干咳为主者可用镇咳药物，如右美沙芬或其合剂等。

3. 平喘

有气喘者可加用支气管扩张剂，如氨茶碱 0.1 g，每日 3 次，或用茶碱控释剂；或 β_2 受体激动剂吸入。

(二)缓解期治疗

(1)戒烟，应避免吸入有害气体和其他有害颗粒。

(2)增强体质，预防感冒。

(3)反复呼吸道感染者可使用免疫调节剂或中药，如流感疫苗、肺炎疫苗、卡介苗多糖核酸、胸腺素等，部分患者或可见效。

八、预后

部分患者病情可控制，不影响工作、学习；部分患者可发展成慢性阻塞性肺疾病甚至肺源性心脏病(肺心病)。

第四节　支气管扩张症

支气管扩张症(bronchiectasis，或支气管扩张)最早在 1819 年由发明听诊器的 Laennec 首先描述，主要指急、慢性呼吸道感染和支气管阻塞后，反复发生支气管化脓性炎症，致使支气管壁结构破坏、管壁增厚，引起支气管异常和持久性扩张的一类异质性疾病的总称，可以是原发或继发，主要分为囊性纤维化(cystic fibrosis，CF)导致的支气管扩张症和非囊性纤维化导致的支气管扩张症。本节主要讨论非囊性纤维化支气管扩张症。支气管扩张症临床表现主要为慢性咳嗽、咯大量脓痰和(或)反复咯血，近年来随着急、慢性呼吸道感染的恰当治疗，其发病率有减少的趋势，但随着 CT 的普及，尤其是高分辨率 CT 的应用，在某些晚期慢性阻塞性肺疾病患者也发现了一定比例的支气管扩张症。

一、病因和发病机制

本病可以分为先天性和继发性。先天性支气管扩张症少见，有些病例无明显病因，但弥漫性支气管扩张常发生于有遗传、免疫或解剖缺陷的患者，如囊性纤维化、纤毛运动障碍和严

重的 α_1 抗胰蛋白酶缺乏患者。低免疫球蛋白血症、免疫缺陷和罕见的气道结构异常也可引起弥漫性支气管扩张，如巨大气管－支气管症（英－昆二氏综合征）、支气管软骨发育不全（Williams-Campbell 综合征）等。此外，其他气道疾病，如变态反应性支气管肺曲菌病（allergic bronchopulmonary aspergillosis，ABPA）也是诱发支气管扩张症的原因之一。局灶性支气管扩张可源于未经治疗的肺炎或气道阻塞，例如异物或肿瘤、外源性压迫或肺叶切除后解剖移位。

二、临床表现

主要症状为持续或反复的咳嗽、咳痰或咳脓痰。痰液为黏液性、黏液脓性或脓性，可呈黄绿色，收集后分层，上层为泡沫，中间为浑浊黏液，下层为脓性成分，最下层为坏死组织。无明显诱因者常隐匿起病，无症状或症状轻微。呼吸困难和喘息常提示有广泛的支气管扩张或有潜在的慢性阻塞性肺疾病。随着感染加重，可出现痰量增多和发热，可仅为支气管感染加重，也可为病变累及周围肺实质出现肺炎所致。当支气管扩张症伴急性感染时，患者可表现为咳嗽、咳脓痰和伴随肺炎。50%～70%的病例可发生咯血，大出血常为小动脉被侵蚀或增生的血管被破坏所致。部分患者以反复咯血为唯一症状，称为“干性支气管扩张”。

气道内有较多分泌物时，体检可闻及湿啰音和干啰音。病变严重尤其是伴有慢性缺氧、肺源性心脏病和右心衰竭的患者可出现杵状指及右心衰竭体征。

三、实验室及辅助检查

主要影像学检查包括胸部 X 线和胸部高分辨率 CT；实验室检查包括血常规和炎症标志物如 C 反应蛋白、免疫球蛋白（IgG、IgA、IgM）、微生物学检查、血气分析，还有肺功能检查。次要检查包括鼻窦 CT、血 IgE、特异性 IgE、烟曲霉皮试、类风湿因子、抗核抗体、细胞免疫功能检查、CF 和 PCD 相关检查（如汗液氯化钠）、鼻呼出气一氧化氮、基因检测、黏膜纤毛电镜检查，以及必要时行纤维支气管镜检查等。

1. 影像学检查

（1）胸部 X 线检查：囊状支气管扩张的气道表现为显著的囊腔，腔内可存在气液平面。囊腔内无气液平面时，很难与大疱性肺气肿或严重肺间质病变的蜂窝肺鉴别。支气管扩张症的其他表现为气道壁增厚，主要由支气管周围炎症所致。由于受累肺实质通气不足、萎陷，扩张的气道往往聚拢，纵切面可显示为“双轨征”，横切面显示“环形阴影”。这是由于扩张的气道内充满分泌物，管腔显像较透亮区致密，产生不透明的管道或分支的管状结构。但是这一检查对判断有无支气管扩张症缺乏特异性，病变轻时影像学检查可正常。

（2）胸部高分辨率 CT 扫描（HRCT）：HRCT 可在横断面上清楚地显示扩张的支气管，且兼具无创、易重复、易接受的特点，现已成为支气管扩张症的主要诊断方法。支气管扩张症在 HRCT 上的主要表现为支气管呈柱状及囊状改变，气道壁增厚（支气管内径＜80%外径）、黏液阻塞、树芽征及马赛克征。当 CT 扫描层面与支气管平行时，扩张的支气管呈“双轨征”或“串珠”状改变；当扫描层面与支气管垂直时，扩张的支气管与伴行的肺动脉形成“印戒征”；当多个囊状扩张的支气管彼此相邻时，则表现为“蜂窝”状改变。

（3）支气管碘油造影：可确诊支气管扩张症，但因其为创伤性检查，现已被高分辨率 CT（HRCT）所取代。

2. 实验室检查

(1)血常规及炎症标志物：当细菌感染导致支气管扩张症急性加重时，血常规白细胞计数、中性粒细胞比例及C反应蛋白可升高。

(2)血清免疫球蛋白：合并免疫功能缺陷者可出现血清免疫球蛋白(IgG、IgA、IgM)缺乏。

(3)血气分析：可判断患者是否合并低氧血症和(或)高碳酸血症。

(4)微生物学检查：应留取合格的痰标本送检涂片染色以及痰细菌培养，痰培养和药敏试验结果可指导抗生素的选择，痰液中找到抗酸杆菌时需要进一步分型是结核分枝杆菌还是非结核分枝杆菌。

(5)其他：必要时可检测类风湿因子、抗核抗体、抗中性粒细胞胞浆抗体。怀疑ABPA的患者可选择性进行血清IgE测定、烟曲霉皮试、曲霉沉淀素检查。如患者自幼起病，合并慢性鼻窦炎或中耳炎，或合并右位心，需怀疑PCD可能，可行鼻呼出气一氧化氮测定筛查，疑诊者需进一步取纤毛上皮行电镜检查，必要时行基因检测。

3. 其他

(1)纤维支气管镜检查：当支气管扩张呈局灶性且位于段支气管以上时，可发现弹坑样改变，可通过纤维支气管镜采样用于病原学诊断及病理学诊断。纤维支气管镜检查还可明确出血、扩张或阻塞的部位。还可经纤维支气管镜进行局部灌洗，采取灌洗液标本进行涂片、细菌学和细胞学检查，协助诊断和指导治疗。

(2)肺功能测定：可证实由弥漫性支气管扩张或相关阻塞性肺病导致的气流受限以及指导临床使用支气管舒张剂。

四、诊断与鉴别诊断

(一)诊断

根据反复咳脓痰、咯血病史和既往有诱发支气管扩张症的呼吸道感染病史，HRCT显示支气管扩张症的异常影像学改变，即可明确诊断为支气管扩张症。诊断支气管扩张症的患者还应进一步仔细询问既往病史、评估上呼吸道症状、根据病情完善相关检查以明确病因诊断。

(二)评估

患者初次诊断后的评估包括：痰液检查，包括痰涂片(包括真菌和抗酸染色)、痰培养加药敏试验。肺部CT随访，尤其是肺内出现空洞，无法解释的咯血或痰中带血，治疗反应不佳，反复急性加重等。肺功能用于评估疾病进展程度和指导药物治疗。血气分析判断是否存在低氧血症和(或)CO_2潴留。以及实验室检查评估患者的炎症反应、免疫状态、是否合并其他病原体感染等。

(三)鉴别诊断

需鉴别的疾病主要为慢性支气管炎、肺脓肿、肺结核、先天性肺囊肿、支气管肺癌和弥漫性泛细支气管炎等。仔细研究病史和临床表现，参考影像学、纤维支气管镜和支气管造影的特征常可作出明确的鉴别诊断。下述要点对鉴别性诊断有一定参考意义。

1. 慢性支气管炎

多发生在中老年患者，在气候多变的冬春季节咳嗽、咳痰明显，多咳白色黏液痰，感染急性发作时可出现脓性痰，但无反复咯血史。听诊双肺可闻及散在干、湿啰音。

2. 肺脓肿

起病急，有高热、咳嗽、大量脓臭痰。X线检查可见局部浓密炎症阴影，内有空腔液平。

3. 肺结核

常有低热、盗汗、乏力、消瘦等结核毒性症状，干、湿啰音多局限于上肺，X线胸片和痰结核菌检查可作出诊断。

4. 先天性肺囊肿

X线检查可见多个边界纤细的圆形或椭圆形阴影，壁较薄，周围组织无炎症浸润。胸部CT和支气管造影可协助诊断。

5. 弥漫性泛细支气管炎

有慢性咳嗽、咳痰、活动时呼吸困难及慢性鼻窦炎。胸片和胸部CT显示弥漫分布的小结节影。大环内酯类抗生素治疗有效。

6. 支气管肺癌

多见于40岁以上患者，可伴有咳嗽、咳痰、胸痛，痰中带血，大咯血少见。影像学、痰细胞学、支气管镜检查等有助于确诊。

五、治疗

1. 治疗基础疾病

对活动性肺结核伴支气管扩张症应积极采用抗结核治疗，低免疫球蛋白血症可用免疫球蛋白替代治疗。

2. 控制感染

支气管扩张症患者出现痰量增多及其脓性成分增加等急性感染征象时，需应用抗感染药物。急性加重期开始抗生素治疗前应常规送痰培养，根据痰培养和药敏结果指导抗生素应用，但在等待培养结果时即应开始经验性抗生素治疗。无铜绿假单胞菌感染高危因素的患者应立即经验性使用对流感嗜血杆菌有活性的抗生素，如氨苄西林/舒巴坦、阿莫西林/克拉维酸、第二代头孢菌素、第三代头孢菌素（头孢曲松钠、头孢噻肟）、莫西沙星、左氧氟沙星。对于存在铜绿假单胞菌感染高危因素的患者[如存在以下4条中的2条：①近期住院；②每年4次以上或近3个月以内应用抗生素；③重度气流阻塞（FEV_1＜30％预计值）；④最近2周每日口服泼尼松＜10 mg]，可选择具有抗假单胞菌活性的β-内酰胺类抗生素（如头孢他啶、头孢吡肟、哌拉西林/他唑巴坦、头孢哌酮/舒巴坦）、碳青霉烯类（如亚胺培南、美罗培南）、氨基糖苷类、喹诺酮类（环丙沙星或左氧氟沙星），可单独应用或联合应用。对于慢性咳脓痰患者，还可考虑使用疗程更长的抗生素，如口服阿莫西林或吸入氨基糖苷类药物，或间断并规则使用单一抗生素以及交替使用抗生素以加强对下呼吸道病原体的清除。合并ABPA时，除一般需要糖皮质激素（泼尼松0.5～1 mg/kg）外，还需要抗真菌药物（如伊曲康唑）联合治疗，疗程较长。支气管扩张症患者出现肺内空洞，尤其是内壁光滑的空洞，合并或没有合并树芽征，要考虑不典型分枝杆菌感染的可能，可采用痰抗酸染色、痰培养及痰的微生物分子检测进行诊断。本病也容易合并结核，患者可以有肺内空洞或肺内结节、渗出合并增殖性改变等，可合并低热、夜间盗汗，需要在随访过程中密切注意上述相关的临床表现。支气管扩张症患者容易合并曲霉菌的定植和感染，表现为管腔内有曲霉球，或出现慢性纤维空洞样改变，或急性、亚急性侵袭性感染。曲霉菌的侵袭性感染治疗一般选择伏立康唑。

3. 改善气流受限

建议支气管扩张症患者常规随访肺功能的变化，尤其是已经有阻塞性通气功能障碍的患者。长效支气管舒张剂(长效 β_2 受体激动剂、长效抗胆碱能药物、吸入糖皮质激素/长效 β_2 受体激动剂)可改善气流受限并帮助清除分泌物，对伴有气道高反应及可逆性气流受限的患者常有一定疗效。但由于缺乏循证医学的依据，在支气管舒张剂的选择上，目前并无常规推荐的指征。

4. 清除气道分泌物

包括物理排痰和使用化痰药物。物理排痰包括体位引流，一般头低臀部抬高，可配合振动拍击背部协助痰液引流。气道内雾化吸入生理盐水，短时间内吸入高渗生理盐水，或吸入黏液松解剂如乙酰半胱氨酸等，可有助于痰液的稀释和排出。其他如胸壁震荡、正压通气、主动呼吸训练等，合理使用也可以起到排痰作用。药物包括黏液溶解剂、痰液促排剂、抗氧化剂等。N-乙酰半胱氨酸具有较强的化痰和抗氧化作用。切忌在非囊性纤维化支气管扩张患者使用重组脱氧核糖核酸酶。

5. 使用免疫调节剂

使用一些促进呼吸道免疫增强的药物(如细菌细胞壁裂解产物)可以减少支气管扩张症患者的急性发作。部分支气管扩张症患者长期使用十四环或十五环大环内酯类抗生素可以减少急性发作和改善患者的症状，但需要注意长期口服抗生素带来的其他不良反应，包括心血管、听力、肝功能的损害及出现细菌耐药等。

6. 咯血的治疗

对反复咯血的患者，如果咯血量少，可以对症治疗或口服卡巴克洛、云南白药。若出血量中等，可静脉给予垂体后叶素或酚妥拉明；若出血量大，经内科治疗无效，可考虑介入栓塞治疗或手术治疗。使用垂体后叶素需要注意低钠血症的产生。

7. 预防

可考虑应用肺炎球菌疫苗和流感病毒疫苗预防或减少急性发作，免疫调节剂对于减轻症状和减少发作有一定帮助。吸烟者应予以戒烟。康复锻炼对于保持肺功能有一定作用。

六、预后

支气管扩张症的危重程度评分有 BIS 评分，取决于支气管扩张范围和有无并发症。支气管扩张范围局限者，积极治疗可改善生命质量和延长寿命。支气管扩张范围广泛者易损害肺功能，甚至发展至呼吸衰竭而引起死亡。大咯血也可严重影响预后。支气管扩张症合并肺实质损害如肺气肿和肺大疱者预后较差。慢阻肺患者合并支气管扩张症后死亡率增加。

第五节　急性呼吸窘迫综合征

急性呼吸窘迫综合征(acute respiratory distress syndrome，ARDS)是指由各种肺内和肺外致病因素所导致的急性弥漫性肺损伤和进而发展的急性呼吸衰竭。主要病理特征是炎症反应导致的肺微血管内皮及肺泡上皮受损，肺微血管通透性增高，肺泡腔渗出富含蛋白质的液体，进而导致肺水肿及透明膜形成。主要病理生理改变是肺容积减少、肺顺应性降低和严重通气/血流比例失调。临床表现为呼吸窘迫及难治性低氧血症，肺部影像学表现为双肺弥漫渗出性改变。

为了强调 ARDS 为一动态发病过程，以便早期干预、提高临床疗效，以及对不同发展阶段的患者按严重程度进行分级，1994 年的美欧 ARDS 共识会议（AECC）同时提出了急性肺损伤（acute lung injury，ALI）/ARDS 的概念。ALI 和 ARDS 为同一疾病过程的两个阶段，ALI 代表早期和病情相对较轻的阶段，而 ARDS 代表后期病情较严重的阶段，55%的 ALI 会在 3 天内进展为 ARDS。鉴于用不同名称区分严重程度可能给临床和研究带来困惑，2012 年发表的 ARDS 柏林定义取消了 ALI 命名，将本病统一称为 ARDS，原 ALI 相当于现在的轻症 ARDS。

一、病因和发病机制

1. 病因

引起 ARDS 的原因或危险因素很多，可以分为肺内因素（直接因素）和肺外因素（间接因素），但是这些直接和间接因素及其所引起的炎症反应、影像学改变及病理生理反应常常相互重叠。ARDS 的常见危险因素列于表 1-1。

表 1-1　急性呼吸窘迫综合征的常见危险因素

肺炎
非肺源性感染中毒症
胃内容物吸入
大面积创伤
肺挫伤
胰腺炎
吸入性肺损伤
重度烧伤
非心源性休克
药物过量
输血相关急性肺损伤
肺血管炎
溺水

2. 发病机制

ARDS 的发病机制尚未完全阐明。尽管有些致病因素可以对肺泡膜造成直接损伤，但是 ARDS 的本质是多种炎症细胞（巨噬细胞、中性粒细胞、血管内皮细胞、血小板）及其释放的炎症介质和细胞因子间接介导的肺脏炎症反应。ARDS 是全身炎症反应综合征（systemic inflammatory response syndrome，SIRS）的肺部表现。SIRS 即指机体失控的自我持续放大和自我破坏的炎症瀑布反应；机体与 SIRS 同时启动的一系列内源性抗炎介质和抗炎性内分泌激素引起的抗炎反应称为代偿性抗炎症反应综合征（compensatory anti-inflammatory response syndrome，CARS）。如果 SIRS 和 CARS 在疾病发展过程中出现平衡失调，则会导致多器官功能障碍综合征（multiple organ dysfunction syndrome，MODS）。ARDS 是 MODS 发生时最早受累或最常出现的脏器功能障碍表现，是肺组织对多种急性而严重的肺内和肺外源性损伤作出的损伤应答反应模式。

炎症细胞和炎症介质是启动早期炎症反应与维持炎症反应的两个主要因素，在 ARDS 的发生发展中起关键作用。炎症细胞产生多种炎症介质和细胞因子，最重要的是肿瘤坏死因子-α(TNF-α)和白细胞介素-1(interleukin-1，IL-1)，导致大量中性粒细胞在肺内聚集、激活，并通过“呼吸暴发”释放氧自由基、蛋白酶和炎症介质，引起靶细胞损害，表现为肺毛细血管内皮细胞和肺泡上皮细胞损伤，肺微血管通透性增高和微血栓形成，大量富含蛋白质和纤维蛋白的液体渗出至肺间质和肺泡，形成非心源性肺水肿及透明膜。如果损伤修复过程正常有序发生，则可完成肺再上皮化和结构功能恢复；如果损伤修复过程异常无序，则向异常重塑和ARDS后肺纤维化(post-ARDS pulmonary fibrosis)演化，最终形成不可逆转的纤维化病灶。

二、病理与病理生理

ARDS病理过程可分为三个阶段：渗出期、增生期和纤维化期，三个阶段常重叠存在。

(1)渗出期：ARDS的病理改变为弥漫性肺泡损伤(diffuse alveolar damage)，主要表现为肺毛细血管内皮细胞和肺泡上皮细胞损伤，Ⅰ型肺泡上皮细胞受损坏死，肺间质和肺泡腔内有富含蛋白质的水肿液及炎症细胞浸润，肺微血管充血、出血、微血栓形成。经过约72小时后，由凝结的血浆蛋白、细胞碎片、纤维素及残余的肺表面活性物质混合形成透明膜，伴灶性或大面积肺泡萎陷。ARDS肺脏大体表现为黯红色或黯紫红色的肝样变，重量明显增加，可见水肿、出血，切面有液体渗出，故有“湿肺”之称。

由于肺泡膜通透性增加与肺表面活性物质减少，引起肺间质和肺泡水肿以及小气道陷闭和肺泡萎陷不张。通过CT检查发现，ARDS肺形态改变具有两个特点，一是肺水肿和肺不张在肺内呈“不均一”分布，即在重力依赖区(仰卧位时靠近背部的肺区)以肺水肿和肺不张为主，通气功能极差，而在非重力依赖区(仰卧位时靠近前胸壁的肺区)的肺泡通气功能基本正常；二是由于肺水肿和肺泡萎陷，使功能残气量和有效参与气体交换的肺泡数量减少，因而称ARDS患者的肺为“婴儿肺”(baby lung)或“小肺”(small lung)。上述病理和肺形态改变可引起肺顺应性降低、肺内分流增加，造成顽固性低氧血症和呼吸窘迫。呼吸窘迫的发生机制主要有：①低氧血症刺激颈动脉体和主动脉体化学感受器，反射性刺激呼吸中枢，产生过度通气；②肺充血、水肿刺激毛细血管旁J感受器，反射性使呼吸加深、加快，导致呼吸窘迫。由于呼吸的代偿，$PaCO_2$最初可以降低或正常。另外，由于微血管闭塞、功能残气量减少导致的肺血管阻力增加会导致肺动脉高压及无效腔增大，严重者可出现急性肺心病及高碳酸血症。

(2)增生期：这个阶段通常为ARDS发病后2～3周。在增殖期，部分患者肺损伤进一步发展，出现早期纤维化，典型组织学改变是炎性渗出液和肺透明膜吸收消散而修复，也可见肺泡渗出并机化形成，其中淋巴细胞增多取代中性粒细胞。此外，作为修复过程的一部分，Ⅱ型肺泡上皮细胞沿肺泡基底膜增殖，合成分泌新的肺表面活性物质，并可分化为Ⅰ型肺泡上皮细胞。

(3)纤维化期：尽管多数ARDS患者发病3～4周后，肺功能得以恢复，仍有部分患者将进入纤维化期，可能需要长期机械通气和(或)氧疗。组织学上，早期的肺泡炎性渗出水肿转化为肺间质纤维化。腺泡结构的显著破坏导致肺组织呈肺气肿样改变和肺大疱形成。肺微血管内膜的纤维化导致进行性肺血管闭塞和肺动脉高压。上述病理改变导致患者肺顺应性降低和无效腔增加，并易发生气胸。

三、临床表现

ARDS大多数于原发病起病后72小时内发生，几乎不超过7天。除原发病的相应症状和体征外，最早出现的症状是呼吸增快，并呈进行性加重的呼吸困难、发绀，常伴有烦躁、焦虑、出汗等。其呼吸困难的特点是呼吸深快、费力，患者常感到胸廓紧束、严重憋气，即呼吸窘迫，不能用通常的吸氧疗法改善，也不能用其他原发心肺疾病（如气胸、肺气肿、肺不张、肺炎、心力衰竭）解释。早期体征可无异常，或仅在双肺闻及少量细湿啰音；后期多可闻及水泡音，可有管状呼吸音。

四、影像学及实验室检查

1. X 线胸片

早期可无异常，或呈轻度间质改变，表现为边缘模糊的肺纹理增多，继之出现斑片状以至融合成大片状的磨玻璃或实变浸润影。其演变过程符合肺水肿的特点，快速多变；后期可出现肺间质纤维化的改变。

2. 动脉血气分析

典型的改变为 PaO_2 降低，$PaCO_2$ 降低，pH 升高。根据动脉血气分析和吸入氧浓度可计算肺氧合功能指标，如氧合指数（PaO_2/FiO_2）、肺泡-动脉氧分压差[$P_{(A\text{-}a)}O_2$]、肺内分流（Q_s/Q_T）等指标，对建立诊断、严重性分级和疗效评价等均有重要意义。

目前在临床上以 PaO_2/FiO_2 最为常用，PaO_2 的单位采用毫米汞柱（mmHg），FiO_2 为吸入氧浓度（吸入氧分数），如某位患者在吸入 40%氧气的条件下，PaO_2 为 80 mmHg，则 PaO_2/FiO_2 为 80/0.4=200 mmHg。PaO_2/FiO_2 正常值为 400～500 mmHg，≤300 mmHg 是诊断 ARDS 的必要条件。考虑到 ARDS 的病理生理特点，新的 ARDS 柏林定义对监测 PaO_2/FiO_2 时患者的呼吸支持形式进行了限制，规定在监测动脉血气分析时患者应用的呼气末正压（PEEP）/持续气道内正压（CPAP）不低于 5 cmH_2O。

早期由于过度通气而出现呼吸性碱中毒，pH 可高于正常，$PaCO_2$ 低于正常。后期若无效腔通气增加、呼吸肌疲劳或合并代谢性酸中毒，则 pH 可低于正常，甚至出现 $PaCO_2$ 高于正常。

3. 床旁呼吸功能监测

ARDS 时血管外肺水增加、肺顺应性降低，出现明显的肺内右向左分流，但无呼吸气流受限。上述改变对 ARDS 疾病严重性评价和疗效判断有一定的意义。

4. 心脏超声和 Swan-Ganz 导管检查

有助于明确心脏情况和指导治疗。若有条件，在诊断 ARDS 时应常规进行心脏超声检查。通过置入 Swan-Ganz 导管可测定肺动脉楔压（PAWP），这是反映左心房压较为可靠的指标。PAWP 一般＜12 mmHg，若＞18 mmHg 则支持左心衰竭的诊断。考虑到心源性肺水肿和 ARDS 有合并存在的可能性，目前认为 PAWP＞18 mmHg 并非 ARDS 的排除标准，如果呼吸衰竭的临床表现不能完全用左心衰竭解释时，应考虑 ARDS 诊断。

五、诊断

根据 ARDS 柏林定义，满足如下 4 项条件方可诊断 ARDS。

（1）明确诱因下 1 周内出现的急性或进展性呼吸困难。

（2）胸部 X 线平片/胸部 CT 显示双肺浸润影，不能完全用胸腔积液、肺叶/全肺不张和结节影解释。

(3)呼吸衰竭不能完全用心力衰竭和液体负荷过重解释。如果临床没有危险因素,需要用客观检查(如超声心动图)来评价心源性肺水肿。

(4)低氧血症。

根据 PaO_2/FiO_2 确立 ARDS 诊断,并将其按严重程度分为轻度、中度和重度 3 种。需要注意的是上述氧合指数中 PaO_2 的监测都是在机械通气参数 PEEP/CPAP 不低于 5 cmH_2O 的条件下测得;所在地海拔超过 1000 m 时,需对 PaO_2/FiO_2 进行校正,校正后的 $PaO_2/FiO_2 = (PaO_2/FiO_2) \times$(所在地大气压值/760)。

轻度:200 mmHg$<PaO_2/FiO_2\leqslant$300 mmHg

中度:100 mmHg$<PaO_2/FiO_2\leqslant$200 mmHg

重度:$PaO_2/FiO_2\leqslant$100 mmHg

六、鉴别诊断

上述 ARDS 的诊断标准是非特异的,建立诊断时必须排除心源性肺水肿、大面积肺不张、大量胸腔积液、弥漫性肺泡出血等,通常能通过详细询问病史、体检和 X 线胸片、心脏超声及血液化验等作出鉴别。心源性肺水肿患者卧位时呼吸困难加重,咳粉红色泡沫样痰,肺湿啰音多在肺底部,对强心、利尿等治疗效果较好。鉴别困难时,可通过超声心动图检测心室功能等作出判断并指导治疗。

七、治疗

治疗原则与一般急性呼吸衰竭相同。主要治疗措施包括:积极治疗原发病、氧疗、机械通气以及液体管理等。

(一)原发病的治疗

是治疗 ARDS 的首要原则和基础,应积极寻找原发病并予以彻底治疗。感染是 ARDS 的常见原因,也是 ARDS 的首位高危因素,而 ARDS 又易并发感染,所以对所有患者都应怀疑感染的可能,除非有明确的其他导致 ARDS 的原因存在。治疗上宜选择广谱抗生素。

(二)纠正缺氧

采取有效措施尽快提高 PaO_2。一般需高浓度给氧,使 $PaO_2\geqslant$60 mmHg 或 $SaO_2\geqslant$90%。轻症者可使用面罩给氧,但多数患者需使用机械通气。

(三)机械通气

尽管 ARDS 机械通气的指征尚无统一标准,多数学者认为一旦诊断为 ARDS,应尽早进行机械通气。轻度 ARDS 患者可试用无创正压通气(NIPPV),无效或病情加重时尽快气管插管行有创机械通气。机械通气的目的是维持充分的通气和氧合,以支持脏器功能。由于 ARDS 肺病变具有"不均一性"和"小肺"的特点,当采用较大潮气量通气时,气体容易进入顺应性较好、位于非重力依赖区的肺泡,使这些肺泡过度扩张,造成肺泡上皮和血管内皮损伤,加重肺损伤;而萎陷的肺泡在通气过程中仍处于萎陷状态,在局部扩张肺泡和萎陷肺泡之间产生剪切力,也可引起严重肺损伤。因此 ARDS 机械通气的关键在于:复张萎陷的肺泡并使其维持开放状态,以增加肺容积和改善氧合,同时避免肺泡过度扩张和反复开闭所造成的损伤。目前,ARDS 的机械通气推荐采用肺保护性通气策略,主要措施包括合适水平的 PEEP 和小潮气量。

1. PEEP 的调节

适当水平的 PEEP 可使萎陷的小气道和肺泡再开放，防止肺泡随呼吸周期反复开闭，使呼气末肺容量增加，并可减轻肺损伤和肺泡水肿，从而改善肺泡弥散功能和通气/血流比例，减少肺内分流，达到改善氧合和肺顺应性的目的。但 PEEP 可增加胸内正压，减少回心血量，并有加重肺损伤的潜在危险。因此在应用 PEEP 时应注意：①对血容量不足的患者，应补充足够的血容量以代偿回心血量的不足；同时不能过量，以免加重肺水肿；②从低水平开始，先用 5 cmH_2O，逐渐增加至合适的水平，争取维持 PaO_2＞60 mmHg 而 FiO_2＜0.6。一般 PEEP 水平为 8～18 cmH_2O。

2. 小潮气量

ARDS 机械通气采用小潮气量，即 6～8 mL/kg，旨在将吸气平台压控制在 30 cmH_2O 以下，防止肺泡过度扩张。为保证小潮气量，可允许一定程度的 CO_2 潴留和呼吸性酸中毒(pH 在 7.25～7.30)，即允许性高碳酸血症。合并代谢性酸中毒时需适当补碱。

迄今为止，对 ARDS 患者机械通气时如何选择通气模式尚无统一标准。压力控制通气可以保证气道吸气压不超过预设水平，避免呼吸机相关性肺损伤，因而较容量控制通气更常用。其他可选的通气模式包括双相气道正压通气、压力释放通气等。高频振荡通气(HFOV)可改善 ARDS 患者的肺功能，但不能提高存活率。对于中重度 ARDS，可使用俯卧位通气、肺复张法(recruitment maneuver)等进一步改善氧合。对于经过严格选择的重度 ARDS，以体外膜肺氧合(ECMO)进行肺替代治疗有望改善存活率。

(四)液体管理

为减轻肺水肿，应合理限制液体入量，以可允许的较低循环容量来维持有效循环，保持肺脏处于相对“干”的状态。在血压稳定和保证脏器组织灌注前提下，液体出入量宜轻度负平衡，可使用利尿药促进水肿的消退。关于补液性质尚存在争议，由于毛细血管通透性增加，胶体物质可渗至肺间质，所以在 ARDS 早期，除非有低蛋白血症，不宜输注过多胶体液。有低血压和重要脏器(如肾脏)低灌注的患者应首先保证充足的血容量。

(五)营养支持与监护

ARDS 时机体处于高代谢状态，应补充足够的营养。静脉营养可引起感染和血栓形成等并发症，应提倡全胃肠营养，不仅可避免静脉营养的不足，而且能够保护胃肠黏膜，防止肠道菌群移位。ARDS 患者应入住 ICU，动态监测呼吸、循环、水电解质、酸碱平衡及其他重要脏器的功能，以便及时调整治疗方案。

(六)其他治疗

重症 ARDS 患者采用肺保护性机械通气时，单纯使用镇静剂不足以保证人机同步。48 小时内早期使用神经肌肉阻滞剂(顺阿曲库铵)可提高患者生存率，减少呼吸机使用天数，且不会增加 ICU 获得性肌肉麻痹风险，但在其广泛应用于临床之前还需更多研究加以验证。

在 ARDS 早期和晚期，均有许多研究试图用糖皮质激素减轻肺内肺炎反应，但很少能证明糖皮质激素的益处。故目前证据不支持用大剂量糖皮质激素治疗 ARDS 患者。

肺表面活性物质替代疗法治疗 ARDS 等临床试验结果都令人失望。吸入一氧化氮和依前列醇可短期改善氧合，但都不能提高 ARDS 患者存活率，也不能缩短机械通气时间。

第二章 循环系统疾病

第一节 慢性心力衰竭

一、类型

（一）左心衰、右心衰和全心衰

左心衰由左心室代偿功能不全所致，主要表现为肺循环淤血，临床上较为常见。单纯的右心衰主要见于肺源性心脏病、某些先天性心脏病及右心室梗死，以体循环淤血为特征。全心衰同时存在左、右心衰，多见于左心衰后肺动脉压力增高，右心负荷加重致右心衰，最终导致全心衰，也可见于心肌炎、心肌病，其左、右心同时受损而出现全心衰。

单纯二尖瓣狭窄引起的是一种特殊类型的心力衰竭，不涉及左心室的收缩功能，而直接因左心房压力升高而导致肺循环高压，有明显的肺淤血和相继出现的右心功能不全。

（二）急性和慢性心力衰竭

急性心力衰竭是因急性的严重心肌损害、心律失常或突然加重的心脏负荷，使心功能正常或处于代偿期的心脏在短时间内发生衰竭或慢性心力衰竭急剧恶化。临床上以急性左心衰常见，表现为急性肺水肿或心源性休克。

慢性心力衰竭有一个缓慢的发展过程，一般均有代偿性心脏扩大或肥厚及其他代偿机制的参与。

（三）收缩性和舒张性心力衰竭

心脏以其收缩射血为主要功能。收缩功能障碍，心排血量下降并有循环淤血的表现即为收缩性心力衰竭，临床常见，又称为射血分数降低的心力衰竭（heart failure with reduced ejection fraction，HF-REF）。

心脏正常的舒张功能是为了保证收缩期的有效泵血。舒张性心力衰竭是指在心肌收缩功能相对正常的情况下，心室主动舒张功能障碍或心室肌顺应性减退及心室充盈障碍，致左心室充盈压增高，肺循环甚或体循环淤血，又称为射血分数保留的心力衰竭（heart failure with preserved ejection fraction，HF-PEF）。常见于限制型心肌病、肥厚型心肌病等。射血分数保留或正常的情况下收缩功能仍可能是异常的，部分心力衰竭患者收缩功能异常和舒张功能异常可以共存。

（四）心力衰竭的分期与分级

1. 心力衰竭分期

美国心脏病学院（American College of Cardiology，ACC）、美国心脏协会（American Heart Association，AHA）提出把心力衰竭（心衰）发生发展的过程分为四个阶段，旨在全面评价病情进展阶段，对不同阶段进行相应的治疗及预防，延缓病情进展（表 2-1）。

表 2-1 心力衰竭分期

分期	定义	患病人群
A 期 前心衰阶段(pre-heart failure)	患者存在心衰高危因素，但目前尚无心脏结构或功能异常，也无心衰的症状和(或)体征	高血压、冠心病、糖尿病患者；肥胖、代谢综合征患者；有应用心脏毒性药物史、酗酒史、风湿热史，或心肌病家族史等
B 期 前临床心衰阶段(pre-clinical heart failure)	患者无心衰的症状和(或)体征，但已发展为结构性心脏病	左心室肥厚、无症状瓣膜性心脏病、既往心肌梗死史等
C 期 临床心衰阶段(clinical heart failure)	患者已有基础结构性心脏病，既往或目前有心衰的症状和(或)体征	有结构性心脏病伴气短、乏力、运动耐力下降者
D 期 难治性终末期心衰阶段(refractory end-stage heart failure)	患者有进行性结构性心脏病，虽经积极的内科治疗，休息时仍有症状，且需特殊干预	因心衰需反复住院，且不能安全出院者；需长期静脉用药者；等待心脏移植者；应用心脏机械辅助装置者

2. 心力衰竭分级

心力衰竭的严重程度通常采用美国纽约心脏病学会(New York Heart Association，NYHA)的心功能分级方法(表 2-2)。

表 2-2 NYHA 心功能分级

分级	临床表现
Ⅰ	活动不受限。日常体力活动不引起明显的气促、疲乏或心悸
Ⅱ	活动轻度受限。休息时无症状，日常活动引起明显的气促、疲乏或心悸
Ⅲ	活动明显受限。休息时可无症状，轻于日常活动引起明显的气促、疲乏或心悸
Ⅳ	休息时也有症状，稍有体力活动症状即加重。任何体力活动均会引起不适。如无需静脉给药，可在室内或床旁活动者为Ⅳa 级；不能下床并需静脉给药支持者为Ⅳb 级

该分级方案优点是简便易行，缺点为仅凭患者主观感受和(或)医生主观评价进行分级，短时间内变化的可能性较大，患者个体间的差异也较大。

3. 6 分钟步行试验

根据 US Carvedilol 研究设定标准，要求患者在平直走廊里尽快行走，测定 6 分钟的步行距离(表 2-3)。

表 2-3 6 分钟步行试验

心衰严重程度	6 分钟步行距离(m)
重度	＜150
中度	150～450
轻度	＞450

6 分钟步行试验简单易行、安全方便，通过评定慢性心衰患者的运动耐力，以评价心衰严重程度和疗效。

二、病因

(一)基本病因

1. 心肌病变

(1)原发性心肌损害：冠状动脉疾病导致缺血性心肌损害如心肌梗死、慢性心肌缺血；炎症和免疫性心肌损害如心肌炎、扩张型心肌病;遗传性心肌病如家族性扩张型心肌病、肥厚型心肌病、心室肌致密化不全。

(2)继发性心肌损害:内分泌代谢性疾病(如糖尿病、甲状腺疾病)、结缔组织病、心脏毒性药物和系统性浸润性疾病(如心肌淀粉样变性)等并发的心肌损害,酒精性心肌病和围产期心肌病也是常见的病因。

2.心脏负荷过度

(1)压力负荷过度:又称后负荷过度,是心脏收缩时承受的阻力负荷增加。左心室压力负荷过度见于高血压、主动脉流出道受阻(主动脉瓣狭窄、主动脉缩窄);右心室压力负荷过度见于肺动脉高压、肺动脉瓣狭窄、肺阻塞性疾病和肺栓塞等。

(2)容量负荷过度:又称前负荷过度,是心脏舒张时承受的容量负荷过重。左心室容量负荷过度见于主动脉瓣、二尖瓣关闭不全,先天性心脏病右向左或左向右分流;右心室容量负荷过度见于房间隔缺损、肺动脉瓣或三尖瓣关闭不全等;双心室容量负荷过度见于严重贫血、甲状腺功能亢进症、动静脉瘘等。

(3)心脏舒张受限:常见于心室舒张期顺应性减低(如冠心病、高血压心肌肥厚、肥厚型心肌病)、限制性心肌病和缩窄性心包炎。二尖瓣狭窄和三尖瓣狭窄致心室充盈障碍,导致心力衰竭。

(二)诱因

1.感染

呼吸道感染是最常见、最重要的诱因,感染性心内膜炎也不少见,常因其发病隐匿而漏诊。

2.心律失常

尤其是快速型心律失常,如室上性心动过速、伴有快速心室率的心房颤动和心房扑动等可使心肌耗氧量增加,心排血量下降,诱发心力衰竭。严重缓慢型心律失常如高度房室传导也可诱发心力衰竭。

3.劳累过度

过度体力消耗、情绪激动和气候突变或进食过度、摄盐过多均可引发血流动力学变化,诱发心衰。

4.妊娠及分娩

有基础心脏病或围生期心肌病患者,妊娠分娩加重心脏负荷,可诱发心衰。

5.治疗不当

如不恰当停用利尿药物、降压药物或静脉液体输入过多、过快等。

6.原有心脏病变加重或并发其他疾病

如冠心病发生心肌梗死,风湿性心瓣膜病出现风湿活动,合并电解质紊乱、甲状腺功能亢进或贫血等。

三、病理生理

心脏做功维持机体血液循环,生理状态下受到神经介质和内分泌因子的调节。心脏泵血功能受损时,心排血量减少,可通过多种途径,引起内源性神经一体液调节机制激活,这是心功能减退时介导代偿与适应反应的基本机制,也是导致心力衰竭发生与发展的关键途径。

（一）代偿机制

当心肌收缩力受损和（或）心室超负荷血流动力学因素存在时，机体通过多种机制进行代偿以维持其泵功能，然而，这些代偿机制的代偿能力有一定限度，长期维持时将出现失代偿。

1. Frank-Starling 机制

增加心脏前负荷，回心血量增多，心室舒张末期容积增加，从而增加心排血量及心脏做功量，但同时也导致心室舒张末压力增高，心房压、静脉压随之升高，达到一定程度时可出现肺循环和（或）体循环静脉瘀血（图 2-1）。

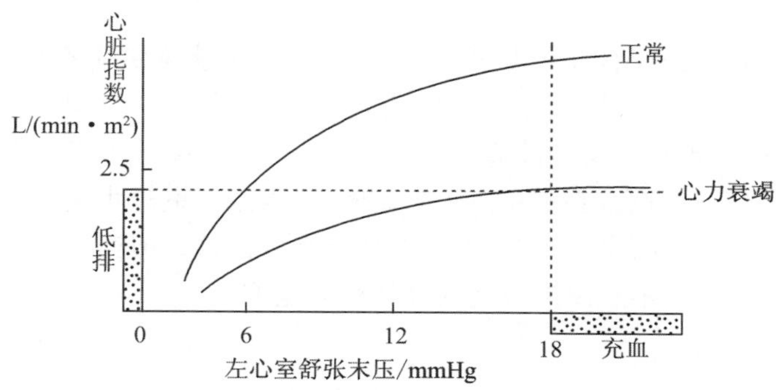

图 2-1　左心室功能曲线

表明在正常人和心力衰竭时左心室收缩功能（以心脏指数表示，为纵坐标）和左心室前负荷（以左心室舒张末压表示，为横坐标）的关系，在心力衰竭时，心功能曲线向右下偏移，当左心室舒张末压＞18 mmHg 时，出现肺充血的症状和体征，心脏指数＜2.2 L/(min・m^2)时，出现低心排血量的症状和体征。

2. 神经体液机制

当心脏排血量不足、心腔压力升高时，机体全面启动神经体液机制进行代偿。

（1）交感神经系统激活：心功能不全时，心排血量减少激活交感-肾上腺髓质系统，交感神经兴奋性增强，血浆儿茶酚胺浓度增高。短期内可使心肌收缩性增强、心率增快、心排血量增加，提高心脏本身的泵血功能，并且通过调节外周血管而维持血流动力学稳态。但同时周围血管收缩、心率加快，使心肌耗氧量增加。增加的去甲肾上腺素还对心肌细胞有直接毒性作用，促使心肌细胞凋亡，参与心室重塑的病理过程。此外，交感神经兴奋还可使心肌应激性增强而有促心律失常作用。

（2）肾素-血管紧张素-醛固酮系统（renin-angiotensin-aldosterone system，RAAS）激活：心排血量降低致肾血流量减低、交感神经系统兴奋和低钠血症，均可使 RAAS 激活，周围血管收缩维持血压，调节血液再分配，保证心、脑、肾等脏器的血供。醛固酮分泌引起水钠潴留，维持循环血量以保持心排血量正常，也起到一定的代偿作用。但同时，RAAS 激活促进心脏和血管重塑，加重心脏前后负荷，导致心肌损伤和心功能恶化。

3. 心室重塑

心脏功能受损后，除外迅速启动的 Frank-Starling 机制和神经体液机制，还有一种慢性的综合性适应性反应，即心室重塑（ventricular remodeling），指心肌细胞肥大、心肌细胞数量减少、胞外基质过度纤维化或降解增加，导致心腔扩大、心肌肥厚等代偿性变化。心室重塑是心力衰竭发生发展的基本病理机制。

心脏后负荷增高时，心肌肥厚是主要的代偿机制，可伴或不伴心室扩张。心肌肥厚以心肌细胞肥大、心肌纤维化为主，但心肌细胞数量并不增多。细胞核及线粒体的增大、增多均落后于心肌的纤维化，致心肌功能不足，继续发展终至细胞死亡。心肌肥厚、心肌收缩力增强，克服后负荷阻力，使心排血量在相当长时间内维持正常，但心肌顺应性差，舒张功能降低，心室舒张末压升高。

心室重塑初期是对血流动力学等因素改变的适应性机制，可维持心排血量。但长期作用下，这种心脏结构的改变最终导致失代偿性心衰。

(二)心脏舒张功能不全

心脏舒张功能不全的机制，大体上可分为两大类：一是能量供应不足时钙离子回摄入肌浆网及泵出胞外的耗能过程受损，导致主动舒张功能障碍，如冠心病明显心肌缺血时，在出现收缩功能障碍前即可出现舒张功能障碍；二是心室肌顺应性减退及充盈障碍，主要见于心室肥厚如高血压及肥厚型心肌病，心室充盈压明显增高，当左心室舒张末压过高时，肺循环出现高压和瘀血，即舒张性功能不全，此时心脏收缩功能尚可保持。但当容量负荷增加，心室顺应性增加，即使有心室肥厚也不致出现单纯的舒张性功能不全(图 2-2)。

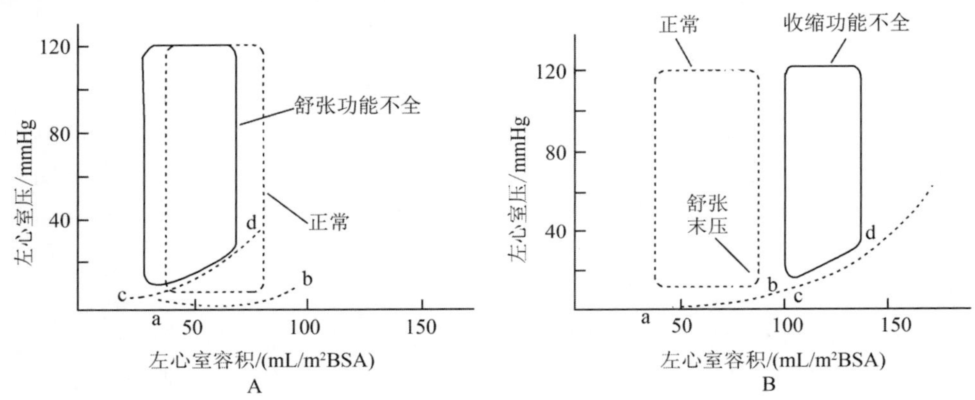

图 2-2 舒张与收缩功能不全的心腔压力与容量的变化

图 A 示单纯舒张功能不全时压力-容积环较正常左移，舒张末容积略减少而以舒张期压力增高为主；

图 B 示收缩功能不全时压力-容积环较正常右移，收缩及舒张期容量明显增加的同时舒张末压增高

(三)体液因子改变

心力衰竭可引起众多体液调节因子参与心血管系统调节，在心肌和血管重塑中起重要作用。

1. 血管升压素(vasopressin，VP)

VP 由垂体分泌，具有抗利尿和促周围血管收缩作用，其释放受心房牵张感受器调控。心力衰竭时，心房牵张感受器敏感性下降，不能抑制 VP 释放而使血浆 VP 水平升高，VP 通过 V_1 受体引起全身血管收缩，通过 V_2 受体减少游离水清除，致水潴留增加，同时增加心脏前、后负荷。心衰早期，VP 效应有一定代偿作用，而长期的 VP 增加将使心衰进一步恶化。

2. 利钠肽类

人类有三种利钠肽类：心房钠尿肽(atrial natriuretic peptide，ANP)、脑钠肽(brain natriuretic peptide，BNP)及 C 型利尿钠肽(C-type natriuretic peptide，CNP)。ANP 主要由心房分泌，心室肌也有少量表达，心房压力增高时释放，其生理作用为扩张血管和利尿排钠，对抗肾

上腺素、肾素-血管紧张素和VP系统的水钠潴留效应。BNP主要由心室肌细胞分泌，生理作用与ANP相似但较弱，BNP水平随心室壁张力而变化并对心室充盈压具有负反馈调节作用。CNP主要位于血管系统内，生理作用尚不明确，可能参与或协同RAAS的调节作用。

心力衰竭时，心室壁张力增加，BNP及ANP分泌明显增加，其增高的程度与心衰的严重程度成正相关，可作为评定心衰进程和判断预后的指标。

3. 内皮素(endothelin)

内皮素是由循环系统内皮细胞释放的强效血管收缩肽。心力衰竭时，血管活性物质及细胞因子促进内皮素分泌，且血浆内皮素水平直接与肺动脉压特别是肺血管阻力与全身血管阻力的比值相关。除血流动力学效应外，内皮素还可导致细胞肥大增生，参与心脏重塑过程。临床应用内皮素受体拮抗剂初步显示其在心力衰竭的急、慢性治疗中具有一定疗效。

4. 细胞因子

心肌细胞和成纤维细胞等能表达肽类生长因子如转化生长因子-β，在心力衰竭时能诱导心肌细胞、血管平滑肌细胞、内皮细胞、成纤维细胞的生长并调节基因的表达，血流动力学超负荷和去甲肾上腺素能促进该类细胞因子的表达。它们在调节心力衰竭的心肌结构和功能改变中可能起到重要性作用。心力衰竭时，血液循环中的炎性细胞因子、肿瘤坏死因子-α(tumor necrosis factor，TNF-α)水平升高，均可能参与慢性心力衰竭的病理生理过程。

四、流行病学

慢性心力衰竭(chronic heart failure，CHF)是各种心脏疾病的终末阶段，发病率高，是当今最重要的心血管病之一。

据我国2014年心血管病报告，我国人群心力衰竭患病率为0.9%(男性为0.7%，女性为1.0%)，北方高于南方，城市高于农村，现症患者约450万人，随着年龄增高其患病率显著上升。欧美流行病学数据显示成人心衰患病率约为1%～2%，70岁以上人群甚至超过10%。美国的数据显示，1994～2003年间心衰患病率增长了34%。

冠心病、高血压现已成为我国慢性心力衰竭的最主要原因，而风湿性瓣膜病比例下降，此外扩张型心肌病、肺心病也不容忽视。心衰患者的主要死亡原因依次为左心功能衰竭、心律失常和猝死。近年来，中国心衰患者注册登记研究(China-HF)对2012至2014年88家医院8516例心衰患者的分析显示，住院心衰患者病死率为5.3%。

五、临床表现

(一)左心衰

以肺循环淤血和心排血量降低为主要表现。

1. 症状

(1)不同程度的呼吸困难。①劳力性呼吸困难：是左心衰最早出现的症状。因运动使回心血量增加，左心房压力升高，加重肺淤血。引起呼吸困难的运动量随心衰程度加重而减少；②端坐呼吸：肺淤血达到一定程度时，患者不能平卧，因平卧时回心血量增多且横膈上抬，呼吸更为困难，高枕卧位、半卧位甚至端坐时方可好转；③夜间阵发性呼吸困难：患者入睡后突然因憋气而惊醒，被迫取坐位，重者可有哮鸣音，称为"心源性哮喘"。多于端坐休息后缓解。其发生机制除睡眠平卧位血液重新分配使肺血量增加外，夜间迷走神经张力增加、小支气管收缩、横膈抬高、肺活量减少等也是诱发因素；④急性肺水肿：是“心源性哮喘”的进一步发展，是左心衰呼吸困难最严重的形式。

(2)咳嗽、咳痰、咯血：咳嗽、咳痰是肺泡和支气管黏膜瘀血所致，开始常于夜间发生，坐位或立位时咳嗽可减轻，白色浆液性泡沫状痰为其特点，偶可见痰中带血丝。急性左心衰发作时可出现粉红色泡沫样痰。长期慢性肺瘀血肺静脉压力升高，导致肺循环和支气管血液循环之间在支气管黏膜下形成侧支，此种血管一旦破裂可引起大咯血。

(3)运动耐量降低：劳力或日常活动时气促乏力、活动受限，主要是由肺瘀血及心排血量降低致器官、组织灌注不足所致。

(4)肾功能损害症状：心衰早期血流再分布可出现夜尿增多，随心衰加重，心输出量严重降低致少尿、血肌酐升高。长期慢性的肾血流量减少可出现肾功能不全的表现，即心肾综合征。

2.体征

(1)肺部湿啰音：肺瘀血时肺毛细血管压增高，液体渗出到肺泡或气道，出现湿啰音。通常于双侧肺底闻及，随着病情的加重，啰音可至全肺，侧卧位时下垂一侧啰音较多。

(2)心脏体征：除基础心脏病体征外，心脏扩大见于大多数慢性收缩性心衰，还可出现相对性二尖瓣关闭不全的反流性杂音、肺动脉瓣区第二心音亢进、舒张期奔马律及交替脉等。

(3)一般情况：严重者可出现苍白或灰暗、发绀、四肢冰凉、脉压减小、动脉收缩压下降、心率加快等。心源性恶病质是心衰死亡率增高的独立因素。

(二)右心衰竭

以体循环瘀血为主要表现。

1.症状

(1)消化道症状：较常见。胃肠道瘀血可引起腹胀、食欲不振、恶心、呕吐、餐后不适及便秘等症状。瘀血性肝脏肿大可伴随上腹饱胀、腹部钝痛等，最终可致心源性肝硬化。

(2)劳力性呼吸困难：单纯右心衰可表现为轻度气喘，分流性先天性心脏病或肺部疾患所致的右心衰，可有明显的呼吸困难。

2.体征

(1)水肿：特征为始于身体低垂部位的对称性凹陷性水肿。白天站立后下午水肿明显，经过夜间休息后，清晨可缓解。长期卧床者表现为骶尾部的水肿。随心衰进展，水肿加重向上蔓延及全身。合并营养不良或肝功能损害、低蛋白血症时，也可出现全身水肿。

(2)胸腔积液、腹水：胸腔积液以双侧多见，单侧者以右侧多见。因胸膜静脉回流经过体静脉和肺静脉两条通路，故胸腔积液更多见于全心衰。腹水反映了长期的体静脉高压，见于病程晚期。

(3)颈静脉征：颈静脉搏动增强、充盈、怒张是右心衰时的主要体征，肝-颈静脉反流征阳性则更具特征性。

(4)肝脏肿大：肝瘀血肿大常出现在水肿之前，短期内肝脏迅速增大，肝包膜被牵拉可出现触痛，长期心衰患者可无触痛。持续慢性右心衰可致心源性肝硬化。

(5)心脏体征：除基础心脏病的相应体征外，可因右心室显著扩大而出现三尖瓣关闭不全的反流性杂音。

（三）全心衰

全心衰同时具有左右心衰的临床表现。右心衰继发于左心衰而形成的全心衰，右心排血量减少，肺瘀血症状反而有所减轻。扩张型心肌病等表现为全心衰者，肺瘀血症状往往不严重，左心衰的表现主要为心排血量减少的相关症状和体征。

六、实验室及辅助检查

（一）实验室检查

1. 利钠肽

是心衰诊断、预后评估、严重程度判断、患者管理的重要指标，临床上测定脑钠肽（BNP）或 N 端脑钠肽前体（NT-proBNP）。BNP＜35 ng/L 或 NT-proBNP＜125 ng/L 时，不支持慢性心衰诊断，急性心衰时其敏感性和特异性较高。左心室肥厚、心动过速、心肌缺血、肺动脉栓塞、慢性阻塞性肺疾病等缺氧状态、肾功能不全、肝硬化、感染、败血症、高龄等均可引起利钠肽升高。

2. 肌钙蛋白

严重心衰或心衰失代偿期、败血症患者的肌钙蛋白可有轻微升高，但心衰患者检测肌钙蛋白更重要的目的是明确是否存在急性冠状动脉综合征。肌钙蛋白升高，特别是同时伴有利钠肽升高，也是心衰预后的强预测因子。

3. 实验室检查

包括血常规、尿常规、肝肾功能、血糖、血脂、电解质等，对于老年及长期服用利尿剂、RAAS 抑制剂类药物的患者尤为重要，在接受药物治疗的心衰患者的随访中也需要适当检测。甲状腺功能检测也不容忽视。

（二）心电图

心衰时心电图一般无特异性表现。可提供既往心肌梗死、左心室肥厚、广泛心肌损害及心律失常等信息，判断是否存在心脏不同步。有心律失常或怀疑存在无症状性心肌缺血时，应做 24 小时动态心电图。

（三）影像学检查

1. X 线检查

提供心脏增大、肺瘀血、肺水肿及原有肺部疾病的信息。心影大小及形态为心脏病的病因诊断提供了重要的参考资料，心脏扩大的程度和动态变化也间接反映了心脏的功能状态，但并非所有心衰患者均存在心影增大。

X 线胸片是确诊左心衰肺水肿的主要依据，并有助于心衰与肺部疾病的鉴别。早期肺静脉压增高，主要表现为肺门血管影增强，上肺血管影增多与下肺纹理密度相仿甚至多于下肺。肺动脉压力增高可见右下肺动脉增宽，进一步出现间质性肺水肿可使肺野模糊，Kerley B 线是在肺野外侧清晰可见的水平线状影，是肺小叶间隔内积液的表现，是慢性肺瘀血的特征性表现。急性肺泡性肺水肿时肺门呈蝴蝶状，肺野可见大片融合的阴影。左心衰还可见胸腔积液和叶间胸膜增厚。

2. 超声心动图

评价各心腔大小变化及心瓣膜结构和功能，方便、快捷地评估心功能和判断病因。

（1）收缩功能：以收缩末及舒张末的容量差计算左室射血分数（LVEF）作为收缩性心力衰

竭的诊断指标，虽不够精确，但方便实用。正常 LVEF>50%。

(2)舒张功能：超声多普勒是临床上最实用的判断舒张功能的方法。可导致舒张期功能不全的结构基础包括左心房肥大、左心室壁增厚等。心动周期中舒张早期心室充盈速度最大值为 E 峰，舒张晚期(心房收缩)心室充盈最大值为 A 峰，E/A 比值正常人应不小于 1.2，中青年更大。舒张功能不全时，E 峰下降，A 峰增高，E/A 比值降低。对于难以准确评价 A 峰的心房颤动患者，可利用组织多普勒评估二尖瓣环的 E/E'比值，若比值>15，则提示存在舒张功能不全。

3.放射性核素检查

核素心室造影可准确测定左心室容量、LVEF 及室壁运动，核素心肌灌注和(或)代谢显像可诊断心肌缺血和心肌存活情况，并对鉴别扩张性心肌病或缺血性心肌病有一定帮助。

4.心脏磁共振(cardiac magnetic resonance，CMR)

能评价左右心室容积、心功能、室壁运动、心肌厚度、心脏肿瘤、瓣膜、先天性畸形及心包疾病等。因其精确度及可重复性成为评价心室容积、肿瘤、心肌质量和室壁运动的金标准，对复杂性先天性心脏病患者是首选检查。增强磁共振能为心肌梗死、心肌炎、心包炎、心肌病、浸润性疾病提供诊断依据，但费用昂贵，部分心律失常或起搏器植入的患者等不能接受 CMR，故具有一定的局限性。

(四)有创性血流动力学检查

急性重症心衰患者必要时采用床边右心漂浮导管(Swan-Ganz 导管)检查，经静脉将漂浮导管插入至肺小动脉，测定各部位的压力及血液含氧量，计算心脏指数(CI)及肺小动脉楔压(PCWP)，直接反应左心功能，正常时 CI>2.5 L/(min·m^2)，PCPW<12 mmHg。

危重患者也可采用脉搏指示剂连续心排血量监测(pulse indicator continuous cardiac output，PiCCO)动态监测，经外周动、静脉置管，应用指示剂热稀释法估测血容量、外周血管阻力、全心排血量等指标，更好地指导容量管理，通常仅适用于具备条件的 CCU、ICU 等病房。

(五)心一肺运动试验

仅适用于慢性稳定性心衰患者，为评估心功能并判断心脏移植的可行性提供信息。运动时肌肉需氧量增高，心排血量相应增加。当患者的心排血量不能满足运动需求时，肌肉组织就从流经它的单位容积血中提取更多的氧，致动-静脉血氧差值增大。在氧供应绝对不足时，即出现无氧代谢，乳酸增加，呼气中 CO_2 含量增加。

1.最大耗氧量[VO_2 max，mL/(min·kg)]

即运动量虽继续增加，耗氧量不再增加时的峰值，表明心排血量已不能按需要继续增加，心功能正常时，此值应>20，轻至中度心功能受损时为 16～20，中至重度受损时为 10～15，极重度受损时<10。

2.无氧阈值

即呼气中 CO_2 的增长超过了氧耗量的增长，标志着无氧代谢的出现，以开始出现两者增加不成正比例时的氧耗量作为代表值，此值越低说明心功能越差。

七、诊断和鉴别诊断

(一)诊断

心力衰竭的诊断包括病因诊断、心功能评价及预后评估。

需综合病史、症状、体征及辅助检查作出诊断，主要诊断依据为原有基础心脏病的证据及呼吸困难、运动耐量下降或循环瘀血的表现。症状、体征是早期发现心衰的关键，完整的病史采集及详尽的体格检查非常重要。左心衰竭不同程度的呼吸困难、肺部啰音，右心衰的颈静脉征、肝大、水肿，以及心衰的心脏奔马律、瓣膜区杂音等是诊断心衰的重要依据。但症状的严重程度与心功能不全程度无明确相关性，须行客观检查并评价心功能。BNP测定也可作为诊断依据，并能帮助鉴别呼吸困难的病因。

应注意判断原发病，如瓣膜病能够治疗或逆转。同时也应明确是否存在可导致症状发生或加重的并发症。

准确的预后评估可为患者对未来生活规划提供必要的信息，也能判断心脏移植及机械辅助治疗的可行性。LVEF降低、NYHA分级恶化、低钠血症及其程度、VO_2 max降低、血细胞比容下降、心电图QRS波增宽、持续性低血压、静息心动过速、肾功能不全、不能耐受常规治疗、顽固性高容量负荷、BNP明显升高或居高不降（或降幅＜30%）等均为心衰高风险及再入院率、死亡率的预测因子。

（二）鉴别诊断

1. 支气管哮喘

左心衰患者夜间阵发性呼吸困难，常称为“心源性哮喘”，应与支气管哮喘相鉴别。前者多见于器质性心脏病患者，发作时双肺可闻及典型哮鸣音，咳出白色黏痰后呼吸困难常可缓解。测定血浆BNP水平对鉴别心源性哮喘和支气管性哮喘有较大的参考价值。

2. 心包积液、缩窄性心包炎

由于腔静脉回流受阻同样可以引起颈静脉怒张、肝大、下肢水肿等表现，应根据病史、心脏及周围血管体征进行鉴别，超声心动图、CMR可确诊。

3. 肝硬化腹水伴下肢水肿

应与慢性右心衰鉴别，除基础心脏病体征有助于鉴别外，非心源性肝硬化不会出现颈静脉怒张等上腔静脉回流受阻的体征。

八、治疗

治疗目标：防止和延缓心力衰竭的发生发展；缓解临床症状，提高生活质量；改善长期预后，降低病死率与住院率。

治疗原则：采取综合治疗措施，包括对各种可致心功能受损的疾病如冠心病、高血压、糖尿病的早期管理，调节心力衰竭的代偿机制，减少其负面效应，如拮抗神经体液因子的过度激活，阻止或延缓心室重塑的进展。

（一）一般治疗

1. 病因治疗

（1）治疗基础心脏病和伴随疾病：对于所有可能导致心脏功能受损的常见疾病，在尚未造成心脏器质性改变前即应早期进行有效治疗。对少数病因未明的疾病如原发性扩张型心肌病等也应早期积极干预，延缓疾病进展。

（2）消除诱因：心力衰竭常见诱因为呼吸道感染，应积极选用适当抗感染治疗。对于发热持续1周以上者应警惕感染性心内膜炎的可能。心律失常特别是心房颤动也是诱发心力衰竭的常见原因，快速心室率心房颤动应尽快控制心室率，如有可能应及时复律。潜在的甲状腺功能亢进、贫血、电解质紊乱和酸碱失衡、肾功能损害等也可能是心力衰竭加重的原因，应注意排查并予以纠正。

2. 生活方式管理

(1)体重管理：日常体重检测能简便直观地反映患者体液潴留情况及利尿剂疗效，帮助指导治疗方案。体重改变往往出现在临床体液潴留症状和体征之前。如在 3 天内体重突然增加 2 kg 以上，应考虑患者已有水钠潴留，需要利尿或加大利尿剂的剂量。

(2)饮食管理：心衰急性发作伴有容量负荷过重的患者，要限制钠摄入<2 g/d，但应用强效排钠利尿剂时过分严格限盐可导致低钠血症；严重低钠血症(血钠<130 mmol/L)患者液体摄入量应<2 L/d，严重心衰患者液量限制在 1.5～2.0 L/d；心源性恶液质患者应给予营养支持。

(3)休息与活动：急性期或病情不稳定者应限制体力活动，卧床休息，以降低心脏负荷，有利于心功能的恢复。但长期卧床易发生深静脉血栓形成甚至肺栓塞，同时也可能出现消化功能减低、肌肉萎缩、坠积性肺炎、压疮等。适宜的活动能提高骨骼肌功能，改善活动耐量。因此，应鼓励病情稳定的心衰患者主动运动，根据病情轻重不同，在不诱发症状的前提下从床边小坐开始逐步增加有氧运动。

(4)患者教育与心理治疗：相关疾病知识和管理的指导包括健康的生活方式、平稳的情绪、适当的诱因规避、规范的药物服用、合理的随访计划等。抑郁、焦虑和孤独也是心衰患者死亡的重要预后因素，心理疏导可改善心功能。

(二)药物治疗

1. 利尿剂

利尿剂是心力衰竭治疗中改善症状的基础，是心衰治疗中唯一能控制体液潴留的药物，但不能作为单一治疗。原则上在慢性心衰急性发作和明显体液潴留时应用。利尿剂的适量应用至关重要，剂量不足则体液潴留，将减低 RAAS 抑制剂的疗效并增加 β 受体阻滞剂的负性肌力作用；剂量过大则容量不足，将增加 RAAS 抑制剂及血管扩张剂的低血压、肾功能不全及电解质紊乱风险。应用时从小剂量开始，逐渐增加剂量直至尿量增加，控制体重，每天下降 0.5～1.0 kg，一旦症状缓解、病情稳定控制，即以最小有效剂量长期维持，并根据体重监测及液体潴留的情况随时调整剂量(表 2-4)。

表 2-4　常用利尿剂及其剂量

药物	起始剂量	每日最大剂量	每日常用剂量
袢利尿剂			
呋塞米	20～40 mg，每日 1 次	120～160 mg	20～80 mg
布美他尼	0.5～1.0 mg，每日 1 次	6～8 mg	1～4 mg
托拉塞米	10 mg，每日 1 次	100 mg	10～40 mg
噻嗪类利尿剂			
氢氯噻嗪	12.5～25.0 mg，每日 1～2 次	100 mg	25～50 mg
美托拉宗	2.5 mg，每日 1 次	20 mg	2.5～10.0 mg
吲达帕胺[a]	2.5 mg，每日 1 次	5 mg	2.5～5.0 mg
保钾利尿剂			
阿米洛利	2.5 mg[b]/5.0 mg[c]，每日 1 次	20 mg	5～10 mg[b]/10～20 mg[c]
氨苯蝶啶	25 mg[b]/50 mg[c]，每日 1 次	200 mg	100 mg[b]/200 mg[c]
血管升压素 V_2 受体阻滞剂			
托伐普坦	7.5～15.0 mg，每日 1 次	60 mg	7.5～30.0 mg

注：a. 吲达帕胺是非噻嗪类磺胺类药物；b. 与血管紧张素转换酶抑制剂(ACEI)或血管紧张素受体阻滞剂(ARB)合用的剂量；c. 不与 ACEI 或 ARB 合用的剂量。

（1）袢利尿剂：以呋塞米为代表，作用于髓袢升支粗段，排钠排钾，为强效利尿剂。袢利尿剂为首选利尿剂，特别适用于有明显体液潴留或伴有肾功能受损的心衰患者。对轻度心衰患者一般小剂量（20 mg 口服）起始，逐渐加量，其剂量与效应呈线性关系；重度慢性心力衰竭者可增至 100 mg，每日 2 次，静脉注射效果优于口服。但须注意低钾血症的不良反应，应监测血钾。

（2）噻嗪类利尿剂：以氢氯噻嗪为代表，作用于肾远曲小管近端和髓袢升支远端，抑制钠的重吸收，并因 Na^+-K^+ 交换同时降低钾的重吸收。GFR＜30 mL/min 时作用明显受限。仅适用于有轻度液体潴留、伴有高血压而肾功能正常的心衰患者。每日 12.5～25 mg 起始，逐渐加量，可增至每日 100 mg，达最大效应。同时注意电解质平衡，常与保钾利尿剂合用。可抑制尿酸排泄而引起高尿酸血症，长期大剂量应用还可影响糖、脂代谢。

（3）保钾利尿剂：作用于肾远曲小管远端，通过拮抗醛固酮或直接抑制 Na^+-K^+ 交换而具有保钾作用，利尿作用弱，多与上述两类利尿剂联用以加强利尿效果并预防低钾血症。常用的有螺内酯、氨苯蝶啶、阿米洛利。

（4）血管加压素 V_2 受体阻滞剂：托伐普坦通过结合 V_2 受体减少水的重吸收，是一种具有仅排水不利钠作用的新型利尿剂，可用于治疗伴顽固性水肿或低钠血症的心力衰竭的患者。

电解质紊乱是长期使用利尿剂最常见的不良反应，特别是低钾血症或高钾血症均可导致严重后果，应注意监测。利尿剂的使用可激活内源性神经内分泌系统，特别是 RAAS 系统和交感神经系统，故应与血管紧张素转换酶抑制剂/血管紧张素受体阻滞剂以及 β 受体阻滞剂联用。出现低血压和肾功能恶化，应区分是利尿剂不良反应还是心衰恶化或低血容量的表现。

2. RAAS 抑制剂

（1）血管紧张素转换酶抑制剂（angiotensin converting enzyme inhibitors，ACEI）：通过抑制 ACE 减少血管紧张素Ⅱ（angiotensinⅡ，ATⅡ）生成而抑制 RAAS；并通过抑制缓激肽降解而增强缓激肽活性及缓激肽介导的前列环素生成，发挥扩血管作用，改善血流动力学；通过降低心衰患者神经-体液代偿机制的不利影响，改善心室重塑。临床研究证实 ACEI 早期足量应用可缓解症状、延缓心衰进展，是可降低心衰患者病死率的第一类药物，是治疗心衰的基石和首选药物（表 2-5）。

表 2-5　常用 ACEI 及其剂量

药物	起初剂量	目标剂量
卡托普利	6.25 mg，每日 3 次	50 mg，每日 3 次
依那普利	2.5 mg，每日 2 次	10 mg，每日 2 次
福辛普利	5 mg，每日 1 次	20～30 mg，每日 1 次
赖诺普利	5 mg，每日 1 次	20～30 mg，每日 1 次
培哚普利	2 mg，每日 1 次	4～8 mg，每日 1 次
雷米普利	2.5 mg，每日 1 次	10 mg，每日 1 次
贝那普利	2.5 mg，每日 1 次	10～20 mg，每日 1 次

ACEI 适用于所有 LVEF 下降的心衰患者，除非有禁忌证或不能耐受。以小剂量起始，如能耐受则逐渐加量，开始用药后 1～2 周内监测血压、肾功能与血钾，后定期复查，长期维持终生用药，避免突然撤药。

ACEI的不良反应主要包括低血压、肾功能一过性恶化、高钾血症、干咳和血管性水肿等。有威胁生命的不良反应(如血管性水肿和无尿性肾衰竭)、妊娠期妇女及ACEI过敏者应禁用;低血压、双肾动脉狭窄、血肌酐明显升高(>265.2 μmol/L)、高钾血症(>5.5 mmol/L)、左心室流出道梗阻(如主动脉瓣狭窄、肥厚型梗阻型心肌病)者慎用。非甾体抗炎药(NSAIDs)会阻断ACEI的疗效并加重其不良反应,应避免使用。

(2)血管紧张素受体阻滞剂(angiotension receptor blocker,ARB):ARB可阻断经ACE和非ACE途径产生的ATⅡ与AT_1受体结合,阻断RAAS的效应,但无抑制缓激肽降解作用,因此干咳和血管性水肿的不良反应较少见。心衰患者治疗首选ACEI,ACEI不能耐受者可改用ARB。目前不主张心衰患者ACEI与ARB联合应用,不能得到更多获益,反而增加不良反应,特别是低血压、高钾血症和肾功能损害的发生(表2-6)。

表2-6 常用ARB及其剂量

药物	起初剂量	目标剂量
氯沙坦	25 mg,每日1次	100～150 mg,每日1次
缬沙坦	20～40 mg,每日1次	80～160 mg,每日2次
厄贝沙坦	75 mg,每日1次	300 mg,每日1次
坎地沙坦	4 mg,每日1次	32 mg,每日1次
替米沙坦	40 mg,每日1次	80 mg,每日1次
奥美沙坦	10 mg,每日1次	20～40 mg,每日1次

(3)醛固酮受体阻滞剂:衰竭心脏心室醛固酮生成及活化增加,与心衰严重程度成正比,在心肌细胞外基质重塑中起重要作用。长期应用ACEI/ARB后,循环醛固酮水平常常不能保持稳定、持续的降低。因此,在ACEI基础上加用醛固酮受体阻滞剂,可进一步抑制醛固酮的不良反应。研究证明醛固酮受体阻滞剂可明显改善心衰患者的预后,降低全因死亡率、心源性猝死率及心衰住院率。

醛固酮受体阻滞剂适用于LVEF≤35%、NYHA分级为Ⅱ～Ⅳ级的患者;已使用ACEI/ARB和β受体阻滞剂治疗,仍持续有症状的患者;急性心肌梗死后LVEF≤40%,有心衰症状或既往有糖尿病史者。

应用时从小剂量起始,逐渐加量,尤其螺内酯不推荐用最大剂量。螺内酯,起始剂量10～20 mg,每日1次,目标剂量20 mg,每日1次;依普利酮,起始12.5 mg,每日1次,目标剂量25～50 mg,每日1次。

高钾血症及肾功能受损者不宜应用醛固酮受体阻滞剂,使用后定期监测血钾和肾功能。避免使用NSAIDs和环氧化酶-2抑制剂,尤其是老年人。螺内酯可引起男性乳房增生,停药后消失。依普利酮不良反应少见。

(4)肾素抑制剂:血浆肾素活性是动脉粥样硬化、糖尿病和心力衰竭等患者发生心血管事件和预测死亡率的独立危险因素。阿利吉仑是新一代口服非肽类肾素抑制剂,能通过直接抑制肾素降低血浆肾素活性,并阻断噻嗪类利尿剂、ACEI/ARB应用所致的肾素堆积,有效降压且对心率无明显影响。但有待进一步研究以获得更广泛的循证依据,目前不推荐用于ACEI/ARB的替代治疗。

3.β受体阻滞剂

β受体阻滞剂可抑制交感神经激活对心力衰竭代偿的不利作用。心力衰竭患者长期应用

β受体阻滞剂能减轻症状、改善预后、降低死亡率、住院率及猝死率。β受体阻滞剂与ACEI合用可产生相加或协同的有益效应，使死亡危险性进一步下降。

所有NHYAⅡ～Ⅲ级、LVEF下降且病情稳定的慢性心衰患者应尽早应用β受体阻滞剂，须终身应用，有禁忌证或不能耐受者除外。应用时以小剂量起始，逐渐递加剂量至最大耐受剂量并长期维持。目前临床常用药物及用法见表2-7。

表2-7 常用β受体阻滞剂及剂量

药物	起初剂量	目标剂量
选择性 β_1 受体阻滞剂		
酒石酸美托洛尔	6.25 mg，每日2～3次	50 mg，每日2～3次
比索洛尔	1.25 mg，每日1次	10 mg，每日1次
琥珀酸美托洛尔	11.875～23.75 mg，每日1次	142.5～190 mg，每日1次
非选择性肾上腺素能 α_1、β_1 和 β_2 受体阻滞剂		
卡维地洛	3.125～6.25 mg，每日2次	25～50 mg，每日2次

β受体阻滞剂的禁忌证为支气管痉挛性疾病、严重心动过缓、二度及二度以上房室传导阻滞、严重周围血管疾病（如雷诺病）和重度急性心衰。应用时须监测其不良反应，包括低血压、液体潴留和心衰恶化、心动过缓和房室传导阻滞。应避免突然停用β受体阻滞剂。

4. 正性肌力药

（1）洋地黄类药物：研究证实地高辛可显著减轻轻中度心衰患者的临床症状，改善生活质量，提高运动耐量，减少住院率，但对生存率无明显改善。

1）洋地黄类药物的作用。①正性肌力作用：通过抑制 Na^+-K^+-ATP酶，促进心肌细胞 Ca^{2+}-Na^+ 交换，升高细胞内 Ca^{2+} 浓度而增强心肌收缩力。而细胞内 K^+ 浓度降低，成为洋地黄中毒的重要原因；②电生理作用：一般治疗剂量下，洋地黄可抑制心脏传导系统，对房室交界区的抑制最为明显。当血钾过低时，更易发生各种快速性心律失常；③迷走神经兴奋作用：作用于迷走神经传入纤维增加心脏压力感受器的敏感性，反馈抑制中枢神经系统的兴奋冲动，可对抗心衰时交感神经兴奋的不利影响，但尚不足以取代β受体阻滞剂的作用；④作用于肾小管细胞：减少钠的重吸收并抑制肾素分泌。

2）洋地黄制剂。地高辛常以每日0.125～0.25 mg起始服用并维持，70岁以上、肾功能损害或干重低的患者应予更小剂量（每日或隔日0.125 mg）起始。毛花苷丙、毒毛花苷K均为快速起效的静脉注射用制剂，适用于急性心力衰竭或慢性心衰加重时。

3）洋地黄的临床应用。伴有快速心室率的心房颤动/心房扑动的收缩性心力衰竭是应用洋地黄的最佳指征。在利尿剂、ACEI/ARB、β受体阻滞剂和醛固酮受体阻滞剂治疗过程中仍持续有心衰症状的患者可考虑加用地高辛。但对代谢异常引起的高排量心衰如贫血性心脏病、甲状腺功能亢进以及心肌炎、心肌病等病因所致心衰，洋地黄治疗效果欠佳。肺源性心脏病伴低氧血症，与心肌梗死、缺血性心肌病均易发生洋地黄中毒，应慎用；应用其他可能抑制窦房结或房室结功能或可能影响地高辛血药浓度的药物（如胺碘酮或β受体阻滞剂）时须慎用或减量；肥厚型心肌病、风湿性心脏病单纯二尖瓣狭窄伴窦性心律的肺水肿患者禁用洋地黄；严重窦性心动过缓或房室传导阻滞患者在未植入起搏器前禁用。对于液体潴留或低血压等心衰症状急性加重的患者，应首选静脉制剂，待病情稳定后再应用地高辛作为长期治疗策略之一。已应用地高辛者不宜轻易停用。

4)洋地黄中毒及其处理。①洋地黄中毒表现:洋地黄中毒最重要的表现为各类心律失常,常见为室性期前收缩,多表现为二联律、非阵发性交界区心动过速、房性期前收缩、心房颤动及房室传导阻滞等。快速房性心律失常伴传导阻滞是洋地黄中毒的特征性表现。洋地黄可引起心电图 ST-T 改变称为"鱼钩"样改变,但不能据此诊断洋地黄中毒。洋地黄类药物中毒的胃肠道表现如恶心、呕吐,以及神经系统症状如视力模糊、黄视、绿视、定向力障碍等则较少见;②影响洋地黄中毒的因素:洋地黄中毒与地高辛血药浓度高于 2.0 ng/mL 相关,但在心肌缺血、缺氧及低钾血症、低镁血症、甲状腺功能减退的情况下则中毒剂量更小。肾功能不全、低体重以及与其他药物的相互作用也是引起中毒的因素,心血管病常用药物如胺碘酮、维拉帕米及奎尼丁等均可降低地高辛的经肾排泄率而增加中毒的可能性;③洋地黄中毒的处理:发生洋地黄中毒应立即停药。单发性室性期前收缩、一度房室传导阻滞等停药后常自行消失;对快速性心律失常者,如血钾浓度低则可静脉补钾,如血钾不低可用利多卡因或苯妥英钠。电复律一般禁用,因易导致心室颤动。有传导阻滞及缓慢性心律失常者可予阿托品静脉注射,此时异丙肾上腺素易诱发室性心律失常,不宜应用。

(2)非洋地黄类正性肌力药。

1)β 受体激动剂。多巴胺与多巴酚丁胺是常用的静脉制剂,较小剂量[<3 μg/(kg·min)]激动多巴胺受体,降低外周阻力,扩张肾血管、冠脉和脑血管;中等剂量[3～5 μg(kg·min)]激动 β 受体,表现为心肌收缩力增强,血管扩张,特别是肾小动脉扩张,心率加快不明显,能显著改善心力衰竭的血流动力学异常;大剂量[5～10 μg/(kg·min)]则可兴奋 α 受体,收缩血管,用于维持低血压心衰患者的血压。多巴酚丁胺是多巴胺的衍生物,扩血管作用不如多巴胺明显,加快心率的效应也比多巴胺小。两者均只能短期静脉应用,在慢性心衰加重时起到帮助患者渡过难关的作用,连续用药超过 72 小时可能出现耐药,长期使用将增加死亡率。

2)磷酸二酯酶抑制剂。包括米力农、氨力农等,通过抑制磷酸二酯酶活性促进 Ca^{2+} 通道膜蛋白磷酸化,Ca^{2+} 内流增加从而增强心肌收缩力。磷酸二酯酶抑制剂短期应用可改善心衰症状,研究证明长期应用米力农可能增加不良反应事件及病死率。因此,仅对心脏术后急性收缩性心力衰竭、难治性心力衰竭及心脏移植前的终末期心力衰竭的患者短期应用。

3)左西孟旦。通过与心肌细胞上的肌钙蛋白 C 结合,增加肌丝对钙的敏感性而增强心肌收缩,并通过介导三磷酸腺苷(ATP)敏感的钾通道,扩张冠状动脉和外周血管,改善冠脉血流供应并纠正血流动力学紊乱。适用于低心排血量的急性失代偿性心力衰竭的短期治疗,须注意避免血压过低和心律失常的发生。心衰患者的心肌处于血液或能量供应不足的状态,过度或长期应用正性肌力药将扩大能量的供需矛盾,加重心肌损害,增加死亡率。因此,正性肌力药不能取代其他治疗用药。

5.伊伐布雷定

为首个选择性特异性窦房结起搏电流(I_f)抑制剂,降低窦房结发放冲动的频率,从而减慢心率。窦性心律、LVEF 下降的慢性心衰患者,已使用 ACEI/ARB、β 受体阻滞剂和醛固酮受体阻滞剂最大耐受剂量,心率仍≥70 次/分并持续有症状,可加用伊伐布雷定。

6.扩血管药物

慢性心力衰竭的治疗并不推荐血管扩张药物的应用,仅在伴有心绞痛或高血压的患者可考虑联合治疗，对存在心脏流出道或瓣膜狭窄的患者禁用。

(三)非药物治疗

1. 心脏再同步化治疗(cardiac resynchronization therapy，CRT)

部分心力衰竭患者存在房室、室间和(或)室内收缩不同步，进一步导致心肌收缩力降低。CRT 可恢复正常的左右心室及心室内的同步激动，减轻二尖瓣反流，增加心输出量，改善心功能。研究证明 CRT 可改善生活质量和运动耐量，延缓心室重构和病情进展，降低全因死亡率和再住院率。慢性心力衰竭患者的 CRT 的Ⅰ类适应证包括：窦性心律，已接受最佳药物治疗至少 3～6 个月仍持续存在心衰症状、生存状况良好，NYHAⅡ级患者 LVEF≤30%或 NYHAⅢ～Ⅳ级患者 LVEF≤35%，伴左束支传导阻滞及 QRS 波时间≥150 ms。

2. 植入式心脏转复除颤器(implantable cardioverter defibrillator，ICD)

中度心衰患者逾半数以上死于严重室性心律失常所致的心脏性猝死，研究显示 ICD 能降低猝死率，可用于心衰患者猝死的一级预防，也可降低由于持续性室性心动过速及(或)心室颤动导致的心脏停搏存活者的病死率，即用作心衰患者猝死的二级预防。

3. 左室辅助装置(left ventricular device，LVAD)

适用于严重心脏事件后或准备行心脏移植术患者的短期过渡治疗和急性心衰的辅助性治疗。但出血、血栓栓塞、感染风险、装置失效，以及费用昂贵使其应用受限。

4. 心脏移植

是治疗难治性终末期心衰的一种治疗方式。但因其供体来源及排异反应而难以广泛开展。

5. 细胞替代治疗

目前仍处于临床试验阶段，干细胞移植在修复受损心肌、改善心功能方面表现出有益的趋势，但仍存在移植细胞来源、致心律失常、疗效不稳定等诸多问题，尚须进一步解决。

(四)舒张性心力衰竭的治疗

单纯的 HF-PEF 可见于冠心病和高血压心脏病心功能不全早期，严重的舒张性心衰见于限制型心肌病、肥厚型心肌病等。HF-PEF 应综合其症状、并存疾病及危险因素进行治疗。

1. 积极控制血压

目标血压宜低于单纯高血压患者的标准，即血压<130/80 mmHg。

2. 纠正液体潴留

应用利尿剂可缓解外周水肿和肺瘀血症状，改善心功能。但不宜过度利尿，以免前负荷过度降低而致低血压。

3. 控制和治疗其他基础疾病和合并症

控制慢性心房颤动的心室率，积极治疗糖尿病和控制血糖，伴左心室肥厚者应逆转左心室肥厚和改善左心室舒张功能。地高辛不能增加心肌的松弛性，不宜使用。

4. 血运重建治疗

由于心肌缺血可以损害心室的舒张功能，冠心病患者如有症状或证实存在心肌缺血，应做冠状动脉血运重建术。

(五)难治性终末期心衰的治疗

虽经优化内科治疗，休息时仍有症状、极度无力，常有心源性恶病质，且需反复长期住院，这一阶段称为难治性心衰的终末阶段。

对于难治性终末期心衰患者，应考虑是否有其他参与因素，是否已经恰当应用了各种治疗措施。控制液体潴留是关键；对ACEI和β受体阻滞剂耐受性差者，宜从小剂量开始；短期静脉应用正性肌力药物和血管扩张剂可作为姑息疗法。

心脏移植主要适用于严重心功能损害或依赖静脉正性肌力药物，而无其他可选择治疗方法的重度心衰患者。LVAD或双室辅助装置(BiVAD)可作为心脏移植的过渡或替代。

第二节　急性心力衰竭

急性心力衰竭(acute heart failure)指心衰症状和体征迅速发生恶化。由于心肌收缩力明显降低或心室负荷加重而导致急性心排血量明显、急剧的降低，出现体循环及肺循环压力突然增高，导致组织器官灌注不足或急性肺瘀血的临床表现，需要紧急处理。临床上以急性左心衰最为常见。

一、病因与诱因

1. 病因

(1)心肌舒缩功能障碍：慢性心衰急性加重；急性心肌梗死；心肌炎、心肌病等。

(2)心脏负荷过重：容量负荷过重主要见于瓣膜关闭不全、严重贫血、甲亢；压力负荷过重主要见于急性进行性高血压。

2. 诱因

急性心力衰竭基本都有诱因，尤其是慢性心衰急性加重。主要包括感染、过度劳累、情绪激动、水电解质紊乱和酸碱失衡、心律失常、妊娠和分娩等。

二、临床表现

1. 症状

原来心功能正常的患者出现原因不明的疲乏或者活动耐力下降，或者心率增加15～20次/分，可能是心功能降低的早期表现，继而出现劳力性呼吸困难、夜间阵发性呼吸困难以及端坐呼吸。急性左心衰引起急性肺水肿时，可出现呼吸困难、端坐呼吸、喘息不止、烦躁不安，甚至濒死感，呼吸频率可达30～40次/分，频繁咳嗽，并咳出大量粉红色泡沫样痰。当出现心源性休克时，可出现意识不清、少尿、肾前性肾衰竭。

2. 体征

面色灰白、发绀、大汗、皮肤湿冷、心率增快，心尖部可闻及奔马律、P_2亢进，双肺满布湿啰音及哮鸣音。当出现心源性休克时，可出现持续低血压(SBP＜90 mmHg)。右心衰可见双下肢水肿、肝瘀血、肝-颈静脉回流征阳性、颈静脉怒张。

三、实验室及辅助检查

1. 利钠肽

有助于急性心衰的快速诊断与鉴别。诊断标准为：年龄＜50岁，NT-proBNP＞450 ng/L；年龄50～75岁，NT-proBNP＞900 ng/L；年龄＞75岁，NT-proBNP＞1800 ng/L；肾功能不全(GFR＜60 mL/min)者NT-proBNP＞1200 ng/L。BNP＜100 ng/L，NT-proBNP＜300 ng/L，可

排除急性心衰。

2. 心电图

显示心律失常、心肌缺血等。

3. 胸片

急性心衰患者可见肺门血管影模糊、蝶形肺门以及大片肺内阴影。

4. 心脏彩超

有助于评价急性心肌梗死的并发症，了解心脏的结构与功能。

5. 心肌坏死标志物

旨在评价是否存在心肌损伤、坏死，及其严重程度。

四、诊断及严重程度分级

根据病史、临床表现及辅助检查结果，其诊断一般不难。临床常用的严重程度分级主要有三种（表 2-8～表 2-10）。

表 2-8　Killip 分级

分级	症状与体征
Ⅰ级	无心衰，无肺部湿啰音，无 S_3
Ⅱ级	有心衰，两肺中下野湿啰音，可闻及奔马律，X 片示肺瘀血
Ⅲ级	严重的心衰，有肺水肿，满布湿啰音（超越肺野下 1/2）
Ⅳ级	心源性休克、低血压（收缩压＜90 mmHg）、少尿、发绀、出汗

表 2-9　Forrester 分级

分级	PCWP（mmHg）	心脏指数 L/（min・m²）	组织灌注状态
Ⅰ级	≤18	＞2.2	无肺瘀血及周围灌注不良
Ⅱ级	＞18	＞2.2	有肺瘀血
Ⅲ级	＜18	≤2.2	周围组织灌注不良
Ⅳ级	＞18	≤2.2	有肺瘀血及组织灌注不良

表 2-10　急性心衰的临床程度床边分级

分级	皮肤	肺部啰音
Ⅰ级	温暖	无
Ⅱ级	温暖	有
Ⅲ级	寒冷	无或有
Ⅳ级	寒冷	有

五、治疗

治疗目标：改善心衰症状，纠正血流动力学异常，去除诱因，积极治疗病因，降低病死率，改善患者长期预后。

（一）一般处理

1. 体位

取坐位，双腿下垂，必要时轮流结扎下肢，减少回心血量，减轻心脏前负荷。

2. 吸氧

适用于低氧血症及呼吸困难明显者，一般使用鼻导管吸氧，以 1～2 L/min 开始，根据动脉血气分析及血氧饱和度调整氧流量。有时采用乙醇湿化氧疗（乙醇湿化浓度不一，20%～95%），乙醇吸氧可使肺泡内泡沫表面张力降低而破裂，有利于改善通气。必要时应用面罩吸氧和机械通气。

3. 镇静

吗啡是治疗急性肺水肿极为有效的药物，可减轻患者的焦虑及呼吸困难，此外还可以扩张血管，降低前负荷，也可降低交感神经活性。用法：3～5 mg，静脉注射，必要时每隔 15 分钟重复 1 次，共 2～3 次，或者 5～10 mg，皮下注射。低血压或休克、慢性阻塞性肺疾病（COPD）、支气管哮喘患者禁用。

4. 控制液体出入量

心衰患者需要严格控制液体出入量，无明显低血容量因素者，每天摄入液体量应小于 1500 mL。保持每天出入量负平衡在 500 mL 左右。严重肺水肿者，负平衡约为 1000～2000 mL/d，甚至可达 3000～5000 mL/d，以减轻症状，但同时需密切观察电解质、血压变化。

（二）药物治疗

1. 利尿剂

首选强效袢利尿剂，降低心脏负荷，改善心衰症状。主要用于急性心衰伴肺循环或体循环瘀血者，尤其是容量负荷过重者。常用的袢利尿剂主要有呋塞米、托拉塞米、布美他尼。用法：呋塞米，首剂量为 20～40 mg，静脉推注，后 5～40 mg/h，静脉维持，用药总量视病情变化而定，期间严格控制液体出入量，密切观察电解质变化。托伐普坦推荐用于充血性心衰、普通利尿剂治疗效果不佳、有低钠血症或者肾功能损害倾向者，可显著改善充血症状且无明显不良反应，建议从 7.5～15 mg/d 开始，疗效欠佳者逐渐增加至 30 mg/d。

2. 血管扩张药

可用于急性心衰的早期阶段，主要有硝酸甘油、硝普钠及重组人脑利钠肽（rh-BNP），通过扩张全身血管，降低心脏前后负荷，改善症状。用药前及使用过程中需密切观察血压，收缩压大于 110 mmHg 可安全使用，90～110 mmHg 谨慎使用，低于 90 mmHg 禁用；使用过程中一旦血压低于 90 mmHg 应立即停药。①硝酸甘油：适用于急性冠脉综合征伴心衰者，起始剂量为 5～10 μg/min，每 5～10 分钟递增 5～10 μg，最大剂量为 200 μg/min；②硝普钠：适用于严重心衰，以及原有后负荷增加及伴肺瘀血、肺水肿者，从小剂量 0.3 μg/(kg · min)开始，缓慢增加至 1 μg/(kg · min)，再至 5 μg/(kg · min)，肾功能不全者慎用；③重组人脑利钠肽：主要作用是扩张动脉及静脉包括冠状动脉，降低前后负荷，还可一定程度上排钠利尿，抑制 RAAS 及交感活性作用。先以 1.5～2 μg/kg 负荷剂量静脉推注，后 0.01 μg/(kg · min)静脉滴注，也可直接静脉滴注，疗程一般为 3 天。

3. 正性肌力药

适用于低心排血量综合征，或心搏量降低伴肺循环瘀血，可缓解低灌注所致的症状，保证重要脏器血供。①多巴胺：见慢性心力衰竭；②多巴酚丁胺：可短期应用，主要用于缓解症状，2～20 μg/(kg · min)静脉滴注，使用时监测血压，主要不良反应有心律失常、心动过速，可触发冠心病患者的胸痛，加重心肌缺血；③磷酸二酯酶抑制剂：常用米力农，首剂量为 25～75 μg/kg，稀释后 15～20 分钟静脉注射，继之以 0.375～0.75 μg/(kg・min)维持静脉滴注。常见不良反应为低血压和心律失常，但可增加不良反应事件和病死率；④左西孟坦：首剂量为 12 μg/kg，静脉注射，继以 0.1 μg/(kg・min)静脉滴注。应用时需监测血压、心率，收缩压低于 100 mmHg 时不需使用负荷剂量，防止低血压发生；⑤毛花苷丙：成人常用量为首剂 0.4 mg，用 5%葡萄糖注射液稀释后缓慢注射，之后每 2～4 小时可再给 0.2～0.4 mg，24 小时总量为 1～1.2 mg。适应证：低心排血量心衰效果比高心排血量心衰好；心房颤动伴快速心室率的心衰。禁用：急性心肌梗死、急性心肌炎、低钾血症、房室传导阻滞、甲状腺功能减退者。

（三）机械辅助治疗

1. 主动脉内球囊反搏治疗

适用于心源性休克、血流动力学障碍的严重冠心病、顽固性肺水肿的患者。可有效改善心肌灌注，降低心肌耗氧量和增加心输出量。

2. 机械通气

指征为呼吸心搏骤停而进行心肺复苏合并Ⅰ型或Ⅱ型呼吸衰竭者。包括无创呼吸机辅助通气，气道插管和人工机械通气两种方式。

3. 血液净化治疗

高容量负荷且对利尿剂抵抗者，低钠血症且有相应临床症状者可考虑行超滤治疗，肾功能进行性减退，血肌酐>500 μmol/L 或符合急性血液透析指征的其他情况可行血液透析治疗。注意不良反应的监测。

4. 心室机械辅助装置

包括心室辅助泵（如可植入式电动左心辅助泵、全人工心脏）、体外膜肺氧合（extracorporeal membrane oxygenation，ECMO）等。研究表明，ECMO 可部分或全部替代心肺功能，明显改善预后。急性心衰常规治疗无明显效果时，可应用心室辅助装置。积极处理基础心脏病的前提下，短期辅助心脏功能，作为心脏移植或心肺移植的过渡。

（四）病因治疗

应积极治疗原发病。

（五）后续处理

病情稳定后，仍需继续监测心率、血压、血氧，密切观察病情变化，至少每天评估心衰相关症状，评估出入量。具体处理如下。①无基础疾病的急性心衰：在消除心衰症状后并不需要心衰的继续治疗，要积极预防诱因；②伴基础疾病的急性心衰：针对原发疾病进行积极有效的治疗；③原有慢性心衰急性加重：按慢性心衰处理。

第三节　心律失常

一、窦性心律失常

正常窦性心律频率为 60～100 次/分。根据心电图及临床表现窦性心律失常可分为窦性心动过速、窦性心动过缓、窦性停搏以及病态窦房结综合征。

(一)窦性心动过速

1. 概念

成人窦性心律频率超过100次/分,称为窦性心动过速。不适当窦性心动过速(inappropriate sinus tachycardia,IST)是窦性心动过速的一种特殊类型,又称非阵发性窦性心动过速(图2-3)。

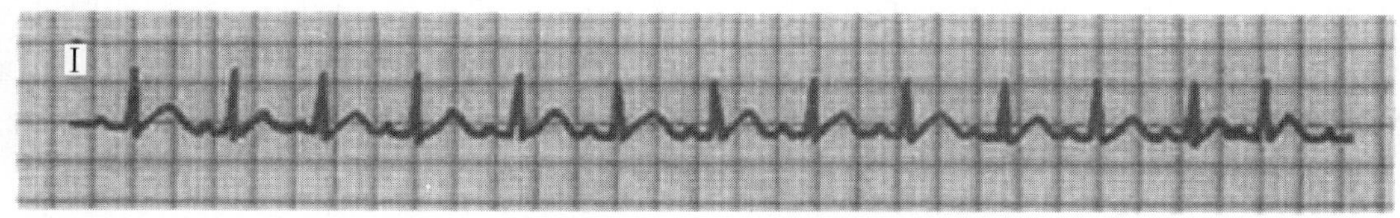

图2-3 窦性心动过速Ⅰ导联(P波正向,PR间期0.12秒,心率130次/分)

2. 临床表现

患者的临床症状轻重不一,生理性窦性心动过速常无症状,病理性和药物性者除病因和诱因症状外,可有心悸、胸痛、气短、乏力、轻度头痛等不适,严重者可诱发心绞痛、心功能不全等。

3. 心电图检查

心电图表现为窦性心律,频率大多在100～150次/分,偶可高达200次/分,窦性心动过速通常逐渐开始和终止。迷走神经刺激可使其频率逐渐减慢,停止后又可加速至原先水平。

4. 临床意义与治疗

窦性心动过速可见于健康人吸烟、饮茶或咖啡、饮酒、体力活动及情绪激动时。某些病理状态,如发热、甲状腺功能亢进、贫血、休克、心肌缺血、充血性心力衰竭以及应用肾上腺素、阿托品等药物也可引起窦性心动过速。

无症状性窦性心动过速一般无须治疗,有症状者应针对病因和诱因进行治疗。必要时β受体阻滞剂或非二氢吡啶类钙通道阻滞剂(如地尔硫䓬)可用于减慢心率。对于难治性的IST也可考虑导管消融治疗。

(二)窦性心动过缓

1. 概念

成人窦性心律频率低于60次/分,称为窦性心动过缓(图2-4)。

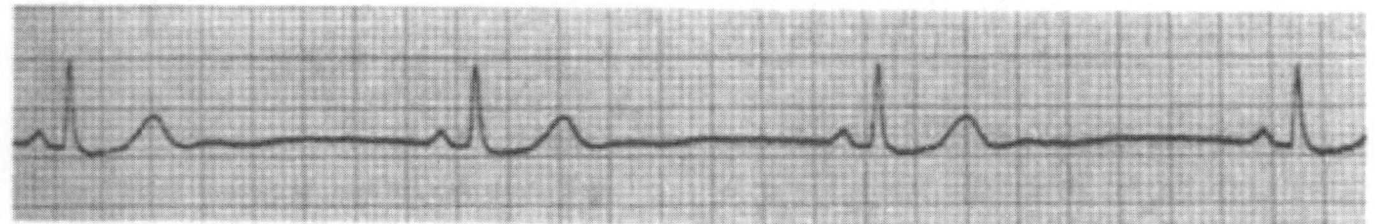

图2-4 窦性心动过缓(窦性频率约38次/分)

2. 临床表现

生理性窦性心动过缓常无症状,病理性和药物性窦性心动过缓除病因和诱因症状外,可有心悸、头晕、乏力等不适，严重者可诱发晕厥、心功能不全、低血压，甚至休克等。

3. 心电图检查

心电图特征为窦性 P 波规律出现，PP 间距>1.0 秒。心电图检查时若出现缓慢而规则的心率时，须与三度房室传导阻滞等鉴别。

4. 临床意义与治疗

可见于健康人、安静睡眠、重体力劳动者，常见于运动员和老年人。病理情况下，可见于颅内压增高、严重缺氧、低温、黏液性水肿、梗阻性黄疸、药物（β-受体阻滞剂、维拉帕米、地尔硫䓬、洋地黄类等）作用、病态窦房结综合征等。急性下壁心肌梗死也常见窦性心动过缓。

无症状窦性心动过缓临床上可不予以治疗，对于出现症状的患者，短期可应用阿托品、麻黄碱或异丙肾上腺素等药物，长期应考虑心脏起搏治疗。

(三)窦性停搏

窦性停搏指窦房结不能正常发放冲动。心电图表现为在较正常 PP 间期显著长的间期内无 P 波发生，或 P 波与 QRS 波群均不出现，长的 PP 间期与基本的窦性 PP 间期无倍数关系。长时间的窦性停搏后，下位潜在起搏点，如房室交界处或心室，可发出单个逸搏或逸搏心律控制心室。过长时间的窦性停搏（大于 3 秒），并且无逸搏发生时，患者可出现黑蒙、短暂意识障碍或晕厥，严重者可发生 Adams-Stokes 综合征（阿-斯综合征，即心源性脑缺血综合征，是指突然发作的、严重的、致命性、缓慢性或快速性心律失常，使心排出量在短时间内锐减，产生严重脑缺血、神志丧失和晕厥等症状），甚至死亡。迷走神经张力增高或颈动脉窦过敏均可发生窦性停搏。另外，急性下壁心肌梗死、窦房结变性与纤维化、脑血管意外等病变，应用洋地黄类药物、乙酰胆碱等药物也能引起窦性停搏。治疗参照病态窦房结综合征。

(四)病态窦房结综合征

1. 概念

病态窦房结综合征（sick sinus syndrome，SSS）简称病窦综合征，主要表现为窦性心动过缓，部分患者可同时合并房性心律失常，如频发房性期前收缩、短阵心房扑动和阵发性心房颤动，主要是由于窦房结病变导致功能减退而产生的多种心律失常。SSS 可包括以下类型。①慢快综合征：主要特征为窦性心动过缓，同时合并快速性心律失常反复发作；②快慢综合征：主要表现为各种主动性的房性快速性心律失常，主要是频发房性期前收缩、短阵心房扑动和阵发性心房颤动，心律失常发生前为正常窦性心律，但在各种房性快速性心律失常终止后出现一过性的窦房结功能的明显抑制，从而出现头晕、胸闷、黑蒙，可以出现晕厥症状。

2. 病因

病窦综合征的病因包括：淀粉样变性、甲状腺功能减退、感染、纤维化与脂肪浸润、退行性变等，引起窦房结起搏与窦房传导功能障碍。另外，窦房结周围神经和心房肌的病变、窦房结动脉供血减少也是 SSS 的原因，迷走神经张力增高、某些抗心律失常药物抑制窦房结功能，也可引起窦房结功能障碍。

3. 临床表现

临床表现轻重不一。主要表现为脑供血不足症状。轻者表现为头晕、心悸、乏力、记忆力减退等，重者可发生短暂晕厥或阿-斯综合征。部分患者并发短阵室上性快速心律失常，可出现心悸、心绞痛或心力衰竭。

4. 心电图检查

(1)常规心电图。

1)持续而显著的窦性心动过缓(<50 次/分)，排除药物引起。

2)窦性停搏和(或)窦房结传导阻滞。

3)窦房结传导阻滞与房室传导阻滞可并存。

4)心动过缓、心动过速综合征。

5)多伴有异位起搏点的逸搏或房室结病变(双结病变)。

(2)动态心电图：除出现上述心电图特征外，尚可出现如下情况。

1)24 小时总窦性心率减少，24 小时窦性平均心率减慢(<50 次/分)。

2)反复出现大于 2.5 秒的长间歇等。

5. 诊断

病窦综合征可根据典型心电图表现或动态心电图特点、临床症状进行诊断，对于部分高度怀疑的患者可进行运动试验、阿托品试验、心内电生理检查进行鉴别诊断。

6. 治疗

若患者无心动过缓有关的症状，不必治疗，仅定期随诊观察。对于有症状的病窦综合征患者，应接受起搏器治疗。

心动过缓-心动过速综合征患者心动过速发作，单独应用抗心律失常药物治疗，可能加重心动过缓。应用起搏治疗后，患者仍有心动过速发作，可同时应用抗心律失常药物。

二、房性心律失常

(一)房性期前收缩

1. 概念

房性期前收缩是指起源于窦房结以外心房任何部位的心房激动。房性期前收缩可见于正常人或器质性心脏病患者。

2. 临床表现

偶发患者一般多无症状，也可有心悸或感到一次心跳突然加重或有心跳暂停感。频发者可有胸闷、乏力等症状。

3. 心电图检查

提早出现的 P 波，与窦性 P 波形态、方向、振幅不同。房性期前收缩产生的 P 波可出现于心房不应期之外的任何时相，部分发生很早的房性期前收缩的 P 波可重叠于之前的 T 波之上，不能下传心室，应与窦性停搏或窦房传导阻滞鉴别。此时应仔细检查长间歇前的 T 波形态，常可发现埋藏在内的 P 波。房性期前收缩多为不完全性代偿间歇(图 2-5)。

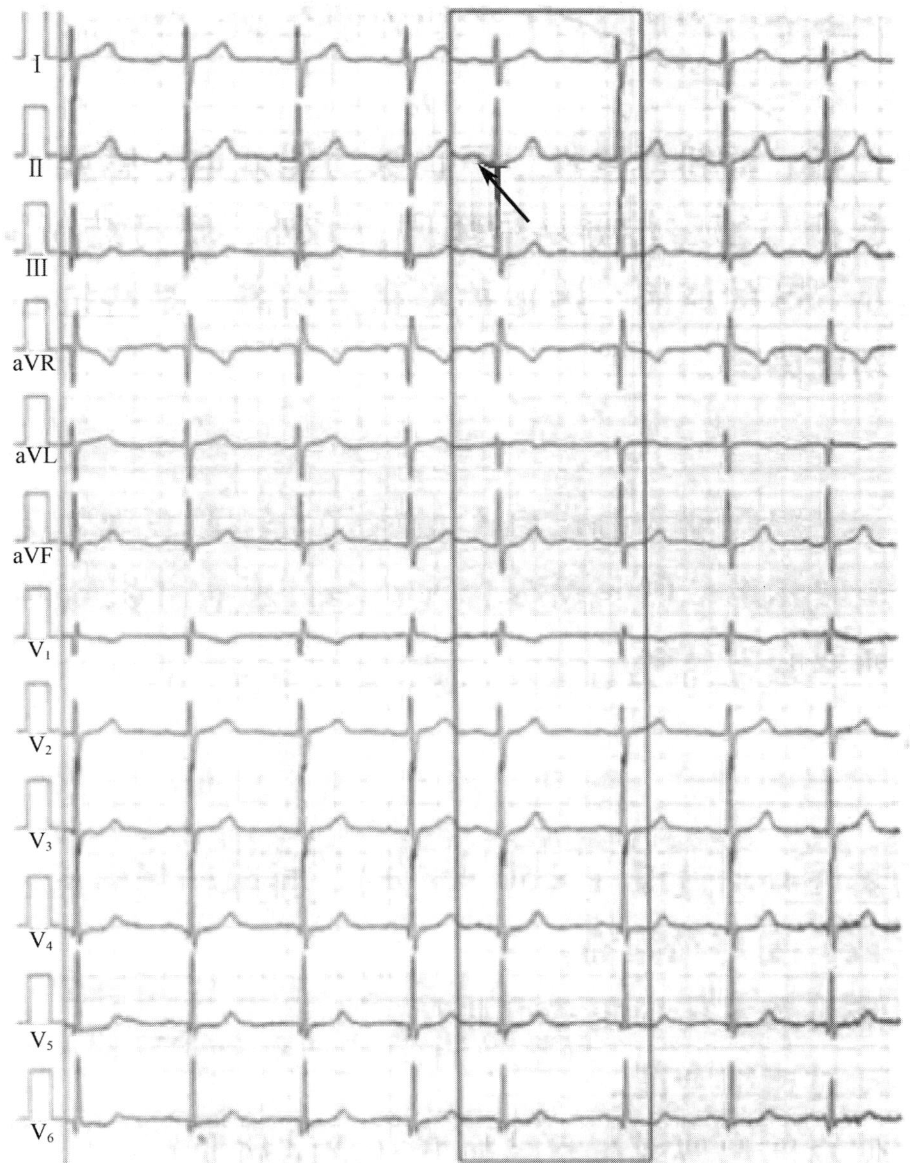

图 2-5　房性期前收缩

图中可见第 4 个 P 波(箭头示)为房性期前收缩,提早出现且形态与窦性 P 波不同,PR 间期正常,QRS 波正常,其后有不完全代偿间歇

4. 治疗

对于无器质性心脏病的房性期前收缩患者,一般无须治疗。对于有频发房性期前收缩且症状明显者,可考虑使用 β 受体阻滞剂、普罗帕酮、莫雷西嗪。

(二)房性心动过速

房性心动过速简称房速,是起源于心房或肺静脉的心动过速(图 2-6)。根据发生机制与心电图表现的不同,可分为局灶性房性心动过速、折返性房性心动过速与紊乱性房性心动过速三种。

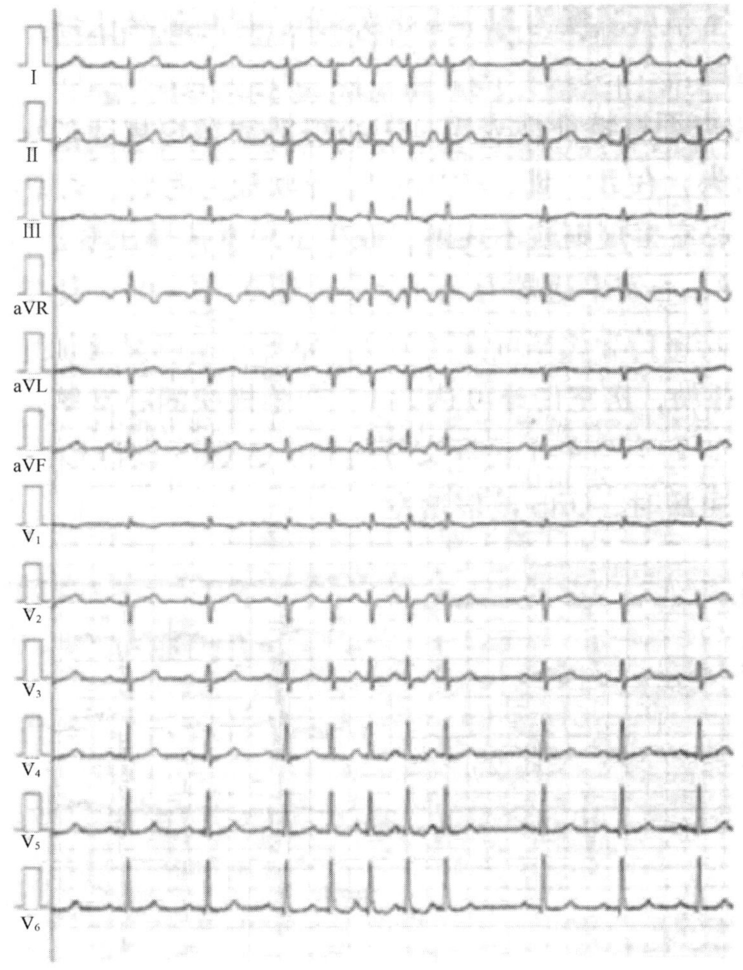

图 2-6　房性心动过速

图示第 4、第 5、第 6、第 7QRS 波前均有 P 波(融合于之前的 T 波中),频率约 150 次/分

1. 临床表现

发作呈短暂、间歇或持续发生。一般多自觉心悸、头晕、胸闷、气短等。合并心脏基础病变患者可出现心肌缺血、心力衰竭等。

2. 心电图与心电生理检查

心电图表现包括:①心房率通常为 100～250 次/分;②P 波形态与窦性者不同;③常出现二度Ⅰ型或Ⅱ型房室传导阻滞,或呈现 2∶1 房室传导;④P 波之间存在等电线;⑤刺激迷走神经不能终止心动过速,仅加重房室传导阻滞。

3. 治疗

一般无须紧急处理,若临床上有严重充血性心力衰竭或休克征象,应进行如下紧急治疗:①寻找病因,针对病因治疗;②洋地黄、β受体阻滞剂、非二氢吡啶类钙通道阻滞剂可用于减慢心室率;③如未能转复窦性心律,可加用ⅠA、ⅠC 或Ⅲ类抗心律失常药;④少数持续快速自律性房速药物治疗无效时,也可考虑做射频消融。

(三)心房扑动

1. 概念

心房扑动简称房扑,是室上性快速心律失常中少见的一种,也可是房速发展成心房颤动的过渡阶段,阵发性心房扑动可发生于无器质性心脏病者;持续性心房扑动则通常伴随已有的心脏病出现。

2. 病因

大部分心脏器质性病变都可引起心房扑动,如风湿性心脏病、先天性心脏病、冠心病、高血压性心脏病、心肌病、肺栓塞、慢性充血性心力衰竭等。其他病因尚有甲状腺功能亢进、酒精中毒等。部分患者可无明显病因。

3. 临床表现

(1)症状:有无症状取决于是否存在基础心脏病和心室率的变化。心室率接近正常值时,可仅有轻微的心悸、胸闷等;心室率超过 150～300 次/分,患者可出现心悸、胸闷、头晕、眩晕、精神不安、恐惧、呼吸困难等,并可诱发心绞痛或脑供血不足。

(2)体征:一般心室率快,如房室阻滞呈 2∶1,则心室率为 150 次/分左右;但如房室阻滞为 4∶1 或 3∶1,则心室率可减慢为 75～100 次/分;有时阻滞比例呈 4∶3、3∶2 或阻滞比例不恒定,使心室率不规则。

4. 心电图检查

心电图特征性表现如下。①心房活动呈现规律的锯齿状扑动波称为 F 波,扑动波之间的等电线消失,在Ⅱ、Ⅲ、aVF 或 V_1 导联最为明显,典型心房扑动的心房率通常为 250～350 次/分;②心室率规则或不规则,取决于房室传导比率是否恒定,当心房率为 300 次/分,以 4∶1 房室传导,心室率通常为 75 次/分(图 2-7);使用奎尼丁等药物,心房率减慢至 200 次/分以下,房室传导比率可恢复至 1∶1,导致心室率显著加速;预激综合征、甲状腺功能亢进等并发的心房扑动,房室传导可达 1∶1,产生极快的心室率;不规则的心室率是由于传导比率发生变化,例如 2∶1 与 4∶1 传导交替;③QRS 波群形态正常,当出现室内差异传导或原先有束支传导阻滞时,QRS 波群增宽。

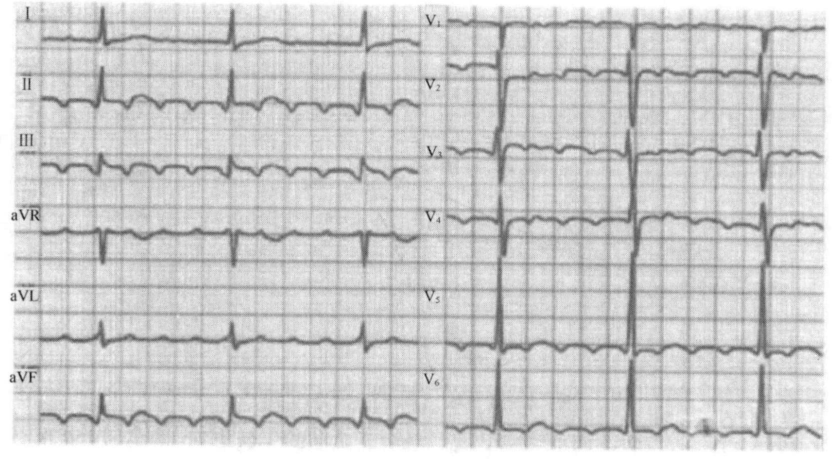

图 2-7　心房扑动

各导联均可见规律的锯齿样扑动,即 F 波,频率约 300 次/分,QRS 波正常,RR 间期规律,房室传导比例为 4∶1 传导

5.诊断

根据患者发作时的症状及心电图可明确诊断。

6.治疗

(1)病因治疗。

(2)控制心室率:心房扑动急性发作或持续发作心室率较快、症状明显者,宜选择维拉帕米、地尔硫䓬或β受体阻滞剂减缓心室率。应注意低血压的发生。

(3)转复窦性心律:分为药物复律和体外同步心脏电复律。心房扑动可根据具体情况选用抗心律失常药物如伊布利特、氟卡尼、普罗帕酮、胺碘酮等转复窦性心律。若患者心室率极快,药物控制不理想者需及时体外同步心脏电复律,所需能量往往较低(50 J)。

(4)射频消融治疗:反复发作的阵发性心房扑动和持续性心房扑动,药物治疗无效或不能耐受且症状明显者,可选择射频消融治疗。

(5)预防血栓栓塞:心房扑动与心房颤动一样需要预防血栓栓塞,有关心房颤动的抗栓治疗指南也适用于预防心房扑动的血栓栓塞。

(四)心房颤动

1.概念

心房颤动(atrial fibrillation,AF)简称房颤,是成人最常见的心律失常之一,是指规则有序的心房电活动消失,代之以快速无序的颤动波,是最严重的心房电活动紊乱。

2.分类

(1)阵发性房颤(paroxysmal atrial fibrillation):发作后 7 天内能自行终止或干预后终止,发作频率不固定。

(2)持续性房颤(persistent atrial fibrillation):持续时间大于 7 天,不能自行转复窦性心律。

(3)长期持续性房颤(long persistent atrial fibrillation):持续时间大于 1 年。

(4)永久性房颤(permanent atrial fibrillation):医生和患者共同决定放弃恢复或维持窦性心律的一种房颤类型。

3.病因

房颤可见于正常人,但绝大多数房颤见于器质性心脏病患者,其中以风湿性二尖瓣狭窄最常见,其次为冠心病、甲状腺功能亢进,也可见于慢性缩窄性心包炎、心肌病、病毒性心肌炎等,低温麻醉、胸腔手术后、急性感染及脑血管意外也可引起房颤;部分长时间阵发或持续性房颤患者并无器质性心脏病的证据,称为特发性房颤;房颤的发生随年龄的增大而增多。房颤降低心输出量可达 25%以上,故会加重基础心脏病,并可导致心动过速性心肌病,使心功能恶化。房颤也是缺血性脑卒中的原因之一,尤其在老年人,致残率和死亡率都相当高。

4.临床表现

(1)症状:心悸、气急、焦虑、胸闷、自觉心跳不规则。心室率接近正常且无器质性心脏病的患者,可无明显症状。但发生在器质性心脏病的患者,尤其是心室率快而心功能较差时,可使心搏量明显降低、冠状动脉及脑部血供减少,导致急性心力衰竭、休克、昏厥或心绞痛发作。风湿性心脏病二尖瓣狭窄患者如并发心房扑动或房颤后,劳动耐量明显降低,并发生心力衰竭,严重者可引起肺水肿。心房扑动或房颤发生后还易引起房内血栓形成,部分血栓脱落可引起体循环动脉栓塞,临床上以脑栓塞最为常见,常导致死亡或病残。

(2)体征：心律很不规则，心率波动较大(60～180 次/分)；心音强度不等，有时第二心音消失；脉搏短绌。此外，可有原来心脏病的体征，如二尖瓣狭窄可在心尖部闻及舒张期隆隆样杂音伴有舒张期震颤，二尖瓣关闭不全心尖部可闻及收缩期吹风样杂音等。

5. 心电图检查

往往有下述的特征性表现：P 波消失，代之以一系列细小、形态不同的 f 波，频率在 350～600 次/分，RR 间隔绝对不等(图 2-8)；QRS 波形态与窦性相同，当心室率过快发生室内差异性传导时，QRS 波群增宽变形；如合并三度房室传导阻滞则心室率缓慢且规则(30～60 次/分)；预激综合征伴房颤并旁路下传者心室率可达 200 次/分以上，QRS 波群多数具有心室预激波。

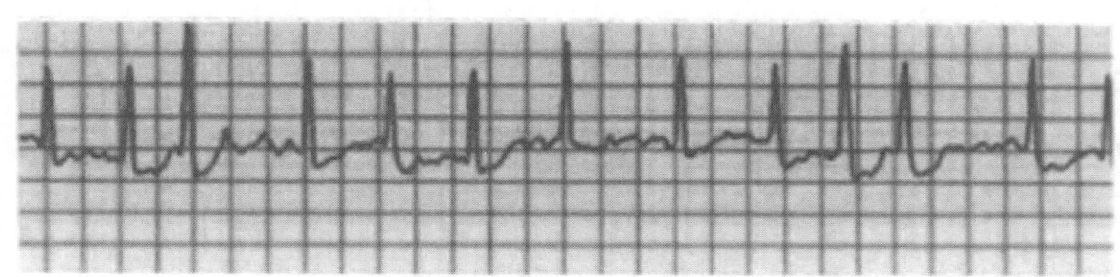

图 2-8　心房颤动

心房鼓动，各导联未见 P 波，代之以大小不等、间距不一的 f 波，心室率完全不规则

6. 诊断

根据患者临床症状、心脏听诊、相关体征及心电图或 24 小时动态心电图可明确诊断。

7. 治疗

治疗原则为阵发性房颤和持续性房颤应恢复窦性心律，对永久性房颤则应适当控制心室率并采用华法林抗凝治疗。

(1)一般治疗：主要是纠正可能的病因和发作诱因。

(2)控制心室率：适用于维持窦性心律失败的持续性或慢性房颤、无症状老年患者、无转复适应证者。药物可使用包括洋地黄类、钙通道阻滞剂、β 受体阻滞剂等药物，目标是使房颤心室率静息时≤80 次/分，24 小时平均心室率≤100 次/分。

(3)房颤转复为窦性心律和窦性心律的维持：房颤转复包括药物转复、电复律及射频消融转律。药物转复包括胺碘酮、普罗帕酮、伊布利特、奎尼丁、普鲁卡因胺等。心功能不全的患者首选胺碘酮；普罗帕酮可有低血压及负性肌力作用；伊布利特起效快，对近期发生的房颤效果较好；奎尼丁、普鲁卡因胺目前已很少应用。直流电转复心律用于血流动力学不稳定，或心功能明显降低，或房颤合并预激的患者。电转复时应注意抗凝治疗，通常是转复前先用 3 周，成功转为窦性心律后继续抗凝治疗 2～4 周。经食管超声指导复律可作为替代转律前 3 周抗凝的一种方法。对于房颤发作频繁、心室率很快、药物治疗无效者，可施行房室结阻断消融术，并同时安置心脏起搏器。

(4)抗凝治疗：风湿性心脏瓣膜病合并房颤，尤其是经过置换人工瓣膜的患者，应用抗凝剂预防血栓栓塞已无争议。对非瓣膜病房颤者，根据 2012 中国房颤抗凝治疗专家共识，推荐使用 CHADS2 评分(充血性心力衰竭 1 分、高血压 1 分、年龄≥75 岁 1 分、糖尿病 1 分、既往血栓栓塞或一过性脑缺血病史 2 分)，≥2 分推荐口服抗凝药物如华法林(需监测 INR 值维持在 2.0～3.0)，1 分推荐阿司匹林(75～100 mg，1 天 1 次)或口服抗凝药物，0 分无须抗凝治疗。近年来出现了新型口服抗凝药物，如直接凝血酶抑制剂达比加群、直接Ⅹa 因子抑制剂利伐沙班和阿哌沙班等，在应用过程中无须常规监测凝血功能，便于患者长期应用。

三、房室交界区心律失常

(一)房室交界区性期前收缩

房室交界区性期前收缩简称交界性期前收缩。冲动起源于房室交界区，可前向和逆向传导，分别产生提前发生的 QRS 波群与逆行 P 波。逆行 P 波可位于 QRS 波群之前(PR 间期<0.12 秒)、之中或之后(RP 间期<0.20 秒)。QRS 波群形态正常，当发生室内差异性传导，QRS 波群形态可异常。交界性期前收缩通常无须治疗(图 2-9)。

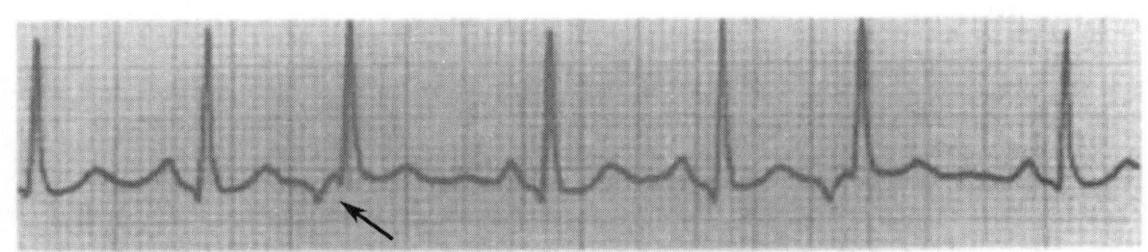

图 2-9　房室交界区期前收缩

可见提前发生的 QRS 波，形态正常，其前有逆行 P 波

(二)房室交界区性逸搏与心律

下列情况时，潜在起搏点可成为主导起搏点：当窦房结发生病变，发放冲动频率减慢或传导阻滞时，房室交界区组织可表现出自律性，成为潜在起搏点，产生房室交界区性逸搏(atrioventricular junctional escape beats)。其频率通常为 40～60 次/分。心电图表现为在长于正常 PP 间期的间歇后出现一个正常的 QRS 波群，P 波缺失，或逆行 P 波位于 QRS 波之前或之后。

房室交界区性逸搏若连续发生可产生房室交界区性心律(atrioventricular junctional rhythm)。心电图显示正常下传的 QRS 波群，频率为 40～60 次/分。可有逆行 P 波或存在独立的缓慢的心房活动，从而形成房室分离。此时，心室率超过心房率。房室交界区性逸搏或心律的出现，与迷走神经张力增高、显著的窦性心动过缓或房室传导阻滞有关，并作为防止心室停搏的生理保护机制。

(三)非阵发性房室交界区性心动过速

非阵发性房室交界区性心动过速(nonparoxysmal atrioventricular junctional tachycardia)发生机制主要为房室交界区组织自律性增高或触发活动。心动过速发作起始与终止时心率逐渐变化，有别于阵发性心动过速，故称为“非阵发性”。最常见的病因为洋地黄中毒，其他为下壁心肌梗死、心肌炎、急性风湿热或心瓣膜手术后，也可偶见于正常人。

治疗主要针对基本病因。已用洋地黄者应立即停药，也不应施行电复律。洋地黄中毒引起者，可给予钾盐、利多卡因或 β 受体阻滞剂治疗。其他患者可选用ⅠA、ⅠC 与Ⅲ类(胺碘酮)药物。

(四)阵发性室上性心动过速

1. 概念

阵发性室上性心动过速这一名称，包含属于不同发病机制、解剖上并非局限于房室结及其以上部位不同类别的心动过速，在全部室上速病例中，房室结内折返性心动过速(atrioventricular nodal reentrant tachycardia，AVNRT）与利用隐匿性房室旁路的房室折返性心动过速占90%以上。

2. 临床表现

（1）心动过速发作时表现为突发突止，发作时心率达150～250次/分，心律规则。发作可持续数分钟或数日。

（2）发作时有心悸、胸闷、焦虑不安及头晕，少见有心前区不适（或心绞痛）、晕厥、心力衰竭与休克。

（3）压迫颈动脉窦或其他刺激迷走神经的方法，如有效，可使心率立即恢复正常；如无效，心率保持不变；极少数患者在恢复正常心律前可有心率轻度减慢。

3. 心电图检查

心电图可见：①QRS波频率为150～250次/分，节律规则；②QRS波形态与时限均正常，但心室率过快发生室内差异传导，或原有束支传导阻滞时，QRS波可宽大畸形；③可见逆行P'波，常重叠于QRS波群内或位于终末部。电生理检查时心动过速能被期前刺激诱发和终止。

4. 诊断

根据发病时的心电图一般都可快速作出诊断。不发病时心电图可能正常，有些患者不发病时心电图为预激综合征或短PR征，有助于诊断。

5. 治疗

（1）急性发作期的处理。

1）兴奋迷走神经的方法：如果患者心功能与血压正常，可先尝试刺激迷走神经的方法，如刺激咽部、压迫颈动脉窦、压迫眼球、屏气、也可用冷（冰）水浸面使发作终止。

2）药物治疗：①维拉帕米首次5 mg，静脉注射，无效可隔10分钟再静脉滴注5 mg；②普罗帕酮1～2 mg/kg，静脉注射；③腺苷或三磷酸腺苷6～12 mg，快速静脉滴注，起效迅速，往往在10～40秒内能终止心动过速，不良反应是胸部压迫感、呼吸困难、面部潮红、窦性心动过缓、房室传导阻滞等；④地尔硫䓬或胺碘酮也可考虑使用，但终止阵发性室上速有效率不高；⑤洋地黄与β受体阻滞剂较少应用，但对伴有心功能不全患者仍作首选，洋地黄、β受体阻滞剂也能有效终止心动过速，但应避免用于失代偿的心力衰竭、支气管哮喘患者，超短效β受体阻滞剂艾司洛尔，50～200 μg/（kg·min），静脉滴注，作用短暂，可用于终止室上性心动过速发作的治疗。

3）经食管快速心房起搏法及同步电复律。经食管快速心房起搏法常能有效终止室上速发作，当患者出现严重心绞痛、低血压、充血性心力衰竭表现，应立即电复律，急性发作以上药物治疗无效应施行电复律，但应注意，已应用洋地黄者不应接受电复律治疗。

4）对于非发作期间心电图示明显预激波者在室上性心动过速发作时应谨慎或避免应用洋地黄、β受体阻滞剂、维拉帕米及地尔硫䓬；有房颤发作史者尤须注意。对于隐匿性预激波者，治疗方法与一般室上性心动过速相同。

（2）预防复发：偶有发作者，无须应用药物长期预防。

发作频繁者，当发作控制后，可用下列药物之一维持：维拉帕米、洋地黄类、普罗帕酮、β受体阻滞剂。

导管射频消融术可根治室上性心动过速，其有效率超过95%。与药物治疗相比，射频消融术不是暂时性预防或终止心动过速的发作，而是一次性根治，不再需要使用抗心律失常药物；与外科手术比，它不需要开胸，不需要全麻，患者无痛苦，操作方法简便。总之，它是一种安全、有效、简便的方法。

(五)预激综合征

1. 概念

预激综合征又称Wolf-Parkinson-White综合征(沃一帕一怀综合征)，是指心电图有预激表现，且临床上有心动过速发作。由于房室特殊传导组织以外，还存在一些由普通工作心肌组成的肌束，连接心房与心室之间者，表现在心电图的预激即心房冲动提前激动心室的一部分或全体。连接心房与心室之间的肌束，称为房室旁路。

预激综合征患者大多无其他心脏异常征象。可于任何年龄经体检心电图或发作阵发性室上性心动过速被发现，以男性居多。先天性心血管病如三尖瓣下移畸形、二尖瓣脱垂与心肌病等可并发预激综合征。

2. 临床表现

具有预激心电图表现者，当发生心动过速时会表现出相应症状，如心悸、胸闷、头晕或导致充血性心力衰竭、低血压等。频率过快时(特别是伴发房颤时)，可恶化为心室颤动。

3. 心电图表现

典型预激表现为：①窦性心搏的PR间期短于0.12秒；②某些导联的QRS波群超过0.12秒，QRS波群起始部分粗钝(称σ波)，终末部分正常；③ST-T波呈继发性改变，与QRS波群主波方向相反。根据心前区导联QRS波群的形态，以往将预激综合征分成两型，A型V_1～V_6导联QRS主波均向上，呈Rs型或R型；B型在V_1导联QRS波群主波向下，V_5、V_6导联主波向上(图2-10、图2-11)。

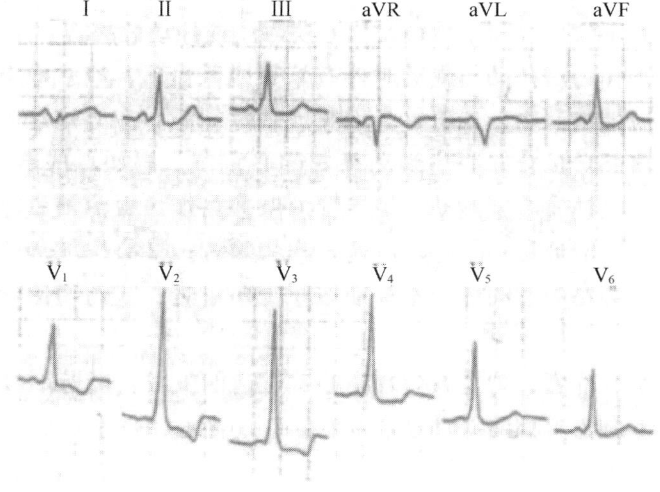

图2-10 A型预激综合征

A型预激综合征，PR间期缩短，QRS波前可见S波，胸导各导联QRS波主波方向向上

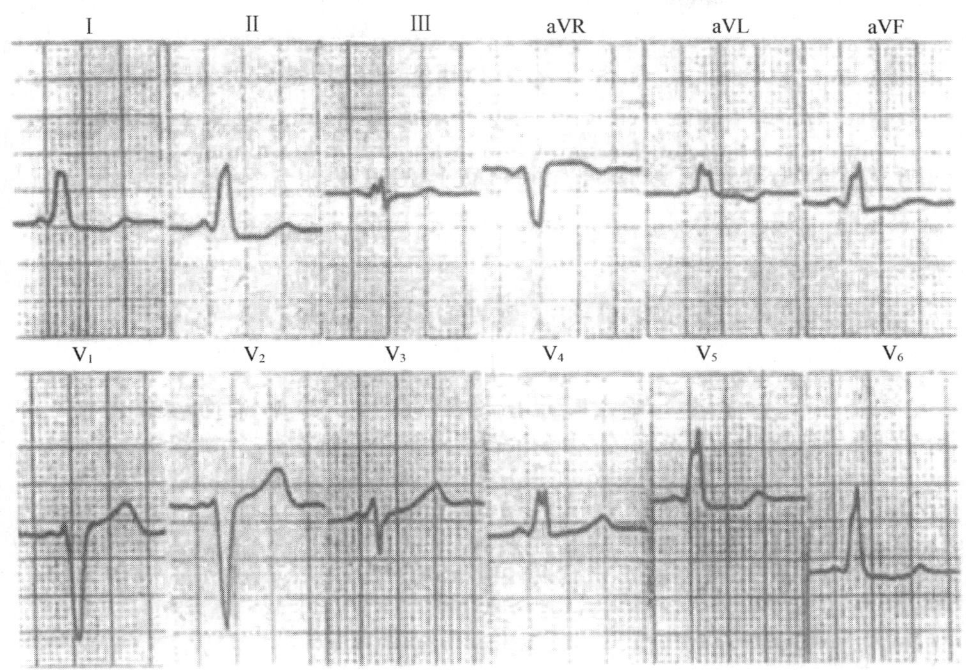

图 2-11　B 型预激综合征

B 型预激综合征，V_1 导联 QRS 波主波向下，V_5、V_6 导联 QRS 波主波向上

预激综合征发作房室折返性心动过速，最常见的类型是通过房室结前向传导，经旁路作逆向传导，称正向房室折返性心动过速。此型心电图表现与利用“隐匿性”房室旁路逆行传导的房室折返性心动过速相同，QRS 波群形态与时限正常，但可伴有室内差异传导，而出现宽 QRS 波群。大约 5%的患者，折返路径恰巧相反：经旁路前向传导、房室结逆向传导，产生逆向房室折返性心动过速。发生心动过速时，QRS 波群增宽、畸形，此型极易与室性心动过速混淆，应注意鉴别。预激综合征患者也可发生房颤与心房扑动，若冲动沿旁路下传，由于其不应期短，会产生极快的心室率，甚至演变为心室颤动。

预激综合征患者遇下列情况应接受心电生理检查：①协助确定诊断；②确定旁路位置与数目；③确定旁路在心动过速发作时，直接参与构成折返回路的一部分或仅作为“旁观者”；④了解发作房颤或心房扑动时最高的心室率；⑤对药物、导管消融与外科手术等治疗效果作出评价。

4. *治疗及预防*

若患者从无心动过速发作或偶有发作但症状轻微者，无须进行治疗。如心动过速发作频繁伴有明显症状，应给予治疗。治疗方法包括药物和导管消融术。

预激综合征患者发作正向房室折返性心动过速，可先进行迷走神经刺激方法。如迷走神经刺激无效，首选药物为腺苷或维拉帕米静脉注射，也可选普罗帕酮。洋地黄缩短旁路不应期使心室率加快，因此不应单独用于曾经发作房颤或心房扑动的患者。

预激综合征患者发作心房扑动与房颤时伴有晕厥或低血压，应立即行电复律。治疗药物宜选择延长房室旁路不应期的药物，如普鲁卡因胺或普罗帕酮。应当注意，静脉注射利多卡因与维拉帕米会加速预激综合征合并房颤患者的心室率。假如房颤的心室率已很快，静脉注射维拉帕米甚至会诱发心室颤动。经导管消融旁路作为根治预激综合征室上性心动过速发作应列为首选，其适应证是：①心动过速发作频繁者；②房颤或心房扑动经旁路快速前向传导，心室率极快，旁路的前向传导不应期短于 250 ms 者；③药物治疗未能显著减慢心动过速时的心室率者。

当尚无条件行消融治疗者，为了有效预防心动过速的复发，可选用 β 受体阻滞剂或维拉帕米。普罗帕酮或胺碘酮也可预防心动过速复发。

四、室性心律失常

室性心律失常是根据心电图上宽大畸形的 QRS 波形，并排除预激综合征、心室内传导阻滞或差异性传导后作出的诊断。近年来，已明确合并器质性心脏病的患者，特别是合并缺血性心脏病和心功能不全的患者，室性心律失常的发生具有预后意义，应作为确定临床治疗方案，并进行强化治疗和预防的依据。室性心律失常分为室性期前收缩、室性心动过速、心室扑动与心室颤动。

(一)室性期前收缩

1. 概念

室性期前收缩简称室性早搏，是指在窦性激动尚未到达之前，自心室中某一起搏点提前发生激动，引起心室除极，是最常见的心律失常之一。

2. 病因

(1)生理性室性早搏：室性早搏可见于正常人，正常人发生室性早搏的概率随着年龄增长而增加。

(2)功能性室性早搏：自主神经功能紊乱，摄入过量酒精、茶、咖啡等，精神过度紧张、过度劳累等。

(3)病理性室性早搏：室性早搏也多见于器质性因素，例如冠心病、慢性肺源性心脏病、风湿性心脏瓣膜病、甲状腺功能亢进心脏病等。低钾血症、低镁血症等电解质平衡失调也可引起室性早搏。许多药物及抗心律失常药物可致心律失常，最常见的是洋地黄。

3. 临床表现

患者可感到心悸不适，如电梯快速升降的失重感或代偿间歇后有力的心脏搏动。听诊时，室性期前收缩后出现较长的停歇，室性期前收缩之第二心音强度减弱，仅能听到第一心音。桡动脉搏动减弱或消失。颈静脉可见正常或巨大的 a 波。

4. 心电图检查

心电图的特征如下。

(1)提早发生的 QRS 波，时限常＞0.12 秒，宽大畸形，ST-T 方向与 QRS 波主波方向相反。

(2)室性期前收缩与其前窦性搏动的间期(配对间期)恒定，多为单源性室性期前收缩。配对间期不等，多见于多源性室性期前收缩。

(3)室性期前收缩后出现完全性代偿间期，即宽大畸形的 QRS 波群前后两个正常的 QRS 波群之间的时间间期恰好等于两个窦性周期。

(4)室性期前收缩的类型：每个窦性搏动后跟随一个室性期前收缩，称二联律，每两个窦性搏动之后出现一个期前收缩者称为三联律，如此类推。连续发生两个室性期前收缩称成对室性期前收缩；连续 3 个或 3 个以上室性期前收缩称室性心动过速。同导联室性期前收缩形态相同者称单形性室性期前收缩，形态不同者称多形或多源性室性期前收缩。如果室性期前收缩刚好插入两个窦性搏动之间，其后无长间歇，称之为间位性室性期前收缩(图 2-12、图 2-13)。

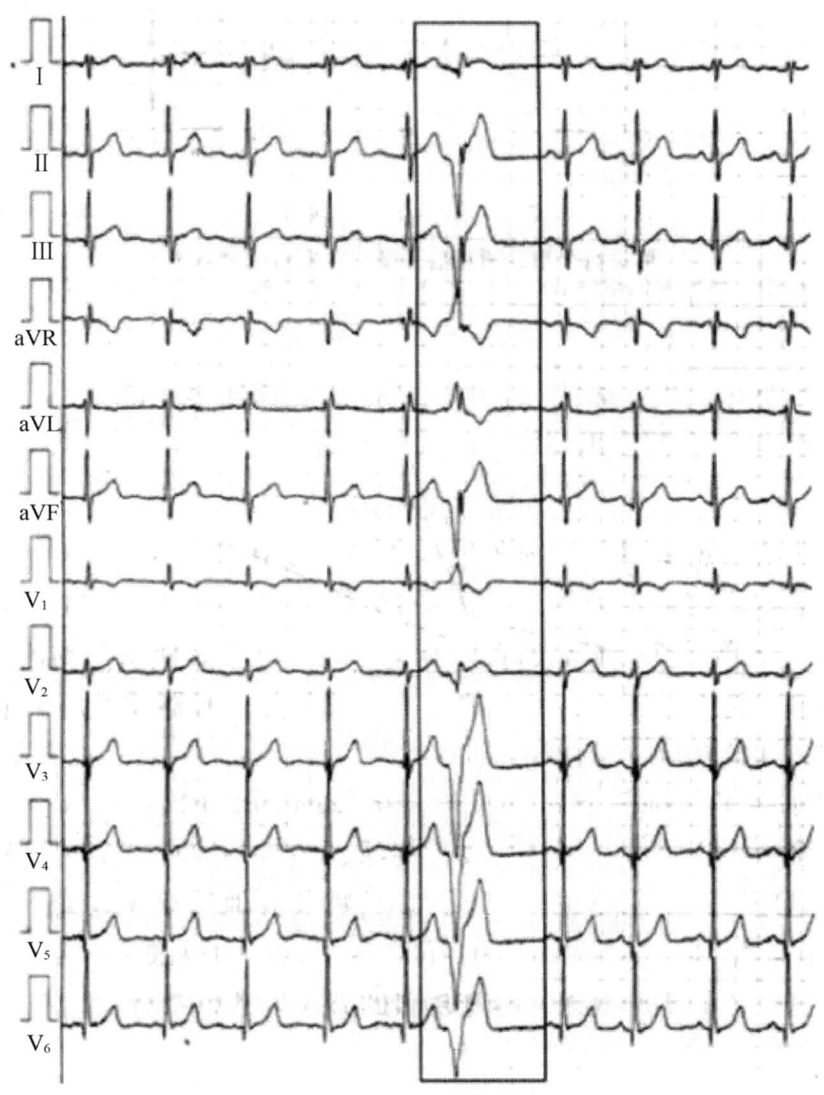

图 2-12　间位性室性期前收缩

第 6 个 QRS 波群提前发生，明显增宽畸形，其前无 P 波，其后可见完全性代偿间歇，T 波与 QRS 波主波方向相反

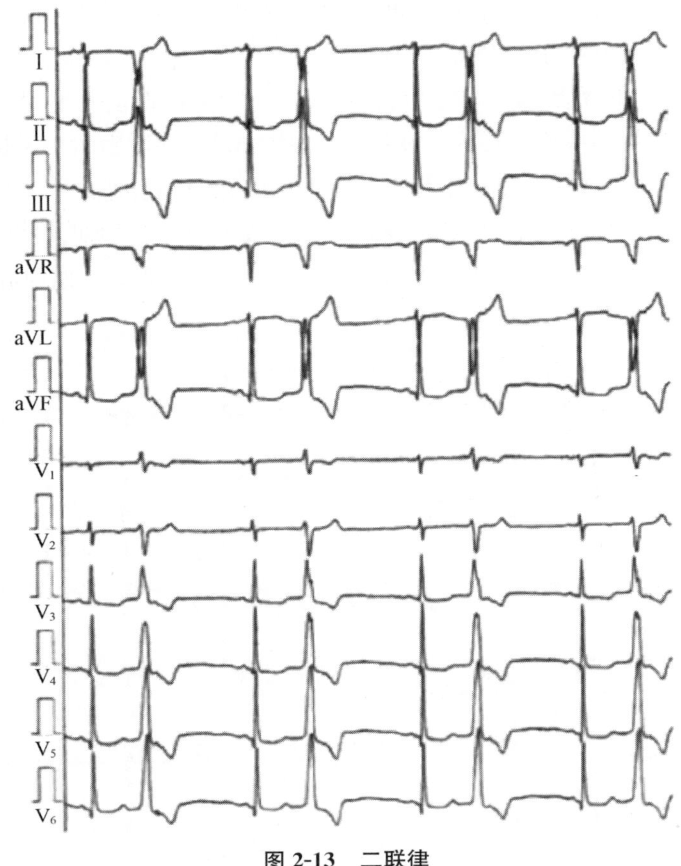

图 2-13　二联律

可见每个窦性搏动后跟随一个室性期前收缩

(5)室性并行心律：异位室性搏动与窦性搏动的配对间期不恒定，长的两个异位搏动之间距，是最短的两个异位搏动间期的整数倍，当主导心律的冲动下传与心室异位起搏点的冲动几乎同时抵达心室，可产生室性融合波，其形态介于以上两种 QRS 波形之间。

5. 诊断

通常根据患者的临床表现、体征、心电图特征明确诊断多无困难。心电图表现为提前出现的宽大畸形的 QRS 波群，其后出现完全的代偿间期。

6. 治疗

治疗原则：首先应对患者室性期前收缩的类型、症状及其原有心脏病变作全面的了解。然后对不同的临床症状决定是否用药，采取何种方法治疗及确定治疗的特点。

(1)药物治疗：无器质性心脏病患者伴有室性期前收缩时，可不必使用药物治疗，主要是对因治疗。必要时可使用 β 受体阻滞剂、美西律、普罗帕酮等。有器质性心脏病患者主要是治疗原发病、去除诱因，在此基础上可使用药物治疗。

(2)射频导管消融术(radio frequency catheter ablation，RFCA)：近年来，RFCA 治疗室性期前收缩越来越多地应用于临床，不仅可改善症状，还在一定程度上消除触发物及改善潜在的心功能不全等。适应证：①病史超过 1 年；②药物及其他治疗无效或不能耐受；③频发室性期前收缩，动态心电图示室性期前收缩大于 1 万次/24 小时；④未能找到器质性心脏病的证据。随着先进电生理标测系统的不断改进，越来越多的心律失常患者将得益于 RFCA 的治疗。

7. 预后

室性期前收缩的预后取决于期前收缩出现的类型、是否触发快速性心律失常及患者器质性心脏病的严重程度，在不同的人群其预后是不一样的。绝大多数健康人群的室性期前收缩不增加猝死的发生率，其预后是良好的。

(二)室性心动过速

1. 概念

室性心动过速(ventricular tachycardia，VT)简称室速，是起源于房室束分支以下的特殊传导系统，或者心室肌的连续 3 个或 3 个以上的异位心搏，频率＞100 次/分，心电程序刺激至少连续 6 个室性搏动(图 2-14)。

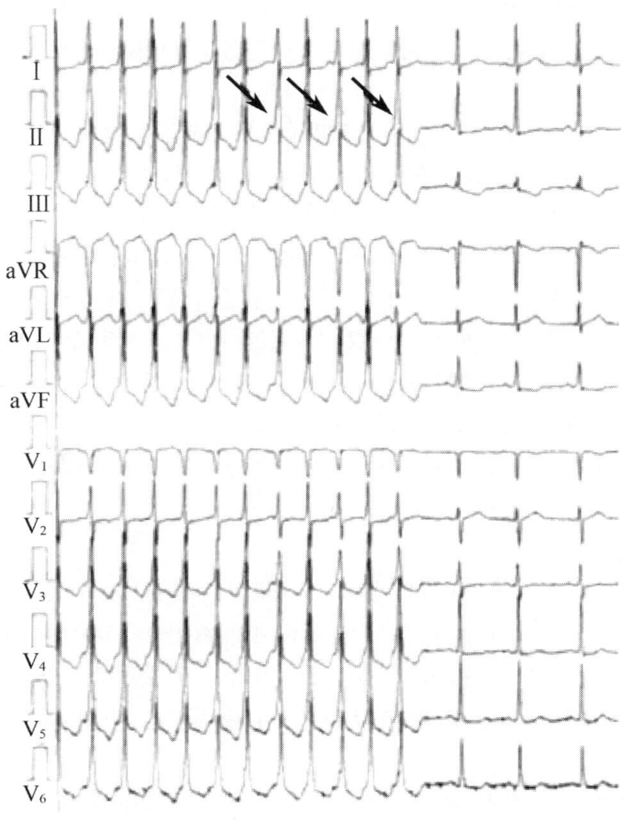

图 2-14　室性心动过速

图中可见一系列快速、增宽的 QRS 波群，频率约 150～170 次/分，RR 间期略不规整，期间可见独立的 P 波存在

2. 病因

(1)无器质性心脏病：根据目前所有的临床检查都不能发现明确的器质性心脏病，包括左室与右室特发性室性心动过速、短阵室性心动过速与极短联律间距的多形性室性心动过速。这些室性心动过速表现的心脏电生理异常，可能仍有局部心肌细胞的异常，而心脏的大体检

查对此无法发现。

(2)器质性心脏病:最常见为冠心病,特别是以急性心肌梗死及陈旧性心肌梗死伴有室壁瘤或心功能不全最多见;其次是心肌病,特别是扩张型心肌病发生室性心动过速较常见,另外还可见于急性心肌炎、心力衰竭、高血压性心脏病、心瓣膜病、先天性心脏病、致心律失常性右心室发育不良。

(3)其他因素:如药物中毒(Ⅰa、Ⅰc 抗心律失常药物以及洋地黄、氨茶碱、三环类抗抑郁药等);长 Q-T 综合征、麻醉、心脏手术如心导管操作、起搏器安装等也可引起室性心动过速。

3. 分类

(1)根据室性心动过速持续发生时间以及血流动力学影响分为:①持续性室性心动过速,即每次发作持续时间>30 秒或虽然未达到 30 秒但患者已发生意识丧失,须立即复律者;②非持续性室性心动过速,发作持续时间<30 秒的室性心动过速,常能自行终止。

(2)根据室性心动过速发作时心电图 QRS 波形特征分为:①单形性室性心动过速,即 QRS 波形一致的室性心动过速;②多形性室性心动过速,即 QRS 具有多种不同形态的室性心动过速。

(3)特殊类型的室性心动过速。①QT 间期延长的多形性室性心动过速,即尖端扭转型室性心动过速(torsades de pointes),阵发性发作,可自行终止,心室率一般为 200～250 次/分,RR 间隔不齐,QRS 波的极性每经过数个心动周期沿轴线发生一次扭转,常伴有 QT 间期延长;②双向性室性心动过速(bidirectional ventricular tachycardia),室性心动过速发作时交替出现电轴明显左偏和右偏的 QRS 波,心电图表现为在肢导联上 QRS 正向波与负向波交替性出现。也可将尖端扭转型室性心动过速和双向性室性心动过速归为多形性室性心动过速中的特殊类型;③加速性室性自主心律(accelerated idioventricular rhythm),心电图通常表现为连续 3 个或以上发生的、起源于心室的 QRS 波群,心率通常为 60～100 次/分。心动过速的开始与终止呈渐进性,跟随于一个室性期前收缩之后,或当心室起搏点加速至超过窦性频率时发生。可见心室夺获及室性融合波。

4. 临床表现

非持续性室性心动过速(发作时间短于 30 秒,能自行终止)的患者通常无症状,持续性室性心动过速(发作时间大于 30 秒,需药物或电复律才能终止)常伴有明显的血流动力学障碍与心肌缺血,可出现低血压、少尿、晕厥、气促、心绞痛等。多数患者在发作时出现心悸、头晕、面色苍白、神情紧张、心前区压迫感或疼痛,也有患者感到恶心、呕吐、尿频。

5. 辅助检查

(1)室性心动过速的心电图表现:3 个或 3 个以上的室性期前收缩连续出现;QRS 波群宽大畸形,时限超过 0.12 秒,ST-T 波方向与 QRS 波群主波方向相反;频率>100 次/分;P 波与 QRS 波群无固定关系形成房室分离,偶见个别的心房激动、心室夺获或室性融合波。室房分离与室性融合波的存在是确定室性心动过速诊断的最重要依据。

(2)动态心电图检查:对某些非持续性心律失常患者,做动态心电图检查是十分必要的,特别对那些怀疑由于心脏传导功能异常或心律失常引起的晕厥,但在常规心电图未能捕捉到异常表现者,此项检查尤为适用,检查目的在于了解患者昼夜心律变化的情况,了解在有限的时间内是否发生心律失常以及心律失常与生活状态的关系,了解出现心律失常与临床症状的关系,评价治疗效果。

(3)心电生理检查:心电生理对确立室性心动过速的诊断有重要价值。若能在心动过速发作时记录到房室束波(H),通过分析房室束波开始至心室波(V)开始的间期(HV 间期),有助于室上性心动过速与室性心动过速的鉴别。由于导管位置不当或房室束波被心室波掩盖,则无法测定 HV 间期。心动过速发作期间,施行心房超速起搏,如果随着刺激频率的增加,QRS 波的频率相应增加,且形态变为正常,说明原有的心动过速为室性心动过速。

6. 诊断

室性心动过速的诊断主要靠心电图,心电图诊断室性心动过速具有高度特异性,临床表现及体征缺乏特异性。心电图诊断有困难者,可借助电生理检查明确诊断。

7. 治疗

(1)治疗原则:治疗基础心脏病,预防心脏性猝死。无器质性心脏病时与室性期前收缩处理相同;有器质性心脏病时,主要针对病因和诱因,即治疗器质性心脏病和心力衰竭、电解质紊乱(尤其是低钾血症、低镁血症)。

1)伴有非持续性心动过速的患者:应用 β 受体阻滞剂有助于改善症状和预后,但心功能Ⅳ级的患者、明显心动过缓、高度房室传导阻滞和心源性休克者禁用 β 受体阻滞剂。室性心动过速发生较多者可用胺碘酮。

2)伴有持续性心动过速的患者,注意事项如下。①药物复律需静脉给药,胺碘酮静脉用药安全有效,尤其伴有心功能不全的患者应首选胺碘酮。利多卡因也常用,但效果欠佳,剂量大时易出现消化道和神经系统不良反应,也会加重心功能不全,优点是半衰期短,数分钟药物作用即可消失,便于继续使用其他药物,目前临床作为二线用药;②预防复发,排除急性心肌梗死、电解质紊乱或药物等可逆性或一过性因素所导致的持续性室性心动过速是安装埋藏式心脏复律除颤器的明确适应证。

有血流动力学障碍者不要考虑药物终止室性心动过速,应立即行同步电复律,能量一般选择在 200 J;如不成功可再次选择 200～300 J;如仍不成功可选择 360 J。如果情况紧急如发生晕厥、多形性室性心动过速或恶化为室颤者,也可行非同步转复。

3)射频消融术:对于无器质性心脏病的特发性、单源性室性心动过速,射频导管消融术根除发作疗效甚佳。也可用于心肌梗死后室性心动过速,发作次数多、药物预防发作效果不好,愿意根治者。

(2)特殊类型室性心动过速的治疗。

1)尖端扭转型室性心动过速:发作时紧急处理(包括先天性和获得性 QT 间期延长综合征)为首先寻找并处理引起 QT 延长的原因,如低钾血症、低镁血症及致 QT 间期延长的药物等。采用药物终止心动过速时首选硫酸镁,首剂 2～5 g,静脉注射(3～5 分钟),然后以每分钟 2～20 mg 的速度静脉滴注,不良反应为低血压及呼吸麻痹;疗效不佳者行心脏起搏,可以缩短 QT 间期,消除心动过缓,预防心律失常进一步加重;异丙肾上腺素能增加心率,缩短心室复极时间,有助于控制尖端扭转型室性心动过速,但可能使部分室性心动过速恶化为心室颤动,使用时应小心。

2)加速性室性自主心律:这是一种良性异位心律,多为一过性。由于频率不快,通常可耐受。除治疗基础疾病外，对心律失常本身一般不须处理。由于丧失了心房同步收缩功能，原有心功能不全的患者，症状可能加重。阿托品通过提高窦性心率、夺获心室可终止这种异位室性心律。

3）宽 QRS 心动过速的处理：宽 QRS 心动过速有室上性、室性等多种可能，而以室性心动过速最常见，血流动力学不稳定的宽 QRS 心动过速，即使不能立即明确心动过速的类型，也应尽早行电转复心律，血流动力学稳定者首先行鉴别诊断，明确发作机制再制订不同的治疗方案；静脉用药可选择胺碘酮，有器质性心脏病及心功能不全的患者只可用胺碘酮，不宜用普罗帕酮。

8. 预防

室性心动过速是十分严重的心律失常，必须进行预防。应努力寻找及治疗诱发与维持室性心动过速的各种可逆性病变，例如缺血、低血压与低钾血症等。治疗心力衰竭有助减少室性心动过速发作的次数，窦性心动过缓或房室传导阻滞时，心室率慢，易发生室性心动过速，可给予阿托品治疗，或应用人工心脏起搏。

（三）心室扑动与心室颤动

1. 概念

心室扑动，简称室扑，由于异位节律点的自律性异常迅速增高，是心室肌产生规则折返激动的结果。是一种严重的室性异位心律，室扑与心率较快的室性心动过速难以区别，室扑通常为心室颤动的前奏。

心室颤动，简称室颤，由于异位节律点的自律性异常迅速增高，使心室内多个折返中心形成不协调的冲动，心室失去排血功能，故室颤是一种严重的快速性心律失常，直接危及生命，猝死的发生率极高。

2. 常见病因

常见于各种器质性心脏病：急性冠脉综合征如不稳定型心绞痛、急性心肌梗死、心功能不全，扩张型和肥厚型心肌病，房颤伴预激综合征，长 QT 间期综合征、Brugada 综合征等心脏离子通道病，病窦综合征或完全性房室传导阻滞所致的严重心动过缓。还可见于电击或雷击，继发于低温，洋地黄、肾上腺素类及抗心律失常等药物的不良反应。

3. 临床表现

室扑或室颤和心室停搏均可因心脏泵血功能中止而导致意识丧失、抽搐、呼吸暂停及死亡。体检时，检测不到血压，听不到心音。最终心脏电活动停止。

4. 心电图表现

室扑心电图表现为：QRS 波群和 T 波难以辨认，代之以较为规则、振幅高大的正弦波群，每分钟 150～300 次（平均约 200 次）（图 2-15）。

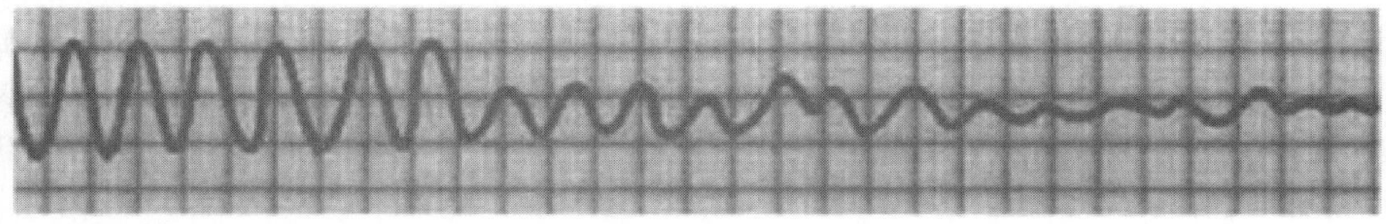

图 2-15　室扑与室颤

室颤心电图表现为：正弦波形低小不整齐，每分钟 200～500 次(图 2-16)。

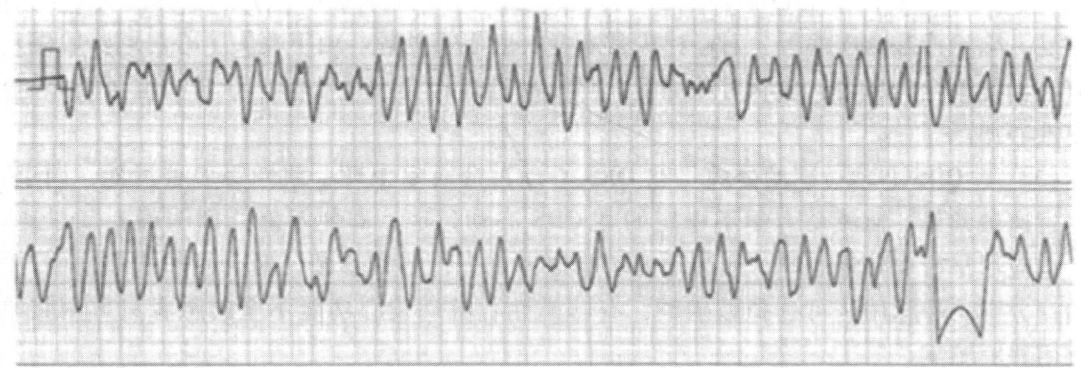

图 2-16　心室颤动

可见形态、振幅各异的不规则搏动，频率约为 300 次/分

5. 诊断

根据患者的临床表现、体征、心电图表现不难作出诊断。

6. 治疗

室扑、室颤很难自行终止，除非采取相应措施。

五、房室传导阻滞

(一)概念

房室传导阻滞(atrial ventricular block，AVB)指房室交界区脱离了生理不应期后，心房冲动传导延迟或不能传导至心室。按程度分为一度、二度、三度，阻滞部位可发生在房室结、房室束及束支等不同的部位。

(二)病因

该类心律失常病因广泛，包括急性心肌梗死、病毒性心肌炎、急性风湿热、心肌病、先天性心脏病、洋地黄等药物过量、传导系统的退行性病变和迷走神经张力增高等。

(三)临床表现

1. 一度房室传导阻滞

无自觉症状，需依赖心电图诊断。

2. 二度房室传导阻滞

心室率较慢时，可有心悸、头晕、乏力等症状。如仅偶有下传脱落，患者可无症状。二度房室传导阻滞可进一步按心电图区分为Ⅰ型及Ⅱ型。Ⅰ型常可逆且预后通常较好；Ⅱ型大多数不可逆，且预后险恶，可骤然进展为高度阻滞，发生阿-斯综合征，甚至猝死。二度Ⅰ型 AVB 者，听诊可发现第一心音逐渐减弱并有心搏脱漏；二度Ⅱ型 AVB 听诊时，也有间隙性心搏脱漏，但第一心音强度恒定。

3. 三度或完全性房室传导阻滞

①常有心悸，自觉心脏跳动缓慢，眩晕，乏力，易致晕厥，有时有心力衰竭或阿-斯综合征；

②心搏慢而规则，20～40 次/分。第一心音轻重不等，有心房音、“大炮音”。收缩压增高，舒张压降低，脉压增大，运动或注射阿托品后，心室率不加速或加速甚少。另外，因心室率慢，心脏每搏量增加，主动脉瓣区可闻及收缩期杂音，收缩期血压也常代偿性升高。

（四）辅助检查

1. 常规心电图

（1）一度 AVB：PR 间期延长＞0.2 秒，每个心房冲动都能传导到心室（图 2-17）。

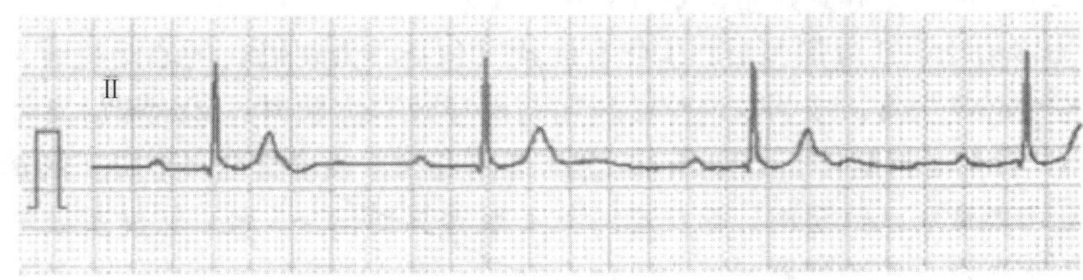

图 2-17　一度房室传导阻滞

可见 PR 间期延长，每个 P 波后跟随有 QRS 波，且 QRS 波形态正常

（2）二度 AVB：分为二度Ⅰ型和二度Ⅱ型。二度Ⅰ型表现为 PR 间期进行性延长，直至一个 P 波受阻不能下传心室；相邻的 RR 间期进行性缩短，直至一个 P 波不能下传心室；包括受阻 P 波在内的 RR 间期小于正常窦性 PP 间期的两倍。二度Ⅱ型表现为 PR 间期不变，心房冲动传导突然阻滞，下传的 PR 间期正常或延长，但有周期性 P 波受阻不能下传心室；包括受阻 P 波在内的 RR 间期等于正常窦性 RR 间期的两倍或整倍数（图 2-18、图 2-19）。

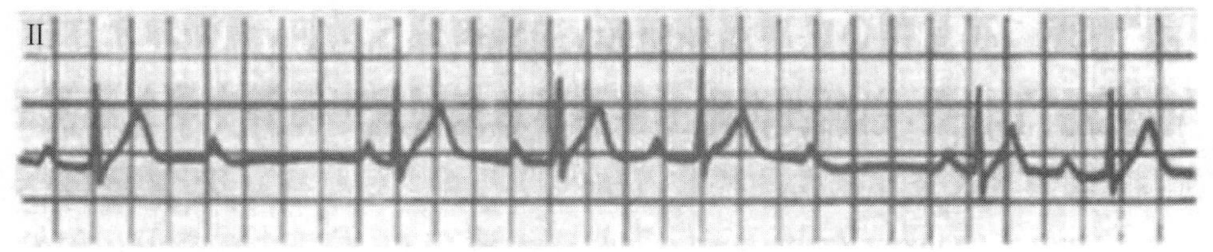

图 2-18　二度Ⅰ型房室传导阻滞

可见 PR 间期逐渐延长，直至第 2、第 6 个 P 波后脱漏一个 QRS 波，出现长间歇，形成 4∶3 传导

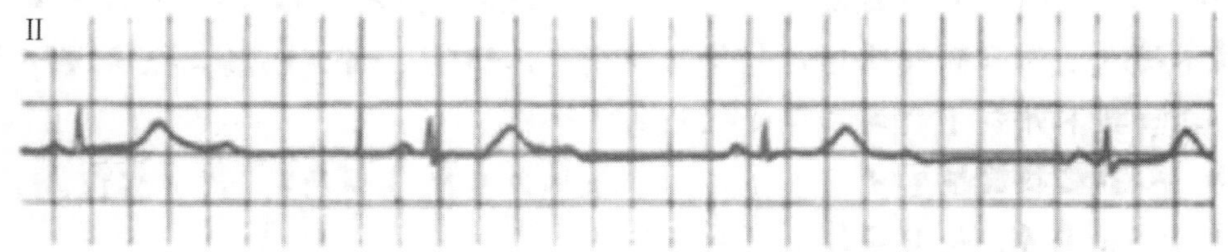

图 2-19　二度Ⅱ型房室传导阻滞

可见 P 波规律出现，P 波与 QRS 波群数目之比为 2∶1

（3）三度 AVB：心房冲动均不能传导到心室，心房与心室活动各自独立；心房率快于心室率；心室起搏点通常在阻滞部位稍下方，如位于房室束及其近邻，心室率在 40～60 次/分，QRS 波群正常，心律较稳定，如位于室内传导系统的远端，心室率可低至 40 次/分以下，QRS 波群增宽，心室率也常稳定（图 2-20）。

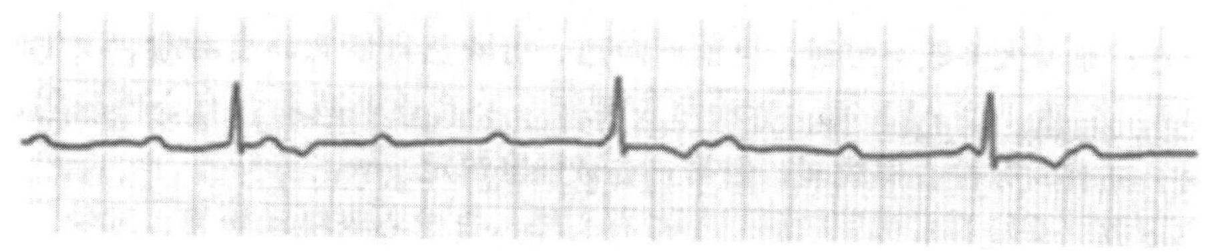

图 2-20　三度房室传导阻滞

可见窦性 P 波与逸搏 QRS 波，窦性 P 波规律，频率约 120 次/分，QRS 波频率约 38 次/分，P 波与 QRS 波互不相关

2. 动态心电图

能较长时间观察房室传导的变化，可发现在不同时间不同的房室传导阻滞，故对间歇房室传导阻滞者有诊断意义。

3. 心脏电生理检查

可对房室传导阻滞定位，A-H 延长为心房房室结或房室结阻滞；H 波增宽或 HH 为房室束阻滞，H-V 延长为房室结房室束及束支水平阻滞。阻滞点位于房室束上部，QRS 波形态多为正常；阻滞部位低，则 QRS 波形态畸形增宽，心率仅 30 次/分左右，且不稳定，常可出现长间歇。

(五)诊断

心电图及动态心电图检查确诊。

(六)治疗

一度和二度Ⅰ型可能与迷走神经张力增高有关，不须特殊治疗；主要采用针对病因的治疗。二度Ⅱ型和三度房室传导阻滞心室率过慢，应给予药物或起搏治疗稳定病情。

1. 药物治疗

二度Ⅱ型和三度房室传导阻滞心室率过慢(＜40 次/分)，或有血流动力学障碍，应积极治疗。阿托品及异丙肾上腺素均可应用，但异丙肾上腺素应用于急性心肌梗死时应十分慎重，可能导致严重的室性心律失常。

2. 起搏器治疗

适应证包括：①伴有症状(包括心力衰竭)的心动过缓，或房室传导阻滞导致的室性心律失常，或临床治疗必须用药而导致有症状时；②清醒时窦性心律下无症状，记录到超过 3 秒的心搏暂停，或＜40 次/分的逸搏心律，或房室结水平以下的逸搏心律；③伴有无症状的房颤和心动过缓时，至少有 1 次心脏停搏时间≥5 秒；④房室结消融后等情况必须植入永久性心脏起搏器。

(七)预防

积极治疗原发病，及时控制、消除原因和诱因是预防发生本病的关键。一度和二度Ⅰ型预后较好，二度Ⅱ型和三度的预后与心脏的基本病变有关。先天性完全性房室传导阻滞的预后通常较好。

六、室内传导阻滞

心室内传导阻滞是发生在房室束以下的传导障碍。按阻滞部位可分为右束支传导阻滞(right bundle branch block，RBBB)、左束支传导阻滞(left bundle branch block，LBBB)、左前分支阻滞、左后分支阻滞的束支传导阻滞。按阻滞的支数分为单支阻滞、双支阻滞和三支阻滞。

(一)病因

可发生于健康人,也可见于冠心病、心肌梗死、风湿性心脏病、高血压性心脏病、心肌病、先天性心血管病等疾病。

(二)临床表现

右束支传导阻滞本身不产生明显的血流动力学异常,故临床上常无症状。如出现症状则多为原发疾病的症状。听诊可闻及第一、第二心音宽分裂。

左束支传导阻滞一般无症状,听诊可有第二心音反常分裂(即吸气时分裂减轻,而呼气时分裂明显),有时可闻及收缩期前奔马律,诊断依靠心电图。

(三)心电图

1. 右束支传导阻滞

V_1 导联的QRS波为rSR'型,V_5、V_6 则为Rs或qRs型,V_5、V_6 的S波增宽、粗钝,但不加深。QRS波时限≥0.12秒。V_1、V_2 导联S-T段下移,T波倒置,V_5、V_6 导联S-T段抬高,T波直立。Ⅰ、Ⅱ、aVL与 V_5、V_6 导联相似,Ⅲ、aVR与 V_1 导联相似。不完全性右束支传导阻滞与完全性右束支传导阻滞的图形相似,但QRS波时限<0.12秒(图2-21)。

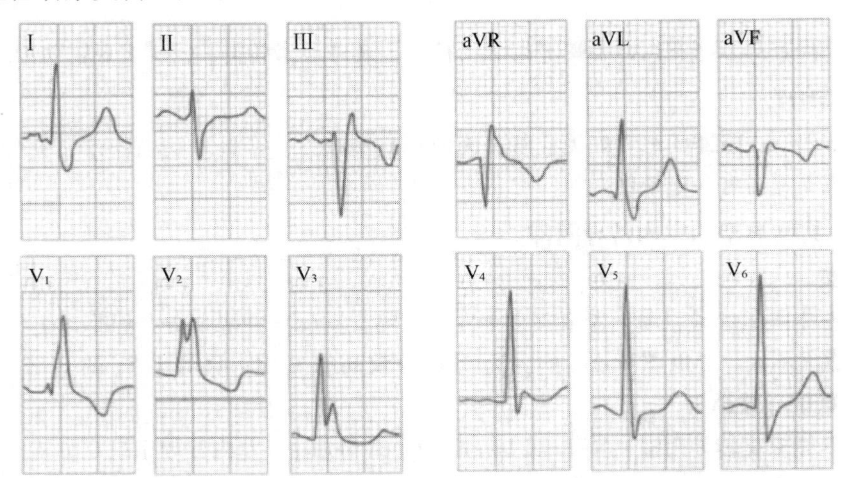

图2-21 完全性右束支传导阻滞

V_1 导联呈rsR型,Ⅰ、Ⅱ、$V_{4\sim6}$ 导联S波增宽粗钝,avR导联R波粗钝

间歇性右束支传导阻滞。可分为与心率无关的右束支传导阻滞;快频率依赖型,即3位相右束支传导阻滞;慢频率依赖型,即4位相右束支传导阻滞;以及3位相与4位相并存的右束支传导阻滞。

2. 左束支传导阻滞

(1)完全性左束支传导阻滞。特征为:①QRS波时限≥0.12秒;②V_1、V_2 导联呈rS或QS波形,Ⅰ、V_5、V_6 无q波及S波,呈宽大的R波,波群有切迹或顿挫;③V_1、V_2 导联S-T段抬高,T波直立,Ⅰ、V_5、V_6 导联ST段下移,T波倒置;④Ⅰ、Ⅱ、aVL与 V_5、V_6 导联图形相似,Ⅲ、aVR与 V_1 导联的图形相似。

(2)不完全性左束支传导阻滞。特征为:①QRS波形态及ST-T改变均同完全性左束支传导阻滞；②QRS 波时限<0.12 秒(图 2-22)。

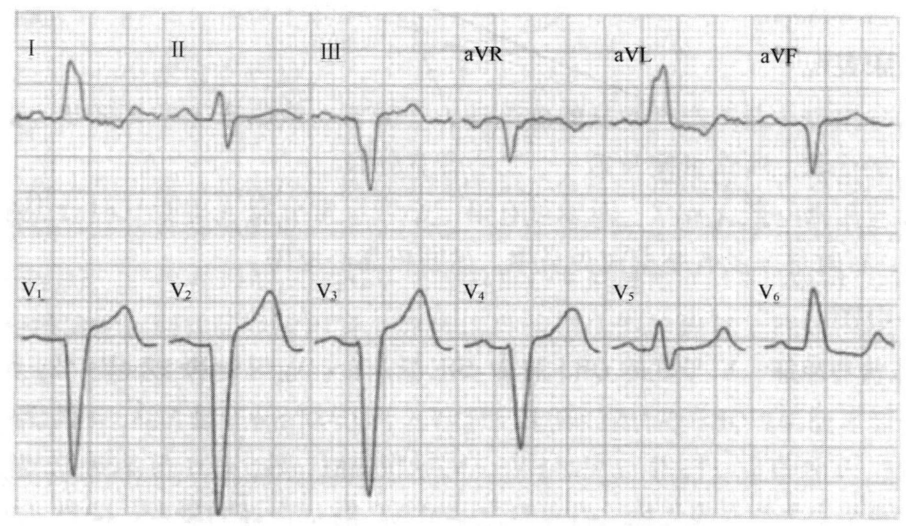

图 2-22　完全性左束支传导阻滞

V_6、Ⅰ、aVL 导联 R 波宽阔，顶部粗钝或有切迹，无 q 波及 S 波，V_1 导联呈 QS 型

3. 左前分支传导阻滞

(1)完全性左前分支传导阻滞特征为：①电轴显著左偏，在－45°～－90°；②Ⅱ、Ⅲ、aVF 为 rS 型，Ⅰ、aVL 为 qR 型；③$R_{aVL}>R_{Ⅰ}$，$S_{Ⅲ}>S_{Ⅱ}$；④QRS 时限在 0.10～0.11 秒。

(2)不完全性左前分支传导阻滞特征为：①电轴左偏在－30°～－45°；②QRS 波形改变同完全性左前分支传导阻滞。

4. 左后束支传导阻滞

电轴右偏＋90°～＋120°，Ⅰ、aVL 呈 rS 型，Ⅱ、Ⅲ、aVF 呈 qR 型。QRS 波时限<0.12 秒。需除外肺气肿、慢性肺源性心脏病、右室肥厚、垂位心和心肌梗死。

(四)诊断

心电图检查对诊断室内传导阻滞的意义较大，还可根据病史、临床表现辅助诊断。

(五)治疗

单侧室内束支阻滞的患者如无症状，无须接受治疗。主要针对病因治疗，去除诱因，对改善室内束支阻滞有一定帮助。

(六)其他类型的室内传导阻滞

1. 分类

(1)左中隔支传导阻滞：左束支主干分出中隔支支配室间隔部分，但临床上少用到中隔支，临床意义不大。心电图特点：V_1～V_2 导联有较高的 R 波，且高于 V_6 的 R 波，R/S>1，V_5～V_6 导联的 q 波消失。

(2)双侧束支传导阻滞：室内传导系统三分支中的任何两支同时发生阻滞。不同的室内束支传导阻滞结合可表现出不同的心电图表现。须结合临床表现、冠脉造影等辅助检查协助诊断，最常见于右束支合并左前束支阻滞、右束支合并左后束支阻滞。

(3)三分支传导阻滞：指三分支同时发生阻滞。不完全性三束支阻滞可能进展为完全性房室传导阻滞，但是否一定发生以及何时发生均难以预料。

(4)不定型室内传导阻滞:当QRS波群≥0.12秒,其形态不能归于左、右束支及其分支传导阻滞类型的统称为不定型室内传导阻滞,主要是阻滞在束支的细小分支以下,范围较广泛。

2.治疗原则

(1)原发病的治疗:冠心病急性心肌缺血应尽快改善心肌供血状态。药物所致者,停用可能加重传导阻滞的一切药物。

(2)心肌营养药物治疗:如补充肌苷、维生素C等。

(3)双束支Ⅱ度及Ⅲ度以上传导阻滞及三分支阻滞均应植入永久性人工心脏起搏器,室内二支传导阻滞有症状者也应植入永久性人工心脏起搏器。

第四节 高血压

高血压是以体循环动脉压升高为主要临床表现的心血管综合征,可分为原发性高血压和继发性高血压。原发性高血压,又称高血压病,是心脑血管疾病最重要的危险因素,常与其他心血管危险因素共存,可损伤重要脏器,如心、脑、肾的结构和功能,最终导致这些器官的功能衰竭。

一、临床表现及并发症

(一)症状

大多数起病缓慢,缺乏特殊临床表现,导致诊断延迟,仅在测量血压时或发生心、脑、肾等并发症时才被发现。常见症状有头晕、头痛、颈项板紧、疲劳、心悸等,也可出现视物模糊、鼻出血等较重症状,典型的高血压头痛在血压下降后即可消失。高血压患者可以同时合并其他原因的头痛,往往与血压水平无关,例如精神焦虑性头痛、偏头痛、青光眼等。如果突然发生严重的头晕与眩晕,要注意可能是脑血管病或者降压过度、直立性低血压。高血压患者还可以出现受累器官的症状,如胸闷、气短、心绞痛、多尿等。另外,有些症状可能是降压药的不良反应所致。

(二)体征

高血压体征一般较少。周围血管搏动、血管杂音、心脏杂音等是重点检查的项目。应重视的是颈部、背部两侧肋脊角、上腹部脐两侧、腰部肋脊处的血管杂音,较常见。心脏听诊可有主动脉瓣区第二心音亢进、收缩期杂音或收缩早期喀喇音。

有些体征常提示继发性高血压可能,例如腰部肿块提示多囊肾或嗜铬细胞瘤;股动脉搏动延迟出现或缺如,下肢血压明显低于上肢,提示主动脉缩窄;向心性肥胖、紫纹与多毛,提示皮质醇增多症。

二、实验室检查

1.基本项目

血液生化(钠、钾、空腹血糖、总胆固醇、甘油三酯、高密度脂蛋白胆固醇、低密度脂蛋白胆固醇和尿酸、肌酐);全血细胞计数、血红蛋白和血细胞比容;尿液分析(蛋白、糖和尿沉渣镜检);心电图。

2. 推荐项目

24 小时动态血压监测、超声心动图、颈动脉超声、餐后 2 小时血糖、血同型半胱氨酸、尿白蛋白定量、尿蛋白定量、眼底、胸部 X 线检查、脉搏波传导速度以及踝臂血压指数等。

动态血压监测(ambulatory blood pressure monitoring，ABPM)是由仪器自动定时测量血压，每隔 15～30 分钟自动测压，连续 24 小时或更长时间。正常人血压呈明显的昼夜节律，表现为双峰一谷，在上午 6～10 时及下午 4～8 时各有一高峰，而夜间血压明显降低。目前认为动态血压的正常参考范围为:24 小时平均血压<130/80 mmHg，白天血压均值<135/85 mmHg，夜间血压均值<120/70 mmHg。动态血压监测可诊断白大衣高血压，发现隐蔽性高血压，检查是否存在顽固性高血压，评估血压升高程度、短时变异和昼夜节律以及治疗效果等。

3. 选择项目

对怀疑为继发性高血压患者，根据需要可以分别选择以下检查项目：血浆肾素活性、血和尿醛固酮、血和尿皮质醇、血肾上腺素及去甲肾上腺素、血和尿儿茶酚胺、动脉造影、肾和肾上腺超声、CT 或 MRI、睡眠呼吸监测等。对有并发症的高血压患者，进行相应的心、脑和肾检查。

三、诊断与鉴别诊断

高血压诊断主要根据诊室测量的血压值，采用经核准的汞柱式或电子血压计，测量安静时坐位上臂肱动脉部位血压，一般需非同日测量三次血压值收缩压均≥140 mmHg 和(或)舒张压均≥90 mmHg 可诊断高血压。患者既往有高血压病史，正在使用降压药物，血压虽然正常，也诊断为高血压。也可参考家庭自测血压收缩压≥135 mmHg 和(或)舒张压≥85 mmHg 和 24 小时动态血压收缩压平均值≥130 mmHg 和(或)舒张压≥80 mmHg，白天收缩压平均值≥135 mmHg 和(或)舒张压平均值≥85 mmHg，夜间收缩压平均值≥120 mmHg 和(或)舒张压平均值≥70 mmHg 进一步评估血压。一般来说，左、右上臂的血压相差<1. 33 kPa (10 mmHg)。如果左、右上臂血压相差较大，要考虑一侧锁骨下动脉及远端有阻塞性病变。疑似直立性低血压的患者还应测量平卧位和站立位血压。血压是否升高，不能仅凭 1 次或 2 次诊室血压测量值，需要经过一段时间的随访，进一步观察血压变化和总体水平。对于高血压患者的准确诊断和长期管理，除诊室血压外，更要充分利用家庭自测血压和动态血压的方法，全面评估血压状态，从而能更有效地控制高血压。

根据 WHO 减少汞污染的倡议，2020 年汞柱式血压计的使用全面废除，电子血压计将是未来主要的血压测量工具。随着科学技术的发展，血压测量的准确性和便捷性将进一步改进，现在血压的远程监测和无创每搏血压的测量已初步应用于临床。

四、治疗

(一)目的与原则

原发性高血压目前尚无根治方法。临床证据表明收缩压下降 10～20 mmHg 或舒张压下降 5～6 mmHg，3～5 年内脑卒中、冠心病与心脑血管病死亡率事件分别减少 38%、16%与 20%，心力衰竭减少 50%以上，高危患者获益更为明显。降压治疗的最终目的是减少高血压患者心、脑血管病的发生率和死亡率。高血压治疗原则如下。

1. 生活方式干预

适用于所有高血压患者。①减轻体重：将 BMI 尽可能控制在＜24 kg/m²；体重降低对改善胰岛素抵抗、糖尿病、血脂异常和左心室肥厚均有益；②减少钠盐摄入：膳食中约 80%的钠盐来自烹调用盐和各种腌制品，所以应减少烹调用盐，每人每日食盐量以不超过 6 g 为宜；③补充钾盐：每日吃新鲜蔬菜和水果；④减少脂肪摄入：减少食用油摄入，少吃或不吃肥肉和动物内脏；⑤戒烟限酒；⑥增加运动：运动有利于减轻体重和改善胰岛素抵抗，提高心血管调节适应能力，稳定血压水平；⑦减轻精神压力，保持心态平衡；⑧必要时补充叶酸制剂。

2. 降压药物治疗

适用对象：①高血压 2 级或以上患者；②高血压合并糖尿病，或者已经有心、脑、肾等靶器官损害或并发症患者；③凡血压持续升高，改善生活方式后血压仍未获得有效控制者。高危和很高危患者必须使用降压药物强化治疗。

3. 血压控制目标值

目前一般主张血压控制目标值应＜140/90 mmHg。糖尿病、慢性肾脏病、心力衰竭或病情稳定的冠心病合并高血压患者，血压控制目标值＜130/80 mmHg。对于老年收缩期高血压患者，收缩压控制于 150 mmHg 以下，如果能够耐受，可降至 140 mmHg 以下。应尽早将血压降低到上述目标血压水平，但并非越快越好。大多数高血压患者，应根据病情在数周至数个月内将血压逐渐降至目标水平。年轻、病程较短的高血压患者，可较快达标。但老年人、病程较长或已有靶器官损害或并发症的患者，降压速度宜适度缓慢。

4. 多重心血管危险因素协同控制

各种心血管危险因素之间存在关联，大部分高血压患者合并其他心血管危险因素。降压治疗后尽管血压控制在正常范围，其他危险因素依然对预后产生重要影响，因此降压治疗应同时兼顾其他心血管危险因素控制。降压治疗方案除了必须有效控制血压，还应兼顾对血糖、血脂、尿酸和同型半胱氨酸等多重危险因素的控制。

(二)降压药物治疗

1. 降压药物应用基本原则

使用降压药物应遵循以下 4 项原则，即小剂量开始，优先选择长效制剂，联合用药及个体化。

(1)小剂量：初始治疗时通常应采用较小的有效治疗剂量，根据需要逐步增加剂量。

(2)优先选择长效制剂：尽可能使用每天给药 1 次而有持续 24 小时降压作用的长效药物，从而有效控制夜间血压与晨峰血压，更有效预防心脑血管并发症。如使用中、短效制剂，则需每日给药 2～3 次，以达到平稳控制血压的目的。

(3)联合用药：可增加降压效果又不增加不良反应，在低剂量单药治疗效果不满意时，可以采用两种或两种以上降压药物联合治疗。事实上，2 级以上高血压为达到目标血压常需联合治疗。对血压≥160/100 mmHg 或高于目标血压 20/10 mmHg 或高危及以上患者，起始即可采用两种药物小剂量联合治疗或用固定复方制剂。单片固定复方制剂普遍使用有利于提高血压达标率。简单、有效而且性价比高的药物使用方案，有利于基层高血压的管理。

(4)个体化：根据患者具体情况、药物有效性和耐受性，兼顾患者经济条件及个人意愿，选择适合患者的降压药物。

2. 降压药物种类

目前常用降压药物可归纳为五大类，即利尿剂、β受体阻滞剂、钙通道阻滞剂（CCB）、血管紧张素转换酶抑制剂（ACEI）和血管紧张素Ⅱ受体阻滞剂（ARB）。

3. 各类降压药物作用特点

（1）利尿剂：有噻嗪类、袢利尿剂和保钾利尿剂三类。噻嗪类使用最多，常用的有氢氯噻嗪。降压作用主要通过排钠，减少细胞外容量，降低外周血管阻力。降压起效较平稳、缓慢，持续时间相对较长，作用持久。适用于轻、中度高血压，对单纯收缩期高血压、盐敏感性高血压、合并肥胖或糖尿病、更年期女性、合并心力衰竭和老年人高血压有较强降压效应。利尿剂可增强其他降压药的疗效。主要不良反应是低钾血症和影响血脂、血糖、血尿酸代谢，往往发生在大剂量时，因此推荐使用小剂量。其他还包括乏力、尿量增多等，痛风患者禁用。保钾利尿剂可引起高钾血症，不宜与ACEI、ARB合用，肾功能不全者慎用。袢利尿剂主要用于合并肾功能不全的高血压患者。

（2）β受体阻滞剂：有选择性（β_1）、非选择性（β_1 与 β_2）和兼有α受体阻滞三类。该类药物可通过抑制中枢和周围肾素-血管紧张素-醛固酮系统（RAAS），抑制心肌收缩力和减慢心率而发挥降压作用。降压起效较强而且迅速，不同β受体阻滞剂降压作用持续时间不同。适用于不同程度高血压患者，尤其是心率较快的中、青年患者或合并心绞痛和慢性心力衰竭者，对老年高血压疗效相对较差。各种β受体阻滞剂的药理学和药代动力学情况相差较大，临床上治疗高血压宜使用选择性 β_1 受体阻滞剂或者兼有α受体阻滞作用的β受体阻滞剂，达到能有效减慢心率的较高剂量。β受体阻滞剂不仅降低静息血压，而且能抑制体力应激和运动状态下的血压急剧升高。使用的主要障碍是心动过缓和一些影响生活质量的不良反应，较高剂量治疗时突然停药可导致撤药综合征。虽然糖尿病不是使用β受体阻滞剂的禁忌证，但它增加胰岛素抵抗，还可能掩盖和延长低血糖反应，使用时应注意。不良反应主要有心动过缓、乏力、四肢发冷。β受体阻滞剂对心肌收缩力、窦房结及房室结功能均有抑制作用，并可增加气道阻力。急性心力衰竭、病态窦房结综合征、房室传导阻滞患者禁用。

（3）钙通道阻滞剂：根据药物核心分子结构和作用于L型钙通道不同的亚单位，钙通道阻滞剂分为二氢吡啶类和非二氢吡啶类，前者以硝苯地平为代表，后者有维拉帕米和地尔硫䓬。根据药物作用持续时间，钙通道阻滞剂又可分为短效和长效。长效包括长半衰期药物，例如氨氯地平、左旋氨氯地平；脂溶性膜控型药物，例如拉西地平和乐卡地平；缓释或控释制剂，例如非洛地平缓释片、硝苯地平控释片。降压作用主要通过阻滞电压依赖L型钙通道减少细胞外钙离子进入血管平滑肌细胞内，减弱兴奋-收缩偶联，降低阻力血管的收缩反应。钙通道阻滞剂还能减轻抗凝血酶Ⅱ（ATⅡ）和 α_1 肾上腺素能受体的缩血管效应，减少肾小管对钠的重吸收。钙通道阻滞剂降压起效迅速，降压疗效和幅度相对较强，疗效的个体差异性较小，与其他类型降压药物联合治疗能明显增强降压作用。钙通道阻滞剂对血脂、血糖等无明显影响，服药依从性较好。相对于其他降压药物，钙通道阻滞剂还具有以下优势：对老年患者有较好的降压疗效；高钠摄入和非甾体类抗炎药物不影响降压疗效；对嗜酒患者也有显著降压作用；可用于合并糖尿病、冠心病或外周血管病患者；长期治疗还具有抗动脉粥样硬化作用。主要缺点是开始治疗时有反射性交感活性增强，引起心率增快、面部潮红、头痛、下肢水肿等，尤其是在使用短效制剂时。非二氢吡啶类抑制心肌收缩和传导功能，不宜在心力衰竭、窦房结功能低下或心脏传导阻滞患者中应用。

(4)血管紧张素转换酶抑制剂:降压作用主要通过抑制循环和组织的血管紧张素转换酶(ACE),使 ATⅡ生成减少,同时抑制激肽酶使缓激肽降解减少。降压起效缓慢,3~4 周时达最大作用,限制钠盐摄入或联合使用利尿剂可使起效迅速和作用增强。ACEI 具有改善胰岛素抵抗和减少尿蛋白的作用,对肥胖、糖尿病和心脏、肾脏等靶器官受损的高血压患者具有较好的疗效,特别适用于伴有心力衰竭、心肌梗死、心房颤动、蛋白尿、糖耐量减退或糖尿病肾病的高血压患者。不良反应主要是刺激性干咳和血管性水肿。干咳发生率为 10%~20%,可能与体内缓激肽增多有关,停用后可消失。高钾血症、妊娠妇女和双侧肾动脉狭窄患者禁用。血肌酐超过 3 mg/dL 的患者使用时需谨慎,应定期监测血肌酐及血钾水平。

(5)血管紧张素Ⅱ受体阻滞剂:降压作用主要通过阻滞组织的 ATⅡ受体亚型 AT_1,更充分有效地阻断 ATⅡ的血管收缩、水钠潴留与重构作用。近年来的研究表明,阻滞 AT_1 负反馈引起 ATⅡ增加,可激活另一受体亚型 AT_2,能进一步拮抗 AT_1 的生物学效应。降压作用起效缓慢,但持久而平稳。低盐饮食或与利尿剂联合使用能明显增强疗效。多数 ARB 随剂量增大降压作用增强,治疗剂量窗较宽。最大的特点是直接与药物有关的不良反应较少,一般不引起刺激性干咳,持续治疗依从性高。

除上述五大类主要的降压药物外,在降压药发展历史中还有一些药物,包括交感神经抑制剂,例如利血平、可乐定;直接血管扩张剂,例如肼屈嗪;α_1 受体阻滞剂,例如哌唑嗪、特拉唑嗪、多沙唑嗪,曾多年用于临床并有一定的降压疗效,但因不良反应较多,目前不主张单独使用,但可用于复方制剂或联合治疗。

4. 降压治疗方案

大多数无并发症的患者可单独或联合使用噻嗪类利尿剂、β 受体阻滞剂、CCB、ACEI 和 ARB,治疗应从小剂量开始。临床实际使用时,患者合并心血管危险因素状况、靶器官损害、并发症、降压疗效、不良反应以及药物费用等,都可能影响降压药的具体选择。目前认为,2 级高血压患者在开始时就可以采用两种降压药物联合治疗,联合治疗有利于血压较快达到目标值,也利于减少不良反应。

联合治疗应采用不同降压机制的药物,我国临床主要推荐应用的优化联合治疗方案是:ACEI/ARB+二氢吡啶类 CCB;ARB/ACEI+噻嗪类利尿剂;二氢吡啶类 CCB+噻嗪类利尿剂;二氢吡啶类 CCB+β 受体阻滞剂。次要推荐使用的联合治疗方案是:利尿剂+β 受体阻滞剂;α 受体阻滞剂+β 受体阻滞剂;二氢吡啶类 CCB+保钾利尿剂;噻嗪类利尿剂+保钾利尿剂。三种降压药联合治疗一般必须包含利尿剂。采用合理的治疗方案和良好的治疗依从性,一般可使患者在治疗 3~6 个月内达到血压控制目标值。对于有并发症的患者,降压药和治疗方案选择应该个体化。

降压治疗的益处主要是通过长期控制血压达到的,所以高血压患者需要长期降压治疗,尤其是高危和很高危患者。在每个患者确立有效治疗方案血压控制后,仍应继续治疗,不应随意停止治疗或频繁改变治疗方案,停用降压药后多数患者在半年内又恢复到原来的血压水平。由于降压治疗的长期性,因此患者的治疗依从性十分重要。采取以下措施可以提高患者治疗依从性:医师与患者之间保持经常性的良好沟通;让患者和家属参与制订治疗计划;鼓励患者家中自测血压。

生活方式干预和药物治疗是高血压患者的根本治疗手段。近年来,经皮肾动脉交感神经消融治疗显示出初步疗效和前景,其他非药物治疗的方法尚缺乏有效性证据。

五、特殊类型高血压

(一)老年高血压

我国流行病学调查显示，60 岁以上人群高血压患病率为 49%。老年人容易合并多种临床疾病，并发症较多，其高血压的特点是收缩压增高、舒张压下降，脉压增大；血压波动性大，容易出现体位性低血压及餐后低血压；血压昼夜节律异常，白大衣高血压和假性高血压相对常见。老年高血压患者的血压应降至 150/90 mmHg 以下，如能耐受可降至 140/90 mmHg 以下。对于 80 岁以上高龄老年人降压的目标值为<150/90 mmHg。老年高血压降压治疗应强调收缩压达标，同时应避免过度降低血压；在能耐受降压治疗的前提下逐步降压达标，应避免过快降压。CCB、ACEI、ARB、利尿剂或 β 受体阻滞剂都可以考虑选用。

(二)儿童及青少年高血压

儿童及青少年高血压以原发性高血压为主，表现为轻、中度血压升高，通常没有明显的临床症状，与肥胖密切相关，近一半儿童高血压患者可发展为成人高血压，左心室肥厚是最常见的靶器官受累症状。儿童及青少年血压明显升高者多为继发性高血压，肾性高血压是首位病因。目前国际上统一采用不同年龄性别血压的 90、95 和 99 百分位数作为诊断"正常高值血压""高血压"和"严重高血压"的标准。未合并靶器官损害的儿童与青少年高血压应将血压降至 95 百分位数以下；合并肾脏疾病、糖尿病或出现高血压靶器官损害时，应将血压降至 90 百分位数以下。绝大多数儿童与青少年高血压患者通过非药物治疗即可达到血压控制目标。但如果生活方式治疗无效，出现高血压临床症状、靶器官损害，合并糖尿病、继发性高血压等情况应考虑药物治疗。ACEI 或 ARB 和 CCB 在标准剂量下较少发生不良反应，通常作为首选的儿科抗高血压药物；利尿剂通常作为二线抗高血压药物或与其他类型药物联合使用；其他种类药物如 α 受体阻滞剂和 β 受体阻滞剂，因为不良反应的限制，多用于儿童及青少年严重高血压患者的联合用药。

(三)顽固性高血压

顽固性高血压或难治性高血压是指使用了三种以上合适剂量降压药联合治疗(一般应该包括利尿剂)，血压仍未能达到目标水平。使用四种或以上降压药物血压达标也应考虑为顽固性高血压。对于顽固性高血压，部分患者存在遗传学和药物遗传学方面的因素，多数患者还应该寻找原因，针对具体原因进行治疗，常见原因如下。

1. 假性难治性高血压

由血压测量错误、"白大衣现象"或治疗依从性差等导致。血压测量错误包括袖带大小不合适，如上臂围粗大者使用了普通袖带、袖带置于有弹性阻力的衣服(毛线衣)外面、放气速度过快、听诊器置于袖带内、在听诊器上向下压力较大。假性难治性高血压可发生在广泛动脉粥样硬化和钙化的老年人，测量肱动脉血压时需要比硬化的动脉腔内压更高的袖带压力方能阻断血流。以下情况应怀疑假性高血压：血压明显升高而无靶器官损害；降压治疗后在无血压过度下降时产生明显的头晕、乏力等低血压症状；肱动脉处有钙化证据；肱动脉血压高于下肢动脉血压；重度单纯收缩期高血压。

2. 生活方式未获得有效改善

比如体重、食盐摄入未得到有效控制，过量饮酒、未戒烟等导致血压难以控制。

3. 降压治疗方案不合理

采用不合理的联合治疗方案；采用了对某些患者有明显不良反应的降压药，导致无法增加剂量提高疗效和依从性；在多种药物联合方案中未包括利尿剂（包括醛固酮阻滞剂）。

4. 其他药物干扰降压作用

同时服用干扰降压作用的药物是血压难以控制的一个较隐蔽的原因。NSAIDs 引起水钠潴留，增强对升压激素的血管收缩反应，可抵消除钙通道阻滞剂以外各种降压药的作用。拟交感胺类药物具有激动 α 肾上腺素能活性作用，例如某些滴鼻液、抑制食欲的减肥药，长期使用可升高血压或干扰降压药物作用。三环类抗抑郁药阻止交感神经末梢摄取利血平、可乐定等降压药。环孢素刺激内皮素释放，增加肾血管阻力，减少水钠排泄。重组人促红细胞生成素可直接作用于血管，升高周围血管阻力。口服避孕药和糖皮质激素也可拮抗降压药的作用。

5. 容量超负荷

饮食钠摄入过多抵消降压药作用。肥胖、糖尿病、肾脏损害和慢性肾功能不全时通常有容量超负荷。在一些联合治疗依然未能控制血压的患者中，常发现未使用利尿剂，或者利尿剂的选择和剂量不合理。可以采用短期强化利尿治疗试验来判断，联合服用长作用的噻嗪类利尿剂和短作用的袢利尿剂观察治疗效应。

6. 胰岛素抵抗

胰岛素抵抗是肥胖和糖尿病患者发生顽固性高血压的主要原因。在降压药治疗基础上联合使用胰岛素增敏剂，可以明显改善血压控制。肥胖者减轻体重 5 kg 就可显著降低血压或减少降压药数量。

顽固性高血压的处理应该建立在对上述可能原因评估的基础上，进行有效的生活方式干预，合理制订降压方案，除外继发性高血压，增加患者依从性，大多数患者血压可以得到控制。

（四）高血压急症和亚急症

高血压急症是指原发性或继发性高血压患者，在某些诱因作用下，血压突然和明显升高（一般超过 180/120 mmHg），伴有进行性心、脑、肾等重要靶器官功能不全的表现。高血压急症包括高血压脑病、颅内出血（脑出血和蛛网膜下腔出血）、脑梗死、急性心力衰竭、急性冠状动脉综合征、主动脉夹层、子痫、急性肾小球肾炎、胶原血管病所致肾危象、嗜铬细胞瘤危象及围术期严重高血压等。少数患者病情急骤发展，舒张压持续≥130 mmHg，并有头痛，视物模糊，眼底出血、渗出和视盘水肿，肾脏损害突出，持续蛋白尿、血尿与管型尿，称为恶性高血压。应注意血压水平的高低与急性靶器官损害的程度并非成正比，通常需要使用静脉降压药物。高血压亚急症是指血压明显升高但不伴严重临床症状及进行性靶器官损害。患者可以有血压明显升高造成的症状，如头痛、胸闷、鼻出血和烦躁不安等。血压升高的程度不是区别高血压急症与亚急症的标准，区别两者的唯一标准是有无新近发生的急性进行性靶器官损害。

及时、正确地处理高血压急症十分重要，可在短时间内使病情缓解，预防进行性或不可逆性靶器官损害，降低死亡率。高血压急症和亚急症降压治疗的紧迫程度不同，前者需要迅速降低血压，采用静脉途径给药；后者需要在 24～48 小时内降低血压，可使用快速起效的口服降压药。

1. 治疗原则

（1）及时降低血压：对于高血压急症选择适宜有效的降压药物，静脉滴注给药，同时监测血压。如果情况允许，及早开始口服降压药治疗。

(2)控制性降压：高血压急症时短时间内血压急骤下降，有可能使重要器官的血流灌注明显减少，应采取逐步控制性降压。一般情况下，初始阶段(数分钟到1小时内)血压控制的目标为平均动脉压的降低幅度不超过治疗前水平的25%；在随后的2～6小时内将血压降至较安全水平，一般为160/100 mmHg左右；如果可耐受，临床情况稳定，在随后24～48小时逐步降至正常水平。如果降压后发现有重要器官缺血表现，血压降低幅度应更小。在随后的1～2周内，再将血压逐步降到正常水平。

(3)合理选择降压药：处理高血压急症的药物，要求起效迅速，短时间内达到最大作用；作用持续时间短，停药后作用消失较快；不良反应较小。另外，最好在降压过程中不明显影响心率、心输出量和脑血流量。

(4)避免使用的药物：应注意有些降压药不适宜用于高血压急症，甚至有害。利血平肌内注射的降压作用起效较慢，如果短时间内反复注射可导致难以预测的蓄积效应，发生严重低血压，引起明显嗜睡反应，干扰对神志的判断。治疗开始时也不宜使用强力的利尿药，除非有心力衰竭或明显的体液容量负荷过重，因为多数高血压急症时交感神经系统和RAAS过度激活，外周血管阻力明显升高，体内循环血容量减少，强力利尿存在风险。

2.降压药的选择与应用

(1)硝普钠：同时直接扩张静脉和动脉，降低前、后负荷。开始以10 μg/min静脉滴注，逐渐增加剂量以达到降压作用，一般临床常用最大剂量为200 μg/min。使用硝普钠必须密切监测血压，根据血压水平仔细调节滴注速率。停止滴注后，作用仅维持3～5分钟。硝普钠可用于各种高血压急症。在通常剂量下不良反应轻微，有恶心、呕吐、肌肉颤动。硝普钠在体内红细胞中代谢产生氰化物，长期或大剂量使用应注意可能发生硫氰酸中毒，尤其在肾功能损害者更容易发生。

(2)硝酸甘油：扩张静脉和选择性扩张冠状动脉与大动脉，降低动脉压作用不及硝普钠。开始时以5～10 μg/min速率静脉滴注。降压起效迅速，停药后数分钟作用消失，可用至100～200 μg/min。硝酸甘油主要用于高血压急症伴急性心力衰竭或急性冠状动脉综合征。不良反应有心动过速、面部潮红，头痛和呕吐等。

(3)尼卡地平：二氢吡啶类钙通道阻滞剂，作用迅速，持续时间较短，降压同时改善脑血流量。开始时从0.5 μg/(kg·min)静脉滴注，可逐步增加剂量到10 μg/(kg·min)。主要用于高血压急症合并急性脑血管病或其他高血压急症。不良反应有心动过速、面部潮红等。

(4)拉贝洛尔：兼有α受体阻滞作用的β受体阻滞剂，起效较迅速(5～10分钟)，持续时间较长(3～6小时)。开始时缓慢静脉注射20～100 mg，以0.5～2 mg/min的速率静脉滴注，总剂量不超过300 mg。拉贝洛尔主要用于高血压急症合并妊娠或肾功能不全患者。不良反应有头晕、直立性低血压、心脏传导阻滞等。

第三章　消化系统疾病

第一节　急性胃炎

急性胃炎(acute gastritis)是由多种病因引起的急性胃黏膜炎症和损伤。临床上急性发病,常表现为上腹部症状。按照病理改变不同,急性胃炎通常分为急性单纯性胃炎、急性糜烂出血性胃炎、特殊病因引起的急性胃炎(如急性腐蚀性胃炎、急性化脓性胃炎等)。本节着重介绍急性单纯性胃炎和急性糜烂出血性胃炎。

一、急性单纯性胃炎

急性单纯性胃炎(acute simple gastritis)又称急性非特异性胃炎、急性浅表性胃炎,是由多种原因引起的急性胃黏膜非特异性炎症,以上腹痛为主要临床表现,去除病因后疾病具有自限性,逐渐好转。

(一)诊断

1. 临床表现

多数急性起病,临床表现多样,症状轻重不一。主要表现为上腹饱胀、隐痛、食欲减退、嗳气、恶心及呕吐等。体格检查可有上腹部轻压痛。

2. 实验室和辅助检查

实验室检查可有外周血白细胞计数增加,中性粒细胞比例增高。内镜检查见胃黏膜充血、水肿、渗出,可有点状出血或小糜烂病灶等。

3. 诊断思路

出现上腹部症状,体格检查发现上腹部轻压痛者,要考虑该病。内镜结合病理学检查有助于诊断,但对鉴别诊断无效。

4. 鉴别诊断

可通过临床观察、B超检查、血液生化检查、腹部X线摄片等与其他疾病相鉴别,特别注意和早期急性阑尾炎、急性胆囊炎及急性胰腺炎等急腹症相鉴别。

(二)病因和发病机制

1. 理化因素

过冷、过热、过于粗糙的食物,饮料(如浓茶、浓咖啡、烈酒、刺激性调味品),特殊类型药物(如非甾体抗炎药阿司匹林、吲哚美辛等),均可刺激胃黏膜,破坏黏膜屏障造成胃黏膜损伤和炎症。非甾体抗炎药还能干扰胃黏膜上皮细胞合成硫糖蛋白,使胃内黏液减少,脂蛋白膜的保护作用削弱,引起胃腔内氢离子逆扩散,导致黏膜固有层肥大细胞释放组胺、血管通透性增加,以致胃黏膜充血、水肿、糜烂和出血等,同时药物还能抑制前列腺素合成,使胃黏膜的修复受到影响而加重炎症。

2. 生物因素

包括细菌及其毒素。常见致病菌为沙门菌、嗜盐菌、致病性大肠埃希菌等,常见毒素为金黄色葡萄球菌毒素及肉毒杆菌毒素,尤其是前者较为常见。进食细菌或毒素污染的不洁食物，数小时后即可发生胃炎或同时合并肠炎，此即急性胃肠炎。

3. 其他

胃内异物或胃石、胃区放射治疗均可作为外源性刺激，导致本病。情绪波动、应激状态及体内各种因素引起的超敏反应也可作为内源性刺激而致病。

（三）病理

病变多为弥漫性，也可为局限性，仅限于胃窦部黏膜。大体表现为黏膜充血、水肿，表面常有渗出物及黏液覆盖，可有散在点状出血和（或）轻度糜烂。显微镜下表现为黏膜固有层炎性细胞浸润，以中性粒细胞为主，也有淋巴细胞、浆细胞及少数嗜酸性粒细胞浸润。镜下见黏膜水肿以及局限性出血点、小糜烂坏死灶。

（四）治疗

去除病因，休息，摄入清淡、流质饮食，严重时禁食 1～2 餐。呕吐剧烈者，注意补充水电解质，保持酸碱平衡；对症处理，可给予黏膜保护药；细菌感染所致者应予以抗生素治疗；腹痛明显者可予以阿托品、复方颠茄片或东莨菪碱(654-2)等解痉药。

（五）预后

本病是一种自限性的病理过程，去除致病因素后可以自愈，一般预后良好。

二、急性糜烂出血性胃炎

急性糜烂出血性胃炎(acute erosive-hemorrhagic gastritis)是由各种病因引起的、以胃黏膜多发性糜烂为特征的急性胃黏膜病变，常伴有胃黏膜出血，可伴有一过性浅溃疡形成。通常由非甾体抗炎药(nonsteroidal anti-inflammatory drug，NSAID)或急性应激引起。

（一）诊断

1. 临床表现

临床表现轻重不一，可无症状或为原发病症状掩盖，在胃镜检查时发现；也可表现为腹痛、腹胀、恶心等非特异性消化不良症状；严重者起病急骤，在原发病的病程中突发上消化道出血，表现为呕血和（或）黑便。出血常为间歇性，大便隐血呈阳性反应，大量出血可引起晕厥或休克，伴贫血。

2. 实验室和辅助检查

实验室检查可有外周血白细胞计数增加，中性粒细胞比例增高。伴有出血患者可有外周血血红蛋白下降、大便隐血试验阳性。内镜下可见以弥漫性分布的多发性糜烂、出血灶和浅表溃疡为特征的急性胃黏膜病损。

3. 诊断思路

依据病史、体格检查和临床表现可提示本病，但确诊需依赖急诊胃镜检查。须强调内镜检查宜在出血发生后 24～48 小时内进行，因病变（特别是 NSAID 或乙醇引起者）可在短期内消失，延迟胃镜检查可能无法确定出血病因。

4. 鉴别诊断

应重点与消化系统其他急腹症相鉴别，如早期急性阑尾炎、急性胆囊炎、急性胰腺炎等。

（二）病因和发病机制

本病病因和发病机制尚未完全阐明。一般认为，可能由于各种致病因素引起黏膜血流减少或正常黏膜防御机制的破坏，从而引起胃酸和胃蛋白酶对胃黏膜的损伤，最终导致胃黏膜糜烂和出血。上述各种因素也可能导致十二指肠液反流入胃腔，其中的胆汁和各种胰酶，参与了胃黏膜屏障的破坏。

1. 药物

常见的有 NSAID(如阿司匹林、吲哚美辛)、某些抗肿瘤药、口服氯化钾或铁剂等，这些药物直接损伤胃黏膜上皮层。其中，NSAID 还通过抑制环氧合酶的作用而抑制胃黏膜生理性前列腺素的产生，削弱胃黏膜的屏障功能。某些抗肿瘤药(如氟尿嘧啶)对快速分裂的细胞(如胃肠道黏膜细胞)产生明显的细胞毒素作用。另外，乙醇具亲脂性和溶脂能力，高浓度乙醇摄入可以直接破坏胃黏膜屏障。

2. 应激

如严重创伤、大手术、大面积烧伤、颅内病变、败血症及其他严重器官病变或多器官功能衰竭等均可引起胃黏膜糜烂、出血，严重者发生急性溃疡伴大量出血。烧伤而导致者称为柯林溃疡，中枢神经系统病变而导致者称为库欣溃疡。尽管目前尚未完全明确应激导致急性糜烂出血性胃炎的确切机制，但一般认为应激状态下胃黏膜会出现微循环障碍，从而导致黏膜缺血、缺氧，引起胃黏膜黏液和碳酸氢盐分泌不足、局部前列腺素合成不足、上皮再生能力减弱等改变，胃黏膜屏障因此受到损害。

(三)病理

本病典型损害是多发糜烂和浅表性溃疡，常有簇状出血病灶，可遍布全胃或仅累及某一部分。显微镜检查见胃黏膜上皮失去正常柱状形态而呈立方形或四方形，并有脱落；黏膜层有多发局灶性出血坏死，以腺颈部的毛细血管丰富区为明显，甚至固有层也有出血；有中性粒细胞群聚于腺颈周围而形成小脓肿，也可见毛细血管充血及血栓形成。

(四)治疗

对急性糜烂出血性胃炎应针对原发病和病因采取防治措施，去除可能的致病因素。一般轻症患者单纯给予胃黏膜保护药(如硫糖铝、铝碳酸镁、瑞巴派特等)治疗；疼痛明显，胃镜下糜烂、出血广泛的患者可同时给予抑酸药物(如 H_2 受体阻滞药或质子泵抑制药)；对已发生上消化道出血者，按上消化道出血治疗原则采取综合措施进行治疗。

(五)预防和预后

1. 预防

对处于急性应激状态的严重疾病患者，除积极治疗原发病外，应常规给予抑制胃酸分泌的 H_2 受体阻滞药或质子泵抑制药，或具有黏膜保护作用的硫糖铝作为预防措施；对服用 NSAID 的患者应首选肠溶片，饭后服用，应视情况应用 H_2 受体阻滞药、质子泵抑制药或米索前列醇预防。

2. 预后

本病病因去除后预后良好，否则可因大量出血或反复出血而危及生命。

第二节　慢性胃炎

慢性胃炎(chronic gastritis)是由不同病因引起的胃黏膜慢性炎症，临床上十分常见，占接受胃镜检查患者的 80%～90%。慢性胃炎的分类方法众多，在 2006 年达成的中国慢性胃炎共识意见中，根据病理组织学改变和病变在胃的分布部位，结合可能病因，将慢性胃炎分成非萎缩性(non-atrophic)、萎缩性(atrophic)和特殊类型(special forms)三大类。

慢性非萎缩性胃炎是指不伴有胃黏膜萎缩性改变、胃黏膜层以淋巴细胞和浆细胞为主的慢性炎性细胞浸润的慢性胃炎；慢性萎缩性胃炎是指胃黏膜已发生了萎缩性改变的慢性胃炎。慢性萎缩性胃炎又可再分为多灶萎缩性(multifocal atrophic)胃炎和自身免疫性(autoimmune)胃炎两大类。前者萎缩性改变在胃内呈多灶性分布，以胃窦为主，多由幽门螺杆菌(Hp)感染引起的慢性非萎缩性胃炎发展而来；后者萎缩改变主要位于胃体部，多由自身免疫引起的胃体胃炎发展而来。

一、诊断

(一)临床表现

慢性胃炎缺乏特异性症状，且症状的有无及严重程度与内镜所见及组织病理学改变并非一致。有症状者表现为上腹痛或不适、上腹胀、食欲减退、反酸、嗳气、恶心等消化不良症状。严重萎缩性胃炎患者可有贫血、消瘦、舌炎、腹泻等表现。体格检查可有上腹部轻压痛，严重萎缩性胃炎患者有时伴有舌炎及贫血征象。

(二)实验室和辅助检查

1. 胃镜及活体组织检查

(1)非萎缩性胃炎：可见点状、片状或条状红斑，黏膜粗糙不平，出血点，黏膜水肿及渗出等基本表现。

(2)萎缩性胃炎：有两种类型，即单纯萎缩性胃炎和萎缩性胃炎伴增生。前者主要表现为黏膜红白相间，以白相为主、血管显露、色泽灰暗、皱襞变平甚至消失；后者主要表现为黏膜呈颗粒状或结节状。

(3)非萎缩性胃炎和萎缩性胃炎：皆可见伴有糜烂(平坦或隆起)、出血、胆汁反流。

2. 幽门螺杆菌检测

包括有创检查和无创检查。有创检查主要是指通过胃镜检查获得胃黏膜标本的相关检查，包括快速尿素酶试验、病理 Hp 检查(HE 或 Warthin-Starry 或吉姆萨染色)、组织细菌培养、组织聚合酶链式反应技术。前两种检查常应用于临床，后两种作为科研在特殊患者采用。无创检查是指不需要通过胃镜检查获得标本，包括血清抗体检测、^{13}C或^{14}C 尿素呼气试验、粪幽门螺杆菌抗体检测等方法。前者通常应用于流行病学调查，后两种应用于临床，并作为幽门螺杆菌根除治疗后评价疗效的主要方法。

3. 胃肠 X 线钡餐检查

用气钡双重造影显示胃黏膜细微结构时，萎缩性胃炎可出现胃黏膜皱襞相对平坦、减少。X 线钡餐检查诊断慢性胃炎常是不准确、不全面的，但在排除某些恶性病变[如浸润型胃癌(皮革胃)]、了解胃肠动力等方面是胃镜所无法取代的。

4. 自身免疫性胃炎的相关检查

怀疑是自身免疫性胃炎患者应检测胃壁细胞抗体(parietal cell antibody，PCA)和内因子抗体(intrinsic factor antibody，IFA)，如为该病则 PCA 多呈阳性，伴恶性贫血时 IFA 多呈阳性。血清维生素 B_{12} 浓度测定及维生素 B_{12} 吸收试验对恶性贫血的诊断有一定帮助。

(三)诊断思路

对于有慢性上腹痛或不适、上腹胀、食欲减退、反酸、嗳气、恶心等消化不良症状的患者，均应考虑慢性胃炎的诊断，但慢性胃炎的确诊必须依靠胃镜检查及胃黏膜多部位活体组织病理学检查。幽门螺杆菌检测有助于病因诊断。

(四)鉴别诊断

通过胃镜检查能明确慢性胃炎的诊断，同时排除胃癌、消化性溃疡等疾病。需要注意的是，当按照慢性胃炎处理后症状改善不明显时，需考虑其他疾病，如胆囊疾病和胰腺疾病等，可通过腹部B超、血生化检查等排除。

二、病因和发病机制

(一)生物因素

Hp为革兰阴性微需氧菌，长为2.5～4.0 μm，宽为0.5～1.0 μm，呈弯曲螺旋状，一端带有2～6根鞭毛，仅寄居于胃上皮细胞表面，能在胃内穿过黏液层移向胃黏膜，其致病机制与以下因素有关：①Hp产生多种酶(如尿素酶)及其代谢产物(如氨、过氧化氢酶、蛋白溶解酸、磷脂酶A等)，对黏膜有破坏作用；②Hp分泌的细胞毒素(cytotoxin)如含有细胞毒素相关基因(Cag A)和空泡毒素基因(Vac A)等菌株，可导致胃黏膜空泡样变性及坏死；③Hp抗体可造成自身免疫损伤。这些因素的长期存在导致胃黏膜的慢性炎症。

(二)免疫因素

自身免疫因素是部分慢性胃炎的病因，以胃体胃炎表现为主，患者血液中能检测到PCA，伴恶性贫血者还能检出IFA。壁细胞抗原和PCA形成的免疫复合体在补体参与下，破坏壁细胞，使壁细胞总数减少，导致胃酸分泌减少或丧失。IFA与内因子结合后阻碍维生素B_{12}与内因子结合吸收，导致恶性贫血。

(三)物理、化学因素

长期饮浓茶、喝咖啡、酗酒，摄食过热、过冷、过于粗糙的食物，长期服用NSAID等药物、烟草中的尼古丁等均可导致胃黏膜的反复损伤、黏膜屏障破坏，从而造成胃黏膜的慢性炎症改变。

(四)其他因素

慢性胃炎的萎缩性病变的发生率随年龄而增加，胃黏膜营养因子(如胃泌素、表皮生长因子等)缺乏，或胃黏膜感觉神经末梢对这些因子不敏感，可引起胃黏膜萎缩。

三、病理

慢性胃炎的过程是胃黏膜损伤与修复的慢性过程，主要组织病理学特征是炎症、萎缩和肠化生。

1. 黏膜慢性炎症

黏膜层以淋巴细胞和浆细胞为主的慢性炎性细胞浸润，Hp引起的慢性胃炎常见淋巴滤泡形成。当出现中性粒细胞浸润时提示有活动性炎症存在，称为慢性活动性胃炎，是支持Hp感染的证据。

2. 腺体萎缩

是指胃黏膜固有腺体(幽门腺或泌酸腺)数量减少甚至消失，组织学上有两种类型：①化生性萎缩，胃黏膜固有腺体被肠化生或假幽门腺化生所替代；②非化生性萎缩，胃黏膜固有腺体被纤维组织或纤维肌性组织代替或炎性细胞浸润引起固有腺体数量减少。

3.肠腺化生

是指胃固有腺体为肠腺样腺体所代替。近年来有资料显示，肠化生分型预测胃癌的价值有限，2006年中国慢性胃炎共识意见更强调重视肠化生的范围，范围越广，其发生胃癌的危险性越高。

4.上皮内瘤变

是异型增生的同义词，是指胃上皮或化生的肠上皮在再生过程中发生发育异常，表现为细胞异型性和腺体结构的紊乱。上皮内瘤变是重要的胃癌癌前病变，可分为轻度和重度两级，重度上皮内瘤变有时与癌变不易区别，应予以密切观察。

上述病理改变在不同类型胃炎中的胃内分布也不尽相同。Hp感染导致的慢性胃炎，炎症改变多为弥漫性分布，但以胃窦为重。在自身免疫性胃炎中，萎缩和肠化生主要局限在胃体。为了对慢性胃炎的类型进行区分，同时了解胃炎的严重程度，要求对病变所累及的部位进行判断，并对主要的形态学变化按有、无、轻、中、重进行分级，有上皮内瘤变时要注明，按轻度和重度分级。

四、治疗

慢性胃炎的治疗包括一般治疗、病因治疗、对症治疗，无症状的慢性萎缩性胃炎可不做任何处理，慢性胃炎需要根据不同的临床症状和内镜及病理改变选择不同的治疗。

1.一般治疗

宜进食易消化、无刺激性的食物，少食用过酸、过甜的食物及饮料，忌烟酒、浓茶、咖啡，进食细嚼慢咽等。避免服用损伤胃黏膜的药物，如阿司匹林、吲哚美辛等。

2.根除Hp治疗

成功根除Hp，可改善胃黏膜组织学，可预防消化性溃疡，可能降低胃癌发生的危险性，少部分患者消化不良症状也可获得改善。2006年中国慢性胃炎共识意见，建议根除Hp特别适用于：①伴有胃黏膜糜烂、萎缩及肠化生、上皮内瘤变者；②有消化不足症状者；③有胃癌家族史者。2017年Hylori胃炎共识推荐不论有无症状或并发症，证实Hp感染者经评估获益性后须行根除治疗。根除治疗在不同个体获益有差异，须评估获益-风险比，个体化处理。

3.对症治疗

有消化不良症状而伴有慢性胃炎的患者，症状与慢性胃炎之间并不存在明确的关系，因此功能性消化不良的经验性治疗同样适用于慢性胃炎的治疗，抑酸或抗酸药、促胃肠动力药、胃黏膜保护药、中药均可使用。

4.上皮内瘤变的治疗

上皮内瘤变是胃癌的癌前病变，应给予高度重视。对轻度上皮内瘤变除给予上述积极治疗外，重点在于定期随访。对于明确的重度上皮内瘤变则应予以预防性手术。近年来，随着内镜下治疗技术的迅速发展，重度高级别上皮内瘤变多采用内镜下胃黏膜切除术治疗。

五、预后

慢性胃炎一般预后良好。感染Hp后一般很少出现自发清除，因此慢性胃炎往往长期持续存在。少部分慢性非萎缩性胃炎可发展为慢性多灶萎缩性胃炎，极少数慢性多灶萎缩性胃炎经长期演变可发展为胃癌。有萎缩、肠化生、上皮内瘤变者应定期随访胃镜检查及病理组织学检查。一般认为，不伴有肠化生和上皮内瘤变的萎缩性胃炎可1～2年做内镜和病理随访1次；活体组织检查发现中-重度萎缩伴有肠化生的萎缩性胃炎1年左右随访1次。

第三节　消化性溃疡

消化性溃疡(peptic ulcer,PU)是指在各种致病因子的作用下，胃肠道黏膜被胃酸和胃蛋白酶自身消化，发生的炎症与坏死病变，病变深达黏膜肌层。临床以胃溃疡(gastric ulcer,GU)和十二指肠溃疡(duodenal ulcer,DU)最常见，GU中又以胃窦和胃角溃疡最常见，DU中以球部溃疡最常见。

PU是全球性常见病、多发病，是目前最常见的消化系统疾病之一，但患病率的地区差异很大。一般认为，人群中约10%在其一生中患过本病，国内资料报道PU占胃镜检查人群的10.3%～32.6%。PU可发生于任何年龄，以20～50岁居多，DU多于GU(发病率为3∶1)，GU平均较DU发病高峰晚10～20年，男性多于女性，男女发病率为(2～5)∶1。

一、诊断

(一)临床表现

1.症状

消化性溃疡患者多以腹痛为主要和首发症状就诊。腹痛的特点如下。①部位，多在上腹中部、偏左或偏右，或在胸骨后、剑突后；②程度和性质，多为可忍耐的隐痛、钝痛、胀痛、灼痛，偶为剧痛；③节律性疼痛，疼痛与进食有关。DU的腹痛常在餐前饥饿时发生，有时伴夜间痛，进食后缓解；GU的腹痛常在餐后1小时内发生，1～2小时后逐渐缓解；④慢性、周期性疼痛，溃疡活动期腹痛可持续数日、数周或数月，继之长时间的缓解，此后又复发，呈现出活动期与缓解期交替的反复状态，且多在秋末至初春季节复发。

患者除腹痛外，还可伴有反酸、嗳气、腹胀、食欲减退、恶心、呕吐等非特异性症状。部分患者可因进食减少而致体重下降，或为缓解饥饿痛增加进食而致体重增加。

2.体征

患者多缺乏特异性体征，部分活动期可有上腹部局限性深压痛，少有消瘦和贫血。

3.并发症

近20年来，因有效抗溃疡药物的不断问世和根除Hp的开展提高了溃疡的愈合率，显著降低了溃疡并发症的发生。

(1)出血：是消化性溃疡最常见的并发症，10%～20%的PU以出血为首发症状，此并发症在DU的发生率高于GU，十二指肠球后溃疡和NSAID相关性溃疡更易并发出血。出血量的多少与溃疡侵袭血管的大小有关，若侵袭较大动脉，则可致大出血。出血的临床表现取决于出血速度的快慢和量的多少，轻者仅表现为黑便，可伴有轻度乏力、头晕等，重者出现呕血及失血性循环衰竭，甚至休克。溃疡出血前腹痛多加重，而出血后反而减轻。

(2)穿孔：溃疡向深部发展穿透浆膜层则并发穿孔。临床上分为急性、亚急性和慢性穿孔3种类型。

1)急性穿孔：位于胃和十二指肠前壁的溃疡穿孔多为急性穿孔，因胃肠内容物渗入腹膜腔而致急性腹膜炎，患者出现持续性剧烈腹痛，并由上腹向全腹蔓延，上腹部乃至全腹部肌强直、压痛、反跳痛，肠鸣音减弱或消失。因胃十二指肠内往往有较多气体存在，穿孔后形成气腹致肝浊音界缩小或消失，腹部X线检查可见膈下游离气体。外周血白细胞和中性粒细胞增多。

2)亚急性穿孔：溃疡穿孔较小或邻近后壁的穿孔，仅导致局限性腹膜炎。

3)慢性穿孔：又称穿透性溃疡。当胃和十二指肠后壁溃疡深达浆膜层而又与邻近组织或器官发生粘连，溃疡穿孔时，胃肠内容物往往被包裹而未进入腹腔内。临床上表现为腹痛范围扩大，强度增加，失去周期性与节律性，多伴有腰背部或其他部位的放射痛。

(3)胃出口梗阻：PU所导致的胃出口梗阻中，DU占80%以上，其余为幽门管溃疡或幽门前区溃疡。梗阻分为以下两类。

1)炎症性梗阻：由溃疡活动时周围组织炎症性充血、水肿、幽门反射性痉挛所致。为暂时性梗阻，内科治疗有效，梗阻随溃疡好转而解除。

2)瘢痕性梗阻：由溃疡反复发作、瘢痕形成和瘢痕组织收缩所致，内科治疗无效，需内镜下扩张或外科手术解除。此并发症患者多表现为上腹饱胀、呕吐隔餐宿食。空腹时体格检查，可见胃型、蠕动波，闻及振水音。因反复呕吐难以进食，患者逐渐出现脱水、电解质紊乱、酸碱平衡失调、消瘦等表现。

4.特殊类型的消化性溃疡

以下特殊类型的PU在临床表现和诊治上有其特色。

(1)无症状性溃疡(silence ulcer)：15%～35%的PU可无任何症状，以并发症就诊或体格检查时被内镜确诊。无症状性溃疡常见于老年消化性溃疡、维持治疗中的复发性溃疡、NSAID相关性溃疡。

(2)老年消化性溃疡(senile peptic ulcer)：>60岁的老年人消化性溃疡以GU多见，尤其是胃体中上部的高位溃疡及巨大溃疡。临床表现多不典型，无疼痛或疼痛无节律，常伴畏食、恶心、呕吐、体重下降等。高位溃疡因常向背部及剑突上方放射，酷似心绞痛或心肌梗死。巨型溃疡在老年人多为良性，溃疡深，易侵及硬化的血管导致大出血而危及生命，内科治疗多能获得满意愈合。老年人因常服用NSAID和小剂量阿司匹林而发生急性、初发性溃疡，且以出血或穿孔等并发症为首发症状者也不少见。

(3)复合溃疡(complex ulcer)：是指同时发生在胃和十二指肠两个解剖部位的溃疡，约占PU的5%。容易并发出血和胃出口梗阻，但较单纯的GU恶变概率低。

(4)幽门管溃疡(pyloric channel ulcer)：是指发生在胃远端与十二指肠球部交接处长约2 cm的狭窄管腔内的溃疡，其疼痛缺乏周期性和节律性，容易因幽门瘢痕性狭窄而发生梗阻，药物治疗效果较差。

(5)十二指肠球后溃疡(postbulbar ulcer)：发生于十二指肠第一环形皱襞至十二指肠空肠曲的溃疡，多位于十二指肠乳头近端，约占DU的3%，具有DU特点，但疼痛多严重而顽固，夜间痛明显，常向右上腹和背部放射。容易发生出血和向胰腺的穿透，药物治疗效果较差。

(6)难治性溃疡(refractory ulcer)：是指正规治疗8周(DU)或12周(GU)，内镜检查确定溃疡未愈和(或)经正规治疗仍反复发作的溃疡。因抑酸药物的飞速发展，防治溃疡策略的不断改进，目前真正难治性溃疡已极少见。治疗的关键在于去除溃疡难治的原因，如精神焦虑或抑郁、有溃疡并发症或伴发慢性疾病、Hp 难以根治、长期服用 NSAID 等。

(7)巨大溃疡(giant peptic ulcer):是指直径大于 3 cm 的溃疡,常发生于胃的小弯侧。临床表现多不典型,一般疼痛重且顽固,常伴呕吐和消瘦。巨大胃溃疡良性和恶性率几乎相当,而老年人巨大溃疡癌变率高于一般溃疡 5 倍,故内镜取活体组织检查尤为重要,必要时须反复多次活体组织检查。

(8)应激性溃疡(stress ulcer):是指在严重烧伤、大手术、颅脑外伤及其他严重的中枢神经系统疾病、严重急慢性内科疾病等应激状态下,胃或十二指肠发生的急性溃疡或糜烂,常并发急性出血和穿孔。严重烧伤引起的应激性溃疡称为柯林溃疡,好发于胃底;中枢神经系统疾病引起的应激性溃疡称为库欣溃疡,好发于胃上部及食管。应激性溃疡内镜下常表现为多发、表浅、不规则的损害。出血是其主要并发症和致死原因。急诊内镜和镜下止血常为挽救生命的重要措施。

(9)吻合口溃疡(anastomotic stoma ulcer):是指外科手术后,在吻合口或其附近空肠黏膜上皮发生的溃疡,是较严重的术后并发症之一,常伴吻合口水肿、狭窄,导致患者腹胀、嗳气,多伴体重下降。多发生在 DU 术后,BillrothⅡ式胃切除术后发生率为 5%～10%,术后 2～3 年为高发期。

(10)NSAID 相关性溃疡(NSAID induced ulcer):以 GU 多见,分布在近幽门、胃窦和胃底部,溃疡形态大小多样,呈多发、表浅性溃疡。

(11)Hp 阴性消化性溃疡(Helicobacter pylori-negative peptic ulcers):Hp 阴性 PU 在 20 世纪 80～90 年代占 PU 的 10%,近来的研究表明其有上升趋势,主要与 NSAID 药物、心血管药物的广泛使用有关,甚至有学者认为,随着 Hp 根除率的提高,Hp 阴性的 PU 将占大多数。其临床特点有:高龄者多见,病史较短,溃疡多发且直径大,易并发出血。Hp 阴性 PU 中,一部分是非 Hp 非 NSAID 溃疡,即 Hp 检查阴性、4 周内未使用过 NSAID,同时也排除了其他危险因素引起的 PU,又称特发性溃疡。关于 Hp 阴性溃疡的发病机制、特点及流行病学趋势仍将是一段时期内的研究热点。

(二)实验室和辅助检查

1. 内镜检查

内镜下可对胃十二指肠黏膜进行直接观察,确定溃疡的发生部位、形态、大小和数量,尤其是对急性上消化道出血患者 24～48 小时内急诊内镜检查,有很高的诊断价值。溃疡形态对病变性质的鉴别没有绝对价值,故须常规行黏膜组织病理活体组织检查,以判别其性质。对于不典型和难以愈合的溃疡,必要时还须在超声内镜、放大或染色内镜下行活体组织检查以明确诊断。另外,内镜下胃窦小弯侧距幽门 5 cm 处,胃窦大弯侧正对胃角处取活检 1～2 块。2 cm 范围内黏膜做快速尿素酶试验,是检测 Hp 的首选方法。除此之外,内镜下可进行出血性溃疡的止血、早期癌灶的切除等治疗。

内镜下溃疡多呈圆形或椭圆形,底部平整,覆盖有白色或灰白色苔膜,边缘多整齐,周围黏膜充血、水肿。溃疡在内镜下分为三期,每一期分为两个阶段。①活动期(active stage,A),溃疡基底附着白色或黄白色厚苔,周围黏膜充血、水肿(A_1);或黏膜充血、水肿开始消退,四周可见再生上皮形成的红晕(A_2);②愈合期(healing stage,H),溃疡缩小变浅,苔变薄,再生上皮的红晕向溃疡聚拢,黏膜皱襞向溃疡集中(H_1);或溃疡基底的白苔几乎消失,被再生上皮所覆盖(H_2);③瘢痕期(scar stage,S):溃疡基底白苔完全消失,溃疡也模糊难辨,呈现红色瘢痕

(S_1)，最后转为白色瘢痕(S_2)。

2. X线钡餐检查

多采用钡剂和空气双重对比造影技术。龛影是PU的X线直接征象，具有诊断价值。切线位观察，龛影突出于胃或十二指肠腔轮廓之外；正位观察，显示为圆形或椭圆形的高密度影。龛影周围可因溃疡周围组织炎症水肿而呈现出环绕月晕样浅影或透亮带，也可见黏膜皱襞向溃疡集中的征象。此外，还可见局部痉挛、激惹现象、十二指肠球部畸形等溃疡的X线间接征象。

3. Hp检测

为防假阴性结果，Hp检测应在停用抑酸药至少2周后进行。Hp检测分为两种方法。

(1)侵入性检测：依赖内镜。①快速尿素酶试验(rapid urease test，RUT)，此为首选，也作为内镜下的常规检测，敏感度和特异度高达88%～98%，此检测快速、简便、费用低，为尽量减少假阴性的可能，建议环幽门孔取3～4块黏膜做RUT试验；②胃黏膜组织学镜检(胃黏膜直接涂片染色、胃黏膜组织切片染色)，可直接观察Hp，Warthin-Starry银染、改良吉姆萨染色、免疫组织化学染色等特殊染色较常规HE染色更能提高检出率；③Hp培养、基因检测[聚合酶链反应(PCR)、寡核苷酸探针杂交等]，这些方法相对复杂，费用高，多为科研用。侵入性检测中任意一项阳性可作为Hp现症感染的证据。

(2)非侵入性检测：不依赖内镜。①^{13}C或^{14}C尿素呼气试验(urea breath test，UBT)，敏感度和特异度高达90%～99%，作为根除Hp治疗后复查的首选；②粪便Hp抗原(Helicobacter pylori stool antigen，HpSA)检测，敏感度为89%～96%，特异度为87%～94%；③血清、唾液及尿液等分泌物抗体检测，人群依从性好，阳性提示曾经感染，是流行病学调查的首选，但不宜作为治疗后Hp是否根除的证据。非侵入性检测前两项中任意一项在治疗后1个月复查转为阴性者，可作为根除Hp的证据。

4. 胃液分析、血清胃泌素检测

胃液分析目前多用五肽胃泌素或组胺胃酸分泌试验，测定基础胃酸排泌量(basal gastric acid output，BAO)、最大胃酸排泌量(maximal gastric acid output，MAO)、高峰胃酸排泌量(peak gastric acid output，PAO)。胃液分析和血清胃泌素检测对诊断PU价值不大，多用于与胃泌素瘤的鉴别。

(三)诊断思路

依据病史，典型的慢性、周期性、节律性上腹部疼痛是诊断消化性溃疡的主要线索，伴随的非特异性症状(如恶心、食欲下降、腹胀等)对诊断价值不大，少部分PU以并发症为首发症状。必要的体格检查、实验室及辅助检查有利于排除有类似症状的其他疾病。内镜对PU具有确诊价值，对有内镜禁忌证的患者可选用X线钡餐检查。有些难治性PU还需要进一步做胃泌素测定和(或)胃液分析排除卓-艾综合征(Zollinger-Ellison syndrome)。

(四)鉴别诊断

以上腹疼痛为主要症状就诊的PU，需与腹腔内及胸腔内器官病变导致腹痛的各种疾病相鉴别。

1. 慢性胆囊炎、胆石症

腹痛多位于上腹部偏右，可放射至背部或肩部，进食油腻食物易诱发，典型者伴有发热、黄疸。慢性胆囊炎墨菲征常为阴性。腹部B超可明确胆囊结石，对胆总管和肝内小胆管结石则需依靠CT、磁共振胰胆管成像（magnetic resonance cholangiopancreatography，MRCP）或经内镜逆行胰胆管造影（endoscopic retrograde cholangiopancreatography，ERCP）检查。

2. 胃癌

良性溃疡与癌性溃疡症状难以鉴别，应警惕以下征象：年龄>45岁，有消化系统肿瘤家族史，疼痛有无周期性、节律性改变，无明确诱因的食欲下降、贫血或消瘦，反复或持续黑便，贫血与出血程度不相符，腹部包块。X线发现的胃溃疡尽量做内镜明确诊断，对内镜下的GU原则上均取活体组织检查以排除癌性溃疡，且治疗后尽量复查胃镜，明确溃疡是否痊愈，尤其是巨大胃溃疡和高位胃溃疡。

3. 胃泌素瘤（gastrinoma）

是胰腺非β细胞瘤，分为散发性和遗传相关性。该肿瘤一般很小（<1 cm），生长缓慢，半数为恶性。因其分泌大量胃泌素刺激胃壁细胞增生，胃酸分泌增加，致胃黏膜皱襞显著粗大、增生或形成难治、多发、不典型部位（十二指肠降段、横段、空肠近端或吻合口）的溃疡，部分患者伴有腹泻。血清胃泌素测定（>1000 ng/L，正常值<100 ng/L）、胃液分析（BAO>15 mEq/h，BAO/MAO>60%）、激发试验（胰泌素试验或钙输注试验）阳性有助于胃泌素瘤定性诊断，超声或超声内镜检查、CT、MRI、选择性血管造影术、生长抑素受体闪烁显像等影像学检查有助于胃泌素瘤的定位诊断。

4. 慢性胰腺炎

是胰腺组织结构和（或）功能出现不可逆的持续性损害。中上腹或左上腹隐痛、钝痛或剧烈痛，可放射至腰背部，前倾坐位、侧卧屈膝位疼痛可减轻，平卧位加重，此特征性体位称为胰性疼痛体位。腹痛可因进食、饮酒、高脂餐诱发，可伴有脂肪泻、消瘦、营养不良。腹部增强CT、MRCP、ERCP等有助于诊断。

5. 胰腺癌

发生于胰腺外分泌腺的恶性肿瘤。症状与慢性胰腺炎相似，但消瘦更加明显，多伴有梗阻性黄疸。主要靠影像学检查确诊。

6. 功能性消化不良

有消化不良症状（上腹痛或不适、餐后饱胀、食欲减退、上腹部烧灼感等）、生物化学及内镜检查均无明显异常（内镜可有慢性胃炎），临床上难以用器质性疾病解释。

7. 其他

少数PU以急性上腹痛为主要症状就诊，还需排除急性心绞痛和心肌梗死、下肺部炎症、急腹症（急性胆囊炎、急性胰腺炎、急性肠梗阻、急性阑尾炎）等。当PU并发穿孔时，还需与其他导致全腹膜炎的疾病相鉴别，包括急性阑尾炎、异位妊娠破裂、缺血性肠病等。

二、病因和发病机制

胃十二指肠黏膜长期接触高浓度胃酸及胆盐，能水解蛋白质的胃蛋白酶在酸性环境中被激活，经常受到摄入的各种有害物质的侵袭（如Hp、乙醇、药物及其他有害物质等）。正常生理情况下，胃十二指肠黏膜具有一系列防御和修复机制，包括黏液/碳酸氢盐屏障、黏膜屏障、黏膜血流量、细胞更新、前列腺素及表皮生长因子等，使之能够抵御这些侵袭因素的破坏作用，维护黏膜的完整性。当胃十二指肠的侵袭因素与黏膜自身防御修复因素之间失去平衡便发生溃疡，包括侵袭因素增强、防御修复因素减弱或两种因素兼有。GU 和 DU 发病机制不完全相同，GU 主要是防御修复因素减弱，DU 主要是侵袭因素增强所致。PU 按病因可分为 Hp 相关性溃疡、NSAID 相关性溃疡、非 Hp 非 NSAID 溃疡。

（一）Hp 感染

1. Hp 感染是导致 PU 的主要原因之一

1983 年，澳大利亚学者 Marshall 和 Warren 成功培养出 Hp，肯定了其在 PU 发生、发展、复发中的重要作用，从而获得 2005 年诺贝尔医学奖。Hp 通过人与人之间口-口或粪-口传播。其在世界各地流行情况差异较大，很大程度上取决于地区总体的经济生活和教育水平。据世界范围流行病学调查，发展中国家大多数儿童 10 岁前感染 Hp，50 岁前感染率高达 80%，而发达国家 10 岁前 Hp 感染者少见，18～30 岁仅为 10%，60 岁以上者才达 60%。我国 Hp 平均感染率为 58.07%，10～20 岁组已达 50%以上，家庭内传播可能为其主要途径。

多年来的大量研究证实，Hp 感染是导致 PU 的主要原因之一。证据包括：①PU 患者胃黏膜中 Hp 检出率显著高于普通人群，在 DU 患者中为 90%～100%，在 GU 患者中为 80%～90%；②Hp 感染者中发生 PU 的危险性明显增高，15%～20%的 Hp 感染者会在 10 年中发生 PU；③根除 Hp 可促进溃疡愈合，难治性溃疡（refractory ulcer）常规治疗疗效不佳者，根除 Hp 后往往得到痊愈；④根除 Hp 显著降低 PU 复发率，根除 Hp 可使 PU 年复发率由 50%～70%降至 5%；⑤根除 Hp 可显著降低 PU 并发症的发生率。

2. Hp 感染导致 PU 的机制

Hp 为革兰阴性棒状杆菌，凭借其毒力因子的作用，在胃型上皮（胃及胃化生的十二指肠）表面和黏液深层定植，削弱黏膜防御/修复功能，增强侵袭因素，诱发组织损害，并在宿主遗传易感性和环境因素协同作用下，最终导致 PU 的发生。

（1）削弱局部黏膜防御/修复功能。①毒素。Hp 的空泡毒素 A（Vac A）蛋白和细胞毒素相关基因 A（Cag A）蛋白是主要毒素，Vac A 蛋白可使培养的细胞产生空泡。Hp 脂多糖具有内毒素特性，可刺激细胞因子的释放，干扰胃上皮细胞与层黏素的相互作用而使其黏膜丧失完整性；②有毒性作用的酶。Hp 尿素酶分解尿素产生氨，氨不仅保护菌体本身，还直接和间接造成黏膜屏障功能损害。Hp 的黏液酶降解黏液，促进 H^+ 反弥散。其脂酶和磷脂酶 A 降解脂质和磷脂，破坏细胞膜完整性；③Hp 诱导黏膜局部的炎症和免疫反应。Hp 产生的一些低分子蛋白可趋化和激活炎性细胞，使其释放多种细胞因子和产生有毒性的氧自由基。Hp 的某些组分抗原与胃黏膜某些细胞成分相似，即抗原模拟，刺激机体产生抗体，与宿主胃黏膜细胞成分起交叉反应，导致胃黏膜细胞损害。

（2）增强侵袭因素：Hp 感染可致高胃泌素血症。①其引起的炎症和组织损伤使胃窦黏膜中 D 细胞数量减少，使生长抑素（somatostatin）减少，从而对 G 细胞释放胃泌素的反馈抑制作用减弱；②其尿素酶水解尿素产生的氨使局部黏膜 pH 升高，从而影响了胃酸对 G 细胞释放胃泌素的反馈抑制。高胃泌素血症刺激胃酸和胃蛋白酶原的分泌，在 Hp 阳性的 DU 患者中 BAO 和 MAO 均明显高于 Hp 阴性的健康者，而根除 Hp 后，大多患者高胃酸分泌可恢复正常。

关于 Hp 致 PU 机制有不同的假说。①“漏屋顶”假说，将胃黏膜屏障比作“屋顶”，保护其下方的黏膜免受胃酸“雨”损伤。此假说强调 Hp 感染削弱黏膜防御功能，可解释 Hp 相关性 GU 的发生；②六因素假说，将 Hp 感染、胃酸/胃蛋白酶、胃化生、十二指肠炎、高胃泌素血症和碳酸氢盐分泌六因素综合起来解释 Hp 感染致 DU 的发生。Hp 感染致高胃泌素血症，胃酸分泌增加，十二指肠酸负荷增加，从而使胆盐沉淀，削弱了胆盐对 Hp 的抑制作用，同时高酸直接损伤上皮或引起继发炎症从而导致十二指肠黏膜胃化生，Hp 更容易在十二指肠黏膜定植，加重局部炎症和进一步促进胃化生，形成恶性循环，使十二指肠黏膜持续处于炎症损伤状态，局部碳酸氢盐分泌减少，防御功能进一步减弱，最终导致 DU 的发生。

(二)胃酸/胃蛋白酶

胃酸/胃蛋白酶导致黏膜的自身消化是 PU 最根本的机制，抑酸治疗明显促进 PU 的愈合也说明了胃酸仍是 PU 的决定因素，但胃酸对消化道黏膜的损害作用通常只有在正常黏膜防御和修复功能遭受破坏时才发生。许多 DU 患者存在 BAO、夜间酸分泌、无肽胃泌素刺激的 MAO、十二指肠酸负荷等增高的情况。GU 患者则多存在胃排空障碍，食物在胃内潴留促使胃窦部分泌胃泌素，导致胃酸分泌增加。胃泌素瘤患者，由于瘤体大量分泌胃泌素，导致高胃酸分泌状态，形成难治性 PU。主细胞分泌的胃蛋白酶原经盐酸激活而形成胃蛋白酶，其生物活性取决于胃液 pH，在 pH<4 的酸性环境下才能维持活性，并降解蛋白质分子，对黏膜产生侵袭作用。

(三)非甾体抗炎药(non-steroidal anti-inflammatory drugs,NSAID)

是 PU 的主要致病因素之一，且在并发上消化道出血中起重要作用。流行病学调查显示，在长期服用 NSAID 人群中，15%～30%可患 PU，其中，GU 占 12%～30%。NSAID 使 PU 并发症发生的危险性增加 4～6 倍，在老年人溃疡中还与其病死率相关。NSAID 相关性溃疡发生的危险性与服用 NSAID 种类、剂量、疗程相关，若同时有其他危险因素如年龄(>60 岁)、有消化性溃疡病史、吸烟、酗酒、同时用抗凝药或糖皮质激素等则溃疡发生率显著增加。

NSAID 损伤胃十二指肠黏膜的机制包括局部直接作用和系统作用两方面。①局部直接作用：NSAID 在酸性环境下以非离子状态透过黏膜上皮细胞膜弥散入细胞内，并在细胞内高浓度积聚，损伤细胞膜，增加氢离子反弥散，进一步损伤细胞，导致更多药物进入细胞内，形成恶性循环；②系统作用：NSAID 抑制包括 COX-1 和 COX-2 在内的环氧合酶(cyclooxygenase, COX)，使胃肠道黏膜中由 COX-1 产生的有细胞保护作用的内源性前列腺素合成减少，从而削弱胃十二指肠黏膜的防御功能。NSAID 的肠溶制剂和前药的局部直接作用已明显减弱，它们更多的是通过系统作用发挥其损伤机制。

(四)其他危险因素

1. 吸烟

吸烟者 PU 发生率高于不吸烟者 2 倍，吸烟影响溃疡的愈合，促进其复发，增加其并发症的发生。吸烟易导致 PU 的机制尚未明确，可能与吸烟致胃排空障碍，抑制胰腺分泌碳酸氢盐，降低幽门括约肌功能，诱发十二指肠-胃反流，减少胃肠黏膜血流，影响前列腺素合成等因素相关。

2. 遗传因素

孪生儿中单卵双胎发生 PU 的一致性高达 53%，高于双卵双胎的 36%；在一些罕见的遗传综合征中，如多发性内分泌病、系统性肥大细胞增多症等，PU 为其临床表现的一部分，说明 PU 具有遗传倾向。

3. 胃十二指肠动力障碍

动力障碍加重 Hp 感染或 NSAID 对胃黏膜的损伤。部分 DU 患者胃排空较正常人快，使十二指肠球部酸负荷量增大，黏膜更易受损。部分 GU 患者胃排空延缓，十二指肠-胃反流增加，使胃酸分泌增加，反流液中的胆汁、胰液和溶血磷脂酰胆碱对胃黏膜损害进一步加重。

4. 应激和心理因素

急性应激可致应激性溃疡已是共识。临床观察发现，长期精神紧张、情绪焦虑的人易患 PU，DU 愈合后在遭受精神应激时容易复发，战争年代 PU 发病率升高，均提示心理因素与 PU，尤其是 DU 的发生明显相关。应激和心理因素可通过迷走神经影响胃十二指肠分泌、运动和黏膜血流的调控。

5. 饮食因素

研究表明，高盐饮食可加重胃黏膜损伤，增加 GU 的发生率；必需脂肪酸、高纤维膳食可能通过增加前列腺素的合成或释放从而降低 PU 的发病率。虽然酒、浓茶、咖啡和可乐等饮料能刺激胃酸分泌，增加 PU 发生的危险性，但尚无充分证据表明它们会直接导致 PU 的发生。

6. 病毒感染

部分胃窦溃疡或幽门前区溃疡患者能在其溃疡的边缘检测出Ⅰ型单纯疱疹病毒（HSV-1），提示 HSV-1 局部感染可能与 PU 的形成相关。在肾移植或免疫缺陷患者中，巨细胞病毒感染也可能参与 PU 的形成。

7. 药物因素

如糖皮质激素、抗肿瘤药、抗凝药等也可诱发 PU，也是导致其并发出血不可忽视的因素之一。

8. 相关的慢性疾病

PU 尤其是 DU 在某些慢性疾病，如慢性肺部疾病、肝硬化、慢性肾衰竭等中高发，可能与这些慢性疾病造成的胃肠黏膜缺血缺氧、肝灭活能力下降、高胃泌素血症和合并病毒感染有关。

三、病理

（一）肉眼观察

PU 多发生在幽门腺区（胃窦）与泌酸腺区（胃体）交界处的幽门腺区一侧，故 GU 发生部位多在胃角或胃窦小弯，胃体较少见，胃底罕见；DU 则多发生在球部，又以球部前壁较后壁多见，球后溃疡少见。PU 多为单发，少数在胃或十二指肠可有两个或两个以上溃疡同时存在，称为多发性溃疡。DU 直径多小于 1.5 cm，GU 直径多小于 2 cm，巨大溃疡需警惕恶性溃疡的可能。典型 PU 多为圆形或椭圆形，也有不规则形、线形或霜斑样溃疡。PU 浅者仅超过黏膜肌层，深者可贯穿肌层，甚至达浆膜层，导致穿孔、出血等严重并发症。

（二）显微镜观察

PU 的基底部由外向内分为四层：①急性炎症渗出物；②嗜酸性坏死层；③肉芽组织层；④瘢痕组织层。

四、治疗

治疗原则：消除病因，缓解症状，愈合溃疡，避免并发症，防止复发。具体治疗策略：尽可能消除患者的所有病因和危险因素，尤其是根除 Hp；足疗程的抑酸治疗；综合和个体化治疗措施防止复发;判明胃镜随访指征。需要注意的是,因 PU 是由多种病因所致的异质性疾病群,即患者间的病因和发病机制不尽相同,故在注重治疗原则和策略的同时,强调个体化治疗。

(一)一般治疗

1. 生活习惯改变

规律和节奏合理的生活,劳逸结合,避免精神紧张。

2. 饮食习惯改变

规则进食(原则上定时进餐,无需少食多餐),避免辛辣、高盐、高糖、油腻和难消化的食物,尽量戒烟、酒、浓茶、咖啡。

3. 用药习惯改变

尽量避免滥用药物,尤其是 NSAID 及糖皮质激素。

(二)药物治疗

随着对溃疡发病机制认识上的两次飞跃,带动了治疗方案上的两次革命。20 世纪 70 年代 Schwartz 提出的"无酸无溃疡"机制带动了"抗酸治疗"的革命,20 世纪 80 年代提出的"无 Hp 无溃疡"机制带动了"根除 Hp"的革命。

1. 抑制胃酸分泌

(1)H_2 受体阻滞剂(H_2-receptor antagonist,H_2-RAs):作用于壁细胞。DU 疗程为 6～8 周,GU 为 8～10 周,溃疡愈合率为 65%～85%。

(2)质子泵抑制剂(proton pump inhibitor,PPI):作用于壁细胞胃酸分泌终末步骤中的关键酶—H^+-K^+-ATP 酶,抑酸作用强大而持久。DU 疗程为 4～6 周,GU 为 6～8 周,溃疡愈合率为 80%～100%。

上述两类药物常用的剂量和用法见表 3-1。

表 3-1 常用抑制胃酸分泌药物

药物	单片剂量	治疗剂量	根除 Hp 标准剂量
H_2-RAs			
西咪替丁	400 mg 或 800 mg	400 mg,每日 2 次或 800 mg,每晚 1 次	/
雷尼替丁	150 mg	150 mg,每日 2 次或 300 mg,每晚 1 次	/
法莫替丁	20 mg	20 mg,每日 2 次或 40 mg,每晚 1 次	/
PPI			
奥美拉唑	20 mg	20 mg,每日 1 次	20 mg,每日 2 次
兰索拉唑	30 mg	30 mg,每日 1 次	30 mg,每日 2 次
泮托拉唑	40 mg	40 mg,每日 1 次	40 mg,每日 2 次
雷贝拉唑	10 mg 或 20 mg	10 mg 或 20 mg,每日 1 次	10 mg 或 20 mg,每日 2 次
埃索美拉唑	20 mg 或 40 mg	20 mg 或 40 mg,每日 1 次	20 mg 或 40 mg,每日 2 次

2. 根除 Hp

目前,国际上对 Hp 相关性溃疡已达成共识,即不论溃疡活动或静止,不论初发或复发,不论有无并发症均应行根除性治疗。因大多数抗生素在胃内低 pH 值环境中活性降低,难以穿透黏液层而达到杀灭 Hp 的作用,目前尚无单一药物能有效根除 Hp,故需三种或四种药物联合杀菌。

(1)三联疗法:是以 PPI 或铋剂为中心联合两种抗生素,具体剂量及疗程如下。但三联疗法耐药率高，须根据当地 Hp 耐药情况而定。

1）铋剂＋两种抗生素：①铋剂标准剂量＋阿莫西林 0.5 g＋甲硝唑 0.4 g，每日 2 次，用 2 周；②铋剂标准剂量＋四环素 0.5 g＋甲硝唑 0.4 g，每日 2 次，用 2 周；③铋剂标准剂量＋克拉霉素 0.25 g＋甲硝唑 0.4 g，每日 2 次，用 2 周。

2）PPI＋两种抗生素：①PPI 标准剂量＋克拉霉素 0.5 g＋阿莫西林 1.0 g，每日 2 次，用 1 周；②PPI 标准剂量＋阿莫西林 1.0 g＋甲硝唑 0.4 g，每日 2 次，用 1 周；③PPI 标准剂量＋克拉霉素 0.25 g＋甲硝唑 0.4 g，每日 2 次，用 1 周。

随着 Hp 对克拉霉素和甲硝唑等抗生素耐药性的上升，Hp 根除率逐年下降，目前我国及国际上多数国家和地区，标准三联 Hp 根除率已经低于 80%。

（2）四联疗法：现推荐使用四联疗法治疗。但在耐药率低的地区可不用首选四联疗法。随着三联疗法根除率下降，H. pylori Maastricht-4 共识已推荐用非铋剂四联方案（PPI＋阿莫西林＋克拉霉素＋甲硝唑）替代含克拉霉素的三联疗法，以伴同疗法（10 或 14 天同时服用 4 种药物）相对疗效最高，但我国克拉霉素和甲硝唑双重耐药率已＞15%，该方案根除率低，不再推荐。

目前推荐铋剂四联（PPI＋铋剂＋两种抗生素）作为主要的经验性治疗根除 Hp 方案，疗程为 10 或 14 天（表 3-2）。

表 3-2　推荐的幽门螺杆菌根除四联方案中抗生素组合、剂量和用法

方案	抗生素 1	抗生素 2
1	阿莫西林 1000 mg，每日 2 次	克拉霉素 500 mg，每日 2 次
2	阿莫西林 1000 mg，每日 2 次	左氧氟沙星 500 mg，每日 1 次或 200 mg，每日 2 次
3	阿莫西林 1000 mg，每日 2 次	呋喃唑酮 100 mg，每日 2 次
4	四环素 500 mg，每日 3 次或每日 4 次	甲硝唑 400 mg，每日 3 次或每日 4 次
5	四环素 500 mg，每日 3 次或每日 4 次	呋喃唑酮 100 mg，每日 2 次
6	阿莫西林 1000 mg，每日 2 次	甲硝唑 400 mg，每日 3 次或每日 4 次
7	阿莫西林 1000 mg，每日 2 次	四环素 500 mg，每日 3 次或每日 4 次

注：标准剂量（PPI＋铋剂）（每日 2 次，餐前 30 分钟口服）＋2 种抗生素（餐后口服）。标准剂量 PPI 为艾司奥美拉唑 20 mg、雷贝拉唑 10 mg（或 20 mg）、奥美拉唑 20 mg、兰索拉唑 30 mg、泮托拉唑 40 mg、艾普拉唑 5 mg，以上选一；标准剂量铋剂为枸橼酸铋钾 220 mg（果胶铋标准剂量待确定）。

为提高 Hp 根除率，需强调疗程足够，并注意以下几点。①除含左氧氟沙星的方案不作为初次治疗方案外，根除方案不分一线、二线，应尽可能将疗效高的方案用于初次治疗。初次治疗失败后，可在其余方案中选择一种方案进行补救治疗。方案的选择需根据当地的 Hp 抗生素耐药率和个人药物使用史，权衡获益性；②含左氧氟沙星的方案可作为补救治疗的备选方案；③推荐经验性铋剂四联治疗方案疗程为 10 或 14 天。

序贯疗法根除 Hp 具有疗效高（90%）、耐受性和依从性好等优点。目前推荐的序贯疗法为 10 日：前 5 日，PPI＋阿莫西林/PPI＋克拉霉素，后 5 日，PPI＋克拉霉素＋替硝唑/PPI＋阿莫西林＋呋喃唑酮。值得注意的是，对多次根除 Hp 治疗失败者，可考虑停药一段时间（3 个月以上），使细菌恢复原来的活性，以便提高下次治疗的敏感性。

若溃疡面积小，根除 Hp 后症状已消失，则可停止抑酸治疗；若溃疡面积大，或有并发症，或根除 Hp 后症状未缓解，则继续用抑酸剂，DU 疗程为 4 周，GU 6 周。应在根除 Hp 疗程结束，停药不少于4周后复查(2周内未停用PPI者易出现假阴性)，以检验治疗是否有效。需复查胃镜者选用RUT，如为巨大GU，大多数无须复查胃镜者选用UBT，如为DU，若检查结果为阴性，表明根除了Hp，真正根除后成人再感染率每年低于3%。

3. 抗酸药

目的是中和胃酸，缓解疼痛。临床一般作为溃疡的辅助用药，不单独使用。有碳酸氢钠、铝碳酸镁、氢氧化铝、碳酸钙等。药物剂型以液态和粉剂为佳。长期使用可能导致便秘或腹泻。

4. 保护胃黏膜

保护胃黏膜可以提高溃疡愈合质量，减少复发率，尤其适用于特殊类型溃疡。

(1)硫糖铝(sucralfate)：一种弱碱盐，在酸性环境中易附着于溃疡面上，阻止胃酸/胃蛋白酶的侵袭，促进内源性前列腺素合成，吸附胃液中的胆盐，促进肉芽生成，疗效与H_2-RAs相当，用于GU治疗。不良反应主要是便秘。

(2)枸橼酸铋钾[胶体枸橼酸铋(colloidal bismuth subcitrate，CBS)]：作用机制类似硫糖铝，在酸性环境中发生沉淀，对溃疡面的蛋白质具有螯合作用，且有较强抗Hp效力。服用者可有舌面发黑和大便呈现浅黑色。此药安全，但长期服用可能导致体内铋过量积蓄，痛风、肾功能不全者慎用。

(3)米索前列醇(misoprostol)：为前列腺素E_1的衍生物，因其可增加胃十二指肠黏膜黏液/碳酸氢盐分泌，增加黏膜血供，并具有一定的抑酸作用，故主要用于NSAID相关性溃疡的防治。主要不良反应为腹泻和子宫收缩，妊娠妇女忌用。

(三)NSAID相关性溃疡防治

(1)病情需要服用NSAID药物时，尽量选用对胃黏膜损害轻的药物或选择COX-2抑制药。

(2)对NSAID相关性溃疡，PPI是首选，对胃黏膜保护有一定作用。

(3)需长期服用NSAID者，预防性根除Hp可降低NSAID相关溃疡的发生率。

(4)合并其他危险因素(高龄、吸烟、严重慢性疾病，合并使用抗凝药、肾上腺皮质激素等药物，既往有PU史或上消化道出血史、器官移植等)又需服用NSAID者，可预防性同时服用PPI或米索前列醇。

(5)无其他危险因素的单纯NSAID相关性溃疡，可以在停服NSAID后，给予常规疗程的抗溃疡治疗。

(四)难治性溃疡的治疗

1. 评估是否难治

PU在标准抗溃疡治疗后仍然长期不愈者。

2. 评估难治的原因

有无恶性溃疡及其他病因导致的良性难治溃疡，如克罗恩病所致的溃疡；有无未能消除的溃疡诱发因素存在(Hp反复感染或耐药性高、长期服用NSAID、生活及饮食习惯不良等)。应针对性给予治疗。

3. 加强抗酸治疗

PPI加倍剂量，或睡前加服H_2-RAs，对大多数难治性溃疡有效。

(五)溃疡复发的预防

1. 消除或减少复发因素

尽可能去除如 Hp 感染、长期服用 NSAID、吸烟、饮酒、不规律饮食或喜好麻辣食物、有严重慢性疾病、长期精神紧张等导致 PU 复发的因素。

2. 维持治疗

(1)指征：有复发史的非 Hp-非 NSAID 溃疡、根除 Hp 后仍然复发的溃疡、Hp 难以根除的溃疡、危险因素难以消除的溃疡。

(2)方法：通常可用 H_2-RAs 或 PPI 的半剂量或标准剂量维持 6～12 个月，但强调个体化，危险因素越多，复发频率越高者抑制酸强度越大，用药时间也越长，可用药 2 年及以上。

3. 按需治疗

在维持治疗后仍然复发，但复发频率较低者，可在每次出现较明显症状时，服用标准剂量的 H_2-RAs 或 PPI 一段时间，症状消失后即可停药。

(六)外科治疗

随着抗溃疡药物的飞速发展，目前真正内科治疗无效的难治性溃疡已极少，需外科治疗的仅限于严重并发症而内科治疗无效者。手术指征包括：①大出血经内科急救无效；②急性穿孔；③瘢痕性幽门梗阻；④不能排除恶性溃疡。

五、预后

消化性溃疡大多预后良好，病死率已降至 1%以下。死亡的主要原因是 PU 并发的消化道大出血和急性穿孔，尤其是发生在老年人和(或)伴有其他严重并发症者。慢性胃溃疡癌变的观点至今尚有争议。有学者认为少数 GU 可能发生癌变，一般发生在溃疡的边缘，但癌变率低，约为 1%。

第四节　溃疡性结肠炎

溃疡性结肠炎(ulcerative colitis，UC)是一种病因尚不十分清楚的直肠和结肠慢性非特异性炎症性疾病。病变主要限于大肠黏膜与黏膜下层。临床表现为腹泻、黏液脓血便、腹痛。病情轻重不等，多呈反复发作的慢性病程。本病可发生在任何年龄，多见于 20～40 岁，也可见于儿童或老年人。男女发病率无明显差别。本病在我国较欧美少见，且病情一般较轻，但近年患病率有明显增加的趋势，重症也常有报道。

一、诊断

(一)临床表现

1. 症状

多为慢性起病，可迁延数年至 10 余年，偶有急性发作。常有发作期与缓解期交替，也可持续并逐渐加重。饮食失调、精神刺激、过度劳累常为发作诱因。

(1)消化系统症状如下。①腹泻：为该病最主要的症状，与黏膜炎症导致肠分泌增加、肠蠕动增快和肠内水钠吸收障碍有关。黏液脓血便是本病活动期的重要表现，常伴里急后重；②腹痛：常为轻中度阵发的痉挛性绞痛，与炎症刺激所致的肠痉挛或肠管张力增加有关。常局限于下腹或左下腹，但当炎症波及腹膜或并发中毒性巨结肠时，有全腹剧烈疼痛。疼痛时可有便意，排便后疼痛暂时缓解；③其他：常有腹胀、食欲下降，病情严重者可有恶心、呕吐。

(2)肠外表现：见于少数患者。可有外周关节炎、结节性红斑、坏疽性脓皮病、巩膜外层炎、前葡萄膜炎、口腔复发性溃疡等，更少见的有骶髂关节炎、强直性脊柱炎、原发性硬化性胆管炎等。

(3)全身症状：一般体温正常，急性期可有发热。病情恶化者可出现高热、全身器官衰竭、水电解质紊乱、低蛋白血症和营养障碍等。

2. 体征

轻型患者仅有下腹部或左下腹压痛，有时可触及痉挛或肠壁增厚的乙状结肠或降结肠。重型和暴发型患者可有腹胀、腹肌紧张、腹部压痛和反跳痛。

3. 并发症

多发生于病程长、病情重的患者，主要为局部的并发症，可并发中毒性巨结肠、结肠息肉、直肠结肠癌、直肠结肠大出血、急性穿孔、肠梗阻等。

4. 临床分型

(1)按病程分型：可分为初发型、慢性复发型、慢性持续型及急性暴发型(病症严重有全身毒血症状，可伴有中毒性结肠扩张、肠穿孔、败血症等并发症)。

(2)按病情轻重分型：可分为轻型(腹泻每日 4 次以下，无发热、贫血，红细胞沉降率正常)、中型(介于轻型和重型之间)、重型(腹泻每日 6 次以上，并有明显黏液脓血便、体温＞37.5℃、脉搏＞90 次/分、血红蛋白＜100 g/L、红细胞沉降率＞30 mm/h)三型。

(3)按病变的活动分型：可分为活动期和缓解期。

(4)按病变范围分型：可分为直肠炎、直肠乙状结肠炎、左半结肠炎或右半结肠炎、全结肠炎等型。

(二)实验室和辅助检查

1. 血液检查

可出现轻度贫血，白细胞计数在活动期可增高。红细胞沉降率加快和 C 反应蛋白增高是活动期的标志。严重或病情持续者血清白蛋白下降。

2. 粪便检查

肉眼观常有黏液脓血，镜检见红细胞和脓细胞，急性发作期可见吞噬细胞。粪便病原学检查的目的是要排除感染性结肠炎，须反复多次进行。

3. 自身抗体检测

血中外周型抗中性粒细胞质抗体和抗酿酒酵母抗体分别为溃疡性结肠炎和克罗恩病的相对特异性抗体。

4. 结肠镜检查

是诊断本病最重要的手段。可以了解黏膜病变的程度，确定疾病的范围，了解有无回肠末段病变；还可进行活体组织病理学检查，活体组织检查宜从斑块、结节隆起、黏膜粗糙、息肉样隆起和狭窄部位取材，以提高病理学诊断的准确性。活体组织检查较为安全，极少发生穿孔和出血。活动性炎症未控制而急需结肠镜检查者，可以只检查左半结肠。重症溃疡性结肠炎行结肠镜检查必须小心，最好在活动性炎症控制后进行，肠道准备用渗透性泻剂一般比较安全，检查时必须轻柔。中毒性巨结肠为其禁忌证。

病变多从直肠开始，呈连续性、弥漫性分布。内镜下典型改变：黏膜粗糙呈细颗粒糜烂或多发性浅溃疡，可见大量脓性分泌物；慢性病变可见假性息肉及桥状黏膜，结肠袋变钝、消失。缓解期患者黏膜可以恢复到正常，但可能有黏膜变薄、变白及萎缩，尤其是反复发病的患者。

根据结肠镜下的表现，可对溃疡性结肠炎的活动性进行判断，将其分为三期：①轻度，弥漫或局限的红斑，黏膜血管模糊不清、扭曲或消失；②中度，在结肠局部有单独或散在的小溃疡，同时存在红斑、质脆、颗粒性表现和黏液脓性渗出；③重度，广泛或多处深大溃疡，质脆，常伴有自发的出血及大量的黏液脓性渗出。

5. X 线钡剂灌肠检查

主要征象有黏膜粗乱呈颗粒样改变，多发性浅溃疡，结肠袋消失，肠壁僵硬，肠管缩短变细，可呈铅管样。

（三）诊断思路

慢性腹痛、黏液脓血便是 UC 有价值的诊断线索，钡剂灌肠检查有重要的参考价值，结肠镜检查具有确诊意义。2000 年 11 月，成都全国炎症性肠病学术会议进一步修订了诊断标准，其标准诊断为：①根据临床表现、结肠镜所见之一项和（或）黏膜活体组织检查，可诊断本病；②根据临床表现、钡剂灌肠所见之一项，可诊断本病；③临床表现不典型而有典型结肠镜或钡剂灌肠所见者，可诊断本病；④临床表现有典型症状与典型既往史，而目前结肠镜或钡剂灌肠所见无典型改变者，为“疑诊”。

（四）鉴别诊断

1. 慢性细菌性痢疾

本病患者常有急性细菌性痢疾病史；粪便或结肠镜检查取黏液脓性分泌物可培养出痢疾杆菌；抗生素治疗有效。

2. 慢性阿米巴痢疾

结肠镜检查时可见溃疡较深，边缘潜行，溃疡间结肠黏膜正常；粪便检查、结肠镜取活体组织或渗出物检查可查到阿米巴滋养体或包囊；抗阿米巴治疗有效。

3. 直肠、结肠癌

常发生于中年以后；直肠指检或肠镜检查可以发现肿瘤，取活体组织病理学检查可以证实诊断；钡剂灌肠有直肠、结肠癌 X 线征象。

4. 克罗恩病

是病因未明的肠慢性肉芽肿性疾病。腹痛较重，常伴发热，一般无黏液脓血便及里急后重；肠镜检查见病变主要在近端结肠及回肠末端，黏膜慢性炎症，呈铺路石样改变，沟槽样溃疡，病变肠段间黏膜正常；病理学检查主要为全肠壁性肉芽肿性炎症；X 线钡餐检查可见肠呈节段性病变，肠腔狭窄及瘘管形成较多见；很少发生癌变。

5. 血吸虫病

有疫水接触史；肝大、脾大；粪便检查可发现虫卵，孵化可检出毛蚴；结肠镜检查可见结肠黏膜有黄色颗粒，肠黏膜活体组织检查压片，能查到血吸虫卵。

6. 肠易激综合征

常伴全身神经症状；粪便中可有大量黏液但无脓血，镜检仅有少许白细胞；肠镜与钡剂灌肠检查无器质性改变。

二、病因和发病机制

炎症性肠病(IBD)的病因和发病机制尚未完全阐明,目前认为主要有环境、遗传、感染和免疫因素。

(一)环境因素

据统计,IBD在北美和欧洲北部的发病率最高,而在南美和东南亚、非洲和澳大利亚等地发病率较低。流行病学研究发现,从低发生率国家移居至发达国家的人群中IBD发病率明显上升。这表明环境因素(如饮食、吸烟及卫生条件等)是该病的致病因素之一。

(二)遗传因素

IBD有明显的家族聚集性和种族差异。有报道称,克罗恩病(CD)患者的一级亲属CD患病率为2.2%~16.2%,IBD患病率为5.2%~22.5%;UC患者的一级亲属UC患病率为5.7%~15.5%,IBD患病率为6.6%~15.8%,是正常人的5倍甚至更多。对IBD遗传学因素最有力的证据是,单卵双生同胞同患CD或UC有着高达37.3%和10%的一致性,双卵双生子患CD或UC有着7%和3%的一致性。在不同种族间也有明显差别,白种人发病高于黑种人。遗传因素在CD中比在UC中更加显著。UC和CD都是多基因疾病,目前较多的证据表明,3、7、12号染色体的某些区域与IBD有联系,2、6号染色体与UC易感相关,而16号染色体与CD易感有关。近年来,对IBD易感基因位点的搜寻取得了很大进展,现已明确*NOD2*(*CARD15*/*IBD1*)为CD的易感基因。*NOD2*/*CARD15*基因突变普遍见于白种人,但在日本、中国等亚洲人并不存在,反映了不同种族、人群遗传背景的不同。目前认为,IBD不仅是多基因病,而且也是遗传异质性疾病,即不同人由不同基因引起。

(三)感染因素

肠道微生物在IBD发病中的作用一直受到重视。直接和间接证据都表明,肠道菌群是IBD炎症始发的必要诱因。IBD可从根本上被理解为是对肠道菌群或其组分的异常炎性反应。支持这个假设的间接证据来自于临床观察,如患者对抗生素治疗的反应及CD患者肠转流术的效果。研究表明,IBD患者肠道中某些菌群数量较正常人显著增加,如黏附性肠侵袭大肠埃希菌(AIEC)。在基因突变小鼠中,肠道菌群的存在是结肠炎性反应发生的必要条件。动物模型显示,特发性慢性结肠炎可能完全是因为肠内菌群失调而致,大多数动物在无菌环境中不发生结肠炎,但是当肠道菌群内环境发生改变时会迅速发生。

不少研究认为,正常肠道共生菌群和它们的产物可能是IBD的自身抗原,产生耐受,当肠道感染使一些条件致病菌损害肠黏膜屏障,肠腔内细菌及产物等抗原移位至肠黏膜固有层并激活肠黏膜免疫系统,使肠黏膜免疫系统对肠腔内抗原失去耐受而失衡,从而诱发IBD。这些事实都说明,决定IBD发生的主要因素不是菌群本身,而是宿主的防御特性以及与之相互作用的结果。虽然目前资料尚不支持某一特异性致病微生物导致IBD发生,但临床观察显示,这些微生物所致的肠道感染能导致缓解期的IBD复发。

(四)免疫因素

肠道黏膜免疫系统在IBD发生、发展、转归过程中起重要作用。IBD患者黏膜固有层中有大量淋巴细胞、巨噬细胞和免疫系统的其他细胞浸润,这些免疫细胞对活体外的刺激可以作出特异的反应,即Th1为主的黏膜免疫应答发展为CD;释放IFN-γ、TNF-β、IL-12增加,IL-4减少;相反,Th2为主的免疫应答在UC中更占优势,IL-5和IL-13分泌增多,但Th2的细胞因子 IL-4 的分泌并未增加。IL-17 的表达在两者中均有上调。因此，Th1/Th2 比例失衡在 IBD 发病中具有重要意义，且 CD 和 UC 可能存在不同的免疫反应类型。

Th1/Th2 平衡受细胞因子的调节(IL-12、IFN-γ、IL-4 及 IL-10 是参与调节的重要因子)，细胞因子失调可由 Th1/Th2 细胞凋亡紊乱引起，而细胞因子失调反过来又可加重 Th1/Th2 失衡，形成恶性循环。目前认为，免疫异常是 IBD 的主要致病因素，致病模式为各种自身抗体、免疫因子导致病理损伤引起 IBD 疾病发生。随着对 IBD 免疫炎症过程的信号传递网络研究的深入，已有旨在阻断这些反应通道的生物制剂应用于治疗 IBD，如英夫利西(一种抗 TNF-α 单抗)对 IBD 的治疗取得良好疗效。

对 IBD 病因和发病机制的认识可总结为：环境因素作用于遗传易感者，在肠道微生物的参与下，触发了肠道免疫及非免疫系统，最终引起免疫反应和炎症过程。可能由于抗原的持续刺激和(或)免疫调节紊乱，这种免疫炎症反应表现为过度亢进和难于自限。一般认为，UC 和 CD 是同一疾病的不同亚类，组织损伤的基本病理过程相似，但可能由于致病因素不同，发病的具体环节不同，最终导致组织损害的表现不同。

三、病理

(一)大体病理

病变位于大肠，呈连续性分布。多数在直肠、乙状结肠，可扩展至降结肠和横结肠。黏膜有弥漫性炎症，水肿、充血和灶性出血，有广泛的浅小不规则溃疡或大片溃疡。病变一般限于黏膜和黏膜下层，穿孔、肠瘘少见。暴发型或重症患者，可发生中毒性肠扩张，溃疡累及肠壁全层，易发生急性穿孔。结肠炎症反复发作后，肉芽组织增生瘢痕形成，可使肠腔变窄。少数有结肠癌变。

(二)镜下病理

镜下可见各种炎性细胞浸润；腺体紊乱、破坏、萎缩，基底膜断裂、消失；隐窝脓肿、溃疡；黏膜下水肿、纤维化，杯状细胞减少，甚至消失，上皮再生。病理学分期可分为以下两期。

1. 活动期

黏膜毛细血管充血、扩张，间质水肿，重者基底膜断裂，黏膜及黏膜下有大量中性粒细胞、嗜酸性粒细胞浸润，腺管杯状细胞减少，隐窝处中性粒细胞聚集，形成隐窝脓肿。进一步发展则上皮细胞变性坏死、脱落，腺管破坏形成糜烂、溃疡。

2. 缓解期

黏膜充血、水肿消退，中性粒细胞消失，慢性炎症细胞减少，腺管上皮逐渐恢复，由于反复发作及持续的慢性炎症，间质有大量淋巴细胞、浆细胞浸润，纤维组织增生，基底膜增厚，腺管基底和黏膜基层形成较大断裂。腺管上皮增生，杯状细胞增多。

腺管萎缩、变短、不规则，黏膜面积缩小，部分上皮再生，纤维组织增生，假息肉样突起形成黏膜桥。息肉呈多发或密集分布，重者肠壁布满息肉，大小基本一致，也有大小不一者，呈亚蒂或无蒂。有时溃疡愈合形成瘢痕，使肌层纤维化、挛缩，晚期肠管狭窄、缩短。

四、治疗

治疗原则：控制急性发作，维持缓解，减少复发，防治并发症。主要包括一般治疗、药物治疗及手术治疗。

(一)一般治疗

在急性发作期,应卧床休息,给予易消化、流质饮食,及时纠正水电解质紊乱,注意纠正贫血和低蛋白血症。病情好转后,改为营养丰富的少渣食物。对于重症及暴发型患者,禁食,密切观察病情变化,给予静脉内高营养,必要时输血及白蛋白。

(二)药物治疗

1. 氨基水杨酸制剂

柳氮磺胺吡啶(SASP)是治疗 UC 的常用药物,适用于轻、中度或重度经糖皮质激素治疗已经缓解者。SASP 口服后大部分到达结肠,在结肠内细菌作用下分解为 5-氨基水杨酸(5-ASA)和磺胺吡啶,前者是该药起治疗作用的主要成分,后者是引起不良反应的主要原因。急性期用 SASP 3～4 g/d,分 3～4 次口服;缓解后改为 1～2 g/d。持续用药 1～2 年,以减少复发。其主要不良反应有恶心、呕吐、皮疹、白细胞减少及溶血等。对于病变局限于直肠、乙状结肠者,可采用保留灌肠的方式进行治疗。新型口服 5-ASA 制剂有美沙拉嗪、奥沙拉嗪和巴柳氮,疗效与 SASP 相仿,但不良反应明显减少。

2. 糖皮质激素

适用于对氨基水杨酸制剂疗效不佳的轻至中度患者,也是重度和急性暴发型患者的首选药物。中度 UC 常用泼尼松 30～40 mg/d 口服,重度 UC 须及时足量给药,先用氢化可的松 300 mg/d,或甲泼尼龙 40～60 mg/d,或地塞米松 10 mg/d,静脉滴注;1 周后改用泼尼松 60 mg/d口服。病情缓解后逐渐减量,每 1～2 周减 5～10 mg。维持治疗数月,其后改用 SASP 治疗。病变局限于直肠、乙状结肠者,可用糖皮质激素保留灌肠。即琥珀酸钠氢化可的松 100 mg/d 或地塞米松 5 mg 加生理盐水 100 mL,保留灌肠,每晚 1 次,病情稳定后改为每周 2～3 次,疗程为 1～3 个月。

3. 免疫抑制剂

适用于反复发作而 SASP 及激素疗效不佳、激素依赖或慢性持续型患者。静脉注射糖皮质激素 7～10 日无效者,可考虑环孢素每日 2～4 mg/kg,静脉滴注;或硫唑嘌呤每日 1.5～2.5 mg/kg,分次口服,疗程为 1 年,须注意胃肠道反应及白细胞下降等骨髓抑制的不良反应。

UC 缓解期控制炎症主要服用 5-ASA 维持治疗,如患者活动期缓解是由硫唑嘌呤或巯嘌呤所诱导,则还要用相同剂量该类药维持。目前,对于维持治疗的疗程尚没有统一的意见,一般认为至少要维持服药 4 年。

(三)手术治疗

紧急手术的指征为:并发大出血、肠穿孔,重型患者特别是合并中毒性巨结肠经内科积极治疗无效且伴严重毒血症者。择期手术的指征为:并发癌变、脓肿与瘘管形成、顽固性全结肠炎等内科治疗效果不理想者。一般采用全结肠加回肠造瘘术。

2000 年成都会议上提出的该病疗效评定标准为:①完全缓解,临床症状消失,结肠镜检查黏膜大致正常;②有效,临床症状基本消失,结肠镜检查发现黏膜轻度炎症或假息肉形成;③无效,经治疗后临床症状、内镜及病理学检查结果均无改善。

五、预防和预后

1. 预防

注意避免诱发因素和预防并发症的发生:①饮食应规律清洁,避免精神刺激与过度劳累,积极治疗伴发的肠道感染；②重症及暴发型患者禁用或慎用抗胆碱能药物，及时纠正低钾血症，结肠镜或钡剂灌肠等检查应待病情稳定后进行。

2. 预后

本病呈慢性过程，常反复急性发作，不易彻底治愈，约 1/5 的患者需手术治疗。全结肠病变者病死率为 5%，60 岁以上者可高达 17%，并发结肠穿孔、大出血或中毒性巨结肠者，病死率高达 20%～50%。由于治疗水平提高，近年来病死率已明显下降。病程长、病变广泛的活动期病例有并发结肠癌的可能，对病程 8～10 年以上的广泛性或全结肠炎，以及病程 40 年以上的左半结肠炎、直肠乙状结肠炎患者，至少每 2 年进行 1 次监测性结肠镜检查。

第五节　肝硬化

肝硬化(hepatic cirrhosis)是指各种病因长期作用于肝脏，导致肝脏发生慢性、弥漫性、进行性损害的一种慢性肝病。由于肝细胞广泛变性及坏死，在此基础上肝脏纤维组织弥漫性增生，形成再生结节和假小叶，临床上以肝功能减退和门静脉高压为主要表现，并出现多种并发症。肝硬化在世界范围内的年发病率为 100(25～400)/10 万，发病年龄多在 35～50 岁，以男性多见，一旦出现多种并发症时死亡率高。

一、诊断

(一)临床表现

多数患者起病隐匿，病程发展缓慢。根据不同的临床表现将肝硬化分为代偿期和失代偿期。失代偿期肝硬化常出现各种并发症。

1. 代偿期

症状轻微且无特异性，可有乏力、食欲减退、腹胀、腹泻等不适，体格检查可触及肿大的肝脏，质地偏硬，也可触及肿大的脾脏，肝功能检查基本正常或仅有轻度酶学异常。代偿期肝硬化常在体格检查时或手术中被偶然发现。

2. 失代偿期

主要包括肝功能减退和门静脉高压两方面的临床表现。

(1)肝功能减退。

1)全身症状：营养状况差、乏力、疲倦、体重进行性下降，少数患者有不规则低热，与肝细胞坏死有关，应注意与合并感染或肝癌相鉴别。体格检查可发现黄疸，黄疸持续存在或进行性加深常提示预后不良。

2)消化道症状：食欲下降，可伴恶心、呕吐、厌油及腹泻，与肝功能减退及门静脉高压所致的胃肠道瘀血、消化吸收障碍有关；常有腹胀，与腹水及肝脾大有关，大量腹水可引起气促及呼吸困难。

3)出血倾向：鼻衄、牙龈出血、皮肤紫癜、女性月经过多及消化道出血等，与肝脏合成凝血因子障碍及脾功能亢进所致的血小板减少有关。

4)内分泌紊乱：男性性功能减退、男性乳房发育，女性闭经、不孕，与肝脏对雌激素的灭活减少所致的雌激素增多而雄激素减少有关，体格检查可见到肝掌及蜘蛛痣。由于肝脏合成肾上腺皮质激素减少，可致促黑素细胞激素增加，使得患者面部及其他暴露部位皮肤色素沉着，面色黑黄，称为肝病面容。

(2)门静脉高压(portal hypertention)：主要包括三大临床表现。

1)腹水：腹胀、腹围进行性增加，体格检查发现移动性浊音呈阳性。

2)侧支循环建立与开放：门静脉高压时，门静脉系统的胃冠状静脉与腔静脉系统的食管静脉及奇静脉形成交通支，称为食管-胃底静脉曲张，一旦破裂发生消化道大出血，是肝硬化患者死亡的主要原因之一。腹壁静脉曲张可致脐周静脉突起成水母头状。痔静脉曲张可形成痔疮。

3)脾肿大及继发脾功能亢进：体格检查可扪及肿大的脾脏，实验室检查血常规常发现外周血白细胞、红细胞和血小板减少。

3. 并发症

(1)上消化道出血：为最常见的并发症，呕血和(或)黑便为主要临床表现，大量出血可引起休克和肝性脑病。多数为食管-胃底静脉曲张破裂出血，部分因消化性溃疡、门静脉高压性胃病所致，内镜检查可资鉴别。

(2)感染：易发生呼吸道、胃肠道、泌尿道等部位感染。无腹腔内脏器感染的情况下出现腹膜和(或)腹水的细菌性感染称为自发性细菌性腹膜炎，病原菌多数为来自肠道的革兰阴性杆菌；临床表现为发热、腹痛、腹水迅速增加，腹膜刺激征阳性；部分患者腹痛症状不典型，肝功能迅速恶化，发生低血压或休克和肝性脑病；血常规示白细胞升高；腹水白细胞总数$>500\times10^6/L$，或多形核白细胞$>250\times10^6/L$，可作出临床诊断。腹水细菌培养有助于确诊，但阳性率不高。

(3)肝性脑病：最严重的并发症和最常见的死亡原因之一，在严重肝病和(或)广泛门体分流的病理生理基础上出现中枢神经功能紊乱(如性格改变、智力下降、行为失常、意识障碍等)以及运动和反射异常(如扑翼样震颤、肌阵挛、反射亢进和病理反射等)。

临床分为四期。①Ⅰ期，即前驱期，可有焦虑、欣快激动、表情淡漠、睡眠倒错、健忘等轻度精神异常，可有扑翼样震颤。此期临床表现不明显，易被忽略；②Ⅱ期，即昏迷前期，嗜睡、行为异常(如衣冠不整或随地大小便)、言语不清、书写障碍及定向力障碍。可有腱反射亢进、肌张力增高、踝阵挛及巴宾斯基征阳性等神经体征，扑翼样震颤可引出；③Ⅲ期，即昏睡期，昏睡但可唤醒，上述表现持续或加重，仍有扑翼样震颤，肌张力高，腱反射亢进，锥体束征常呈阳性；④Ⅳ期，即昏迷期，昏迷不能唤醒，由于患者不能合作，扑翼样震颤无法引出；浅昏迷时，腱反射和肌张力仍亢进；深昏迷时，各种反射消失，肌张力降低。

亚临床性肝性脑病或轻微肝性脑病是指临床上患者虽无上述症状和体征，可从事日常生活和工作，但用精细的智力测验和(或)电生理检测可发现异常，患者的反应力降低，不宜驾车、高空作业。

(4)电解质紊乱和酸碱平衡失调：肝硬化时可发生各种酸碱平衡失调，其中最常见的是代谢性碱中毒。长期钠摄入不足、利尿、大量放腹水导致钠丢失、抗利尿激素增多致水潴留超过钠潴留和稀释性低钠血症；呕吐、腹泻、长期应用利尿药或高渗葡萄糖液、继发性醛固酮增多等均可促使或加重低钾血症和低氮血症；低钾血症、低氯血症又可导致代谢性碱中毒，并诱发肝性脑病。

(5)原发性肝细胞性肝癌：病毒性和酒精性肝硬化发生原发性肝细胞性肝癌的危险性较高。肝区疼痛、肝大、血性腹水、不明原因的发热、血清甲胎蛋白升高>2400 ng/mL、B超或

CT 或 MRI 发现肝占位性病变时可作出临床诊断，必要时行肝动脉造影检查、肝穿刺活体组织检查确诊。35 岁以上、乙肝或丙肝病史≥5 年、肝癌家族史、来自肝癌高发区的高危人群应一年做两次甲胎蛋白和 B 超筛查，争取早期诊断和治疗。甲胎蛋白持续升高>200 ng/mL 而未达肝癌诊断标准者，应定期跟踪随访。

(6)肝肾综合征：肝硬化失代偿期患者，尤其是大量腹水时发生的功能性肾衰竭。此时，肾本身并无器质性损害。临床表现为少尿或无尿、氮质血症和血肌酐升高、稀释性低钠血症、低尿钠。肝肾综合征分为两型，急进型是指血清肌酐在 2 周内上升至大于 2 倍基线值或大于 226 nmol/L，缓进型是指血清肌肝大于 133 nmol/L。急进型肝肾综合征预后差，短期内死亡率高；缓进型肝肾综合征病程进展相对缓慢，但也可向急进型转变。应与血容量不足引起的肾前性氮质血症、尿路梗阻、各种病因所致的器质性急性肾衰竭、慢性肾衰竭相鉴别。

(7)肝肺综合征：是指无心肺疾病，在严重肝病基础上发生的低氧血症。肝硬化时肺内一氧化氮增加致肺内小血管扩张，导致通气/血流比例失调、氧弥散受限及肺内动静脉分流，引起低氧血症。大量腹水时膈肌抬高加重呼吸障碍。动脉氧分压<70 mmHg 或肺泡-动脉氧梯度>20 mmHg 可诊断。肺扫描及肺血管造影可发现肺内血管扩张。本症无有效治疗，预后差。

(8)门静脉血栓形成：临床并不少见；慢性血栓形成时症状常不明显；急性血栓形成致门静脉完全阻塞时可出现剧烈腹痛、腹胀、血便、休克，脾迅速增大和腹水迅速增加。

(二)实验室和辅助检查

1. 常规检查

血常规可有轻重不等的贫血，并发感染时白细胞可升高，合并脾功能亢进时白细胞可不升高。脾功能亢进时白细胞、红细胞和血小板计数不同程度地减少。尿常规可有胆红素和尿胆原增加。消化道出血，大便隐血试验阳性。

2. 肝功能和肝纤维化血清学检查

(1)肝细胞坏死时谷丙转氨酶(ALT)可升高，严重坏死时谷草转氨酶(AST)可同时升高。γ-GT 及碱性磷酸酶(ALP)可有轻至中度升高，提示胆汁排泌障碍。

(2)血清白蛋白下降提示肝功能减退，合成白蛋白减少。

(3)凝血酶原时间有不同程度的延长，补充维生素 K 后不能纠正。

(4)总胆红素升高，以结合胆红素升高为主。

(5)失代偿期可见总胆固醇特别是胆固醇酯下降。

(6)吲哚菁(ICG)清除试验、利多卡因代谢产物生成试验，可用于评价肝储备功能。

(7)肝纤维化血清学指标可有不同程度的升高，包括Ⅲ型前胶原氨基末端肽(PⅢP)Ⅳ型胶原、透明质酸、层粘连蛋白等。上述指标联合检测可用于反映肝纤维化程度。

3. 门静脉高压检查

①食管吞钡 X 线摄片显示食管虫蚀样或蚯蚓状充盈缺损、纵行黏膜皱襞增宽，提示食管静脉曲张，胃肠钡餐显示胃底可见菊花瓣样充盈缺损提示胃底静脉曲张；②内镜检查可明确有无食管-胃底静脉曲张和严重程度，评估出血风险。内镜发现食管-胃底静脉曲张是诊断门静脉高压的最可靠方法。上消化道出血时急诊胃镜检查可判明出血部位和病因，并可同时进行止血治疗；③经颈静脉插管测定肝静脉楔入压与游离压，两者之差等于肝静脉压力梯度(HVPG)，反映门静脉压力，正常多小于 5 mmHg，大于 10 mmHg 则提示为门静脉高压。

4. 病因学检查

乙、丙、丁型病毒性肝炎血清标志物检测有助于分析肝硬化病因，自身免疫性肝炎引起的肝硬化可检出相应的自身抗体。血清铜、铜蓝蛋白、铁等可列入常规检查以利发现病因。直肠镜下取直肠黏膜印片见血吸虫卵时可诊断为血吸虫感染。

5. 肝硬化形态学检查

(1)B超显示肝表面不光滑、肝叶比例失调(右叶萎缩、左叶及尾叶增大)、肝实质回声不均匀等，结合脾大、门静脉扩张、腹水等作出肝硬化初步诊断；早期肝硬化无上述典型变化；B超可作为原发性肝癌的常规初筛检查；血管多普勒检查可间接了解门静脉血流动力学改变。

(2)CT和MRI检查对肝硬化的诊断价值与B超相似，不作为常规筛查方法，但对肝硬化合并原发性肝癌的诊断价值则高于B超。

(3)肝硬化的确诊需行肝穿刺活体组织病理学检查，尤其适用于代偿期肝硬化的诊断、肝硬化结节与小肝癌的鉴别。

(4)腹腔镜检查能直接观察肝、脾等腹腔器官，对临床诊断有困难者可考虑。

6. 并发症相关检查

(1)血清甲胎蛋白(AFP)：是原发性肝癌常规筛查项目之一，如AFP>400 ng/mL，影像学检查发现肝占位病变，提示可能并发原发性肝细胞癌。肝细胞坏死时AFP也可升高，应注意鉴别，后者多伴有ALT明显升高，AFP随ALT下降而下降。

(2)腹水检查：出现腹水者或腹水迅速增加时应常规进行腹腔穿刺，通过腹水常规及生化检查判断腹水为漏出液或渗出液。肝硬化腹水呈漏出液性质，血清-腹水白蛋白梯度(SAAG)>11 g/L；合并自发性细菌性腹膜炎时呈渗出液或中间型，腹水白细胞及中性粒细胞增高，细菌培养呈阳性；腹水呈血性应高度怀疑癌变，腹水脱落细胞检查有助于诊断。

(3)肝性脑病相关检查如下。①血氨正常或升高；②脑电图表现为节律变慢，Ⅱ～Ⅲ期患者表现为δ波或三相波，每秒4～7次；昏迷时可见高波幅的δ波，每秒少于4次。脑电图改变特异性不强，尿毒症、呼吸衰竭、低血糖时也可有类似改变，对亚临床肝性脑病和Ⅰ期肝性脑病的诊断价值较小；③脑干诱发电位可用于轻微肝性脑病的诊断和研究；④心理智能测验，联合应用木块图试验、数字连接试验和数字符号试验等适合于肝性脑病的诊断和轻微肝性脑病的筛选，方法简便；⑤急性肝性脑病患者头部CT或MRI检查时可发现脑水肿，慢性肝性脑病患者则可发现有不同程度的脑萎缩。磁共振波谱分析是一种在高磁场(1.5 T以上)磁共振扫描机上测定活体某些部位代谢物含量的方法，可用于诊断肝性脑病。

(三)诊断思路

1. 肝硬化的诊断

失代偿期肝硬化诊断较容易。对有慢性病毒性肝炎、长期大量饮酒等病史者出现肝功能减退和门静脉高压的临床表现时，应进行肝功能检查和B超检查。血清白蛋白下降、血清胆红素升高及凝血酶原时间延长等提示肝功能失代偿，B超或CT提示肝硬化以及内镜发现食管-胃底静脉曲张时可诊断。肝穿刺活体组织检查见假小叶形成仍然是确诊的金标准。代偿期肝硬化的诊断常有困难。完整的肝硬化诊断应包括病因、病期、病理和并发症，如“乙型病毒性肝炎后肝硬化(失代偿期)、食管静脉曲张破裂出血”的诊断。临床常用Child-Pugh分级法来评估肝脏储备功能及患者预后，并指导治疗方案的选择，如表3-3所示。

表 3-3　Child-Pugh 分级法

指标	1 分	2 分	3 分
肝性脑病	无	1～2	3～4
腹水	无	轻度	中、重度
总胆红素（μmol/L）	＜34	34～51	＞51
白蛋白（g/L）	＞35	28～35	＜28
凝血酶原延长时间（秒）	＜4	4～6	＞6

注：总分：A 级≤6 分，B 级 7～9 分和 C 级≥10 分。

2. 肝性脑病的诊断

临床可依据有严重肝病和（或）广泛门-体侧支循环形成，出现精神紊乱、昏睡或昏迷、扑翼样震颤、有肝性脑病的诱因、反映肝功能的血生化指标明显异常及（或）血氨增高、脑电图异常等而诊断肝性脑病。如有严重肝病和（或）广泛门-体侧支循环形成的患者，经心理智能测验、诱发电位、头部 CT 或 MRI 检查及临界视觉闪烁频率异常可诊断为轻微肝性脑病。

（四）鉴别诊断

（1）肝脾肿大时应与血液病、代谢性疾病等相鉴别，必要时可做肝穿刺活体组织检查。

（2）肝硬化腹水应与结核性腹膜炎、缩窄性心包炎、慢性肾小球肾炎等相鉴别。根据病史及临床表现、腹水及其他检查，一般而言鉴别并不困难，如鉴别困难，可做腹腔镜检查协助诊断。

（3）肝硬化上消化道出血应与消化性溃疡、急性糜烂出血性胃炎、胃癌等相鉴别。

（4）部分肝性脑病患者肝病病史不明确，以精神症状为突出表现，易误诊，故对精神错乱患者，应了解其肝病史及以往肝功能等，还应与可引起昏迷的其他疾病（如高血糖、低血糖、尿毒症、脑血管疾病、脑部感染和镇静药过量等）相鉴别。

二、病因和发病机制

（一）病因

（1）肝炎：在我国慢性病毒性肝炎是肝硬化的主因，乙型、丙型和丁型肝炎病毒感染占 60%～80%，乙型或丙型和丁型肝炎病毒的重叠感染可加速发展至肝硬化；甲型和戊型病毒性肝炎不发展为肝硬化。

（2）饮酒：在我国，约 15%的肝硬化与饮酒有关，长期大量饮酒（每日摄入乙醇 80 g 达 10 年以上），乙醇及其代谢产物（乙醛）的毒性作用引起酒精性肝炎，继而可发展为肝硬化。

（3）随着肥胖病例增多，非酒精性脂肪性肝炎（NASH）病例增多，约 20%的病例可发展为肝硬化。

（4）胆内外阻塞性黄疸，高浓度胆酸和胆红素损伤肝细胞，引起原发性胆汁性肝硬化或继发性胆汁性肝硬化。

（5）慢性充血性心力衰竭、缩窄性心包炎、肝静脉阻塞综合征（巴德一基亚里综合征）、肝小静脉闭塞病等肝静脉回流受阻，致肝长期瘀血缺氧，最终发展为肝硬化。

（6）遗传代谢性疾病、先天性酶缺陷疾病[如肝豆状核变性（铜沉积）、血色病（铁沉积）、α-抗胰蛋白酶缺乏症等]均可发展为肝硬化。

（7）长期接触四氯化碳、磷、砷等或长期服用双醋酚汀、甲基多巴、异烟肼、甲氨蝶呤等可引起中毒性或药物性肝炎而演变为肝硬化。

(8)其他：自身免疫性肝炎可演变为肝硬化；血吸虫病虫卵沉积于汇管区，引起纤维组织增生，导致窦前性门静脉高压，即血吸虫性肝硬化，但由于再生结节不明显，故严格来说应称为血吸虫性肝纤维化；病因仍不明者(占5%～10%)称为隐源性肝硬化。

(二)发病机制

肝功能减退和门静脉高压是肝硬化发展的两大后果，临床上表现为多系统、多器官受累所产生的症状和体征，进一步发展可产生一系列并发症。

1. 肝功能减退

肝参与糖、蛋白质、脂肪、激素、微量元素、水电解质等代谢，代谢紊乱产生乏力、体重下降、肌肉萎缩、水肿、食欲减退、腹胀、腹泻、腹痛等；牙龈出血、鼻衄、皮肤紫癜等出血倾向；肝病面容和皮肤色素沉着；蜘蛛痣、肝掌、性功能减退，男性乳房发育，女性闭经、不孕(肝对雌激素灭活减少)等内分泌紊乱表现；糖尿病患病率增加(肝对胰岛素灭活减少)；易发生低血糖(肝糖原储备减少)等。肝合成白蛋白和凝血因子减少致出血倾向。内脏血管床扩张，心排血量相对不足和有效血容量不足，肾素-血管紧张素-醛固酮系统和交感神经系统被进一步激活，最终肾皮质血管强烈收缩、肾小球滤过率下降而发生肝肾综合征。

2. 门静脉高压

肝纤维化及再生结节对肝窦及肝静脉的压迫导致门静脉阻力升高。肝功能减退导致多种血管活性因子灭活减少，形成心排血量增加、外周血管阻力下降的高动力循环状态，内脏充血和门静脉血流量增加。根据血流动力学改变可将门静脉高压分为窦前性(如血吸虫性肝硬化)、窦性、窦后性(如巴德一基亚里综合征)三大类，而以窦性最常见。门静脉高压的后果包括三方面。

(1)门-体侧支循环开放：门静脉高压导致食管-胃底静脉曲张和(或)门静脉高压性胃病，可并发上消化道出血。门静脉高压时脐静脉重新开放形成腹壁静脉曲张，痔静脉扩张是门静脉系的直肠上静脉与下腔静脉系的直肠中、下静脉交通，形成痔，可并发出血。肝与膈、脾与肾韧带、腹部器官与腹膜后组织间的静脉，形成临床上少见的异位静脉曲张。侧支循环开放可引起消化道出血，肠内吸收的有毒物质不经肝解毒进入体循环，参与肝性脑病发病。

(2)脾肿大及脾功能亢进：脾因瘀血而肿大，进一步发生脾功能亢进，外周血白细胞、红细胞和血小板减少。

(3)腹水：与肝窦压升高、肝淋巴液生成增加、肝合成白蛋白能力减少、高心排血量、低外周阻力的高动力循环状态有关，内脏动脉扩张，大量血液滞留于扩张的血管内，导致有效循环血容量下降，激活交感神经系统及肾素-血管紧张素-醛固酮系统，导致肾小球滤过率下降及水、钠重吸收增加，发生水钠潴留。其他如心房钠尿肽相对不足及机体对其敏感性下降、抗利尿素分泌增加等都可能与腹水形成有关。

3. 肝性脑病

常见诱因有蛋白质摄入过多、感染、便秘、腹泻、呕吐、出血、大量放腹水、大量利尿、中枢镇静药物、手术或自然分流等。发病机制目前主要有如下假说。

(1)氨中毒学说：肝性脑病时血氨明显升高，降低血氨的治疗对部分患者有效。结肠内pH>6时，肠道内NH_3大量弥散入血；pH<6时，则NH_3从血液转至肠腔，随粪便排泄。门体分流存在时肠道内的氨不经肝代谢而直接进入体循环，使血氨增高。前述的许多诱因均可致氨的生成和吸收增加，使血氨增高。

NH_3 具有毒性，能透过血-脑屏障，干扰脑细胞三羧酸循环使脑细胞能量供应不足；增加了脑对具有抑制作用的中性氨基酸（如酪氨酸、苯丙氨酸、色氨酸）的摄取；脑星形胶质细胞的谷氨酰胺合成酶合成的谷氨酰胺增加，导致星形胶质细胞等神经元细胞肿胀，形成脑水肿；NH_3 还可直接干扰神经的电活动。

（2）苯二氮䓬（BZ）学说：肝硬化患者对苯二氮䓬类镇静药及巴比妥类安眠药极为敏感，而 BZ 拮抗药（如氟马西尼）对部分肝性脑病患者具有苏醒作用。

（3）假性神经递质学说：食物中芳香族氨基酸（如酪氨酸、苯丙氨酸等）经肠菌脱羧酶的作用分别转变为酪胺和苯乙胺，肝硬化患者对酪胺和苯乙胺的清除发生障碍，其可进入脑组织，在脑内经 β-羟化酶的作用，分别形成 β-羟酪胺和苯乙醇胺。后两者的化学结构与正常的神经递质去甲肾上腺素和多巴胺相似，但不能传递神经冲动或作用很弱，因此称为假性神经递质。

（4）色氨酸学说：肝硬化时白蛋白合成减少，血浆中其他物质对白蛋白的竞争性结合造成游离的色氨酸增多，游离的色氨酸可通过血-脑屏障，在大脑中代谢生成 5-羟色胺及 5-羟吲哚乙酸，两者都是抑制性神经递质，参与肝性脑病的发生。

三、病理

（一）病理演变过程

肝硬化是肝纤维化演变发展的后果，肝星状细胞是形成肝纤维化的主要细胞，其被激活后在转化生长因子、血小板衍生生长因子等参与下，细胞外基质合成增加，胶原尤以Ⅰ型胶原增加明显，纤维连接蛋白、层粘连蛋白和透明质酸等增加，各型胶原可沉积在窦周隙，肝窦内皮细胞下基底膜形成，内皮细胞上窗孔的数量和大小减少甚至消失，形成弥漫性的屏障，类似于连续性毛细血管，称为肝窦毛细血管化。肝窦毛细血管化在肝细胞损害和门静脉高压的发生、发展中起着重要作用。早期的肝纤维化是可逆的，到后期假小叶形成时肝纤维化则是不可逆的。

肝硬化病理演变过程缓慢而持续：肝细胞广泛的变性、坏死，肝小叶的纤维支架塌陷；残存的肝细胞不沿原支架排列再生，形成不规则结节状的肝细胞团（再生结节）；各种细胞因子促进纤维产生，自汇管区向肝小叶中央静脉延伸扩展，形成纤维间隔；增生的纤维组织使纤维间隔相互连接，包绕再生结节或将残留肝小叶重新分割，改建成为假小叶，形成肝硬化典型形态改变。

上述病理变化造成血管床缩小、闭塞和扭曲，血管受到再生结节挤压，肝内门静脉、肝静脉和肝动脉三者分支之间失去正常关系，并且出现交通吻合支等。肝血液循环紊乱是形成门静脉高压的病理基础，且加重肝细胞缺血缺氧，促进肝硬化病变的进一步发展。

（二）病理解剖

早期肝脏增大，晚期明显缩小，质地变硬，外观呈棕黄色或灰褐色，表面有弥漫性大小不等的结节和塌陷区。切面见肝的正常结构被圆形或近圆形的岛屿状结节代替，结节周围有灰白色的结缔组织间隔包绕。1994 年，国际肝病信息小组将肝硬化分为 3 型：①小结节性肝硬化，结节大小相仿，直径小于 3 mm；②大结节性肝硬化，结节大小不等，一般平均大于 3 mm，最大结节直径可达 5 cm 以上；③大小结节混合性肝硬化，肝内同时存在大、小结节两种病理形态，脾脏因长期瘀血而肿大，脾髓增生和大量结缔组织形成；胃黏膜因瘀血而见充血、水肿、糜烂，呈马赛克或蛇皮样改变时称为门静脉高压性胃病。

(三)组织学特征

正常肝小叶结构被假小叶所代替，假小叶由再生肝细胞结节和(或)残存的肝小叶构成，内含两三个中央静脉或一个偏在边缘部的中央静脉。假小叶内肝细胞有不同程度的变性甚至坏死，汇管区因结缔组织增生而增宽，其中可见程度不等的炎性细胞浸润及小胆管样结构(假胆管)。睾丸、卵巢、肾上腺皮质、甲状腺等常有萎缩和退行性变。急性肝性脑病脑部可有继发性脑水肿，慢性肝性脑病患者可能出现 AlzheimerⅡ型星形细胞。病程较长者大脑皮质变薄，皮质深部有片状坏死，甚至累及小脑和基底部，神经元及神经纤维消失。

四、治疗

本病目前无特效治疗，关键在于早期诊断，针对病因给予相应处理，阻止肝硬化进一步发展，后期积极防治并发症，终末期患者只能依赖于肝移植。

(一)饮食调理和支持治疗

饮食以高热量、高维生素和适当蛋白质饮食为主。失代偿期出现并发症时患者须卧床休息。盐和水的摄入视病情调整。禁酒、忌用对肝有损害的药物。食管静脉曲张者避免进食粗糙、坚硬食物，缓慢进食。肝性脑病时须限制蛋白质的摄入。

(二)抗纤维化治疗

目前尚无肯定作用的药物。治疗原发病，防止肝炎症状进一步加重，可起到防止肝纤维化发展的作用，可试用丹参、虫草、红花等中药治疗。

(三)病因治疗

乙型肝炎病毒(HBV)复制活跃是肝硬化发展的最主要原因，对于乙型肝炎肝硬化失代偿期患者，无论 ALT 是否正常，只要 HBV-DNA$\geqslant 10^3$ 拷贝/毫升，均应进行抗乙肝病毒治疗。常用核苷类抗病毒药物，如拉米夫定、阿德福韦、恩替卡韦等。抗病毒药物常须长期服用。干扰素可能会加重失代偿肝硬化患者的肝功能损害，因此乙肝后肝硬化失代偿期慎用干扰素。对丙型肝炎肝硬化代偿期采用长效干扰素(PEG-IFN α)联合利巴韦林治疗可以减轻肝损害，延缓肝硬化的发展。丙肝肝硬化失代偿期慎用干扰素。

(四)腹水的治疗

1. 基础治疗

卧床休息，限水限盐(氯化钠 1.5～2.0 g/d)。有稀释性低钠血症(<125 mmol/L)者，应同时限制水摄入，摄入水量在每日 500～1000 mL。理想的利尿反应为每日体重减轻 0.3～0.5 kg(无下肢水肿者)或 0.8～1 kg(有下肢水肿者)。部分轻、中度腹水患者经此治疗可发生自发性利尿，腹水消退。

2. 利尿药

上述基础治疗后腹水无明显减少时加用利尿药，常用螺内酯和呋塞米，螺内酯为保钾利尿剂，单独长期大量使用可发生高钾血症；呋塞米为排钾利尿剂，单独应用可致低钾血症，应同时补钾。现主张两药合用，先用螺内酯后用呋塞米，既可加强疗效，又可减少不良反应。过快的利尿会导致低钾血症，可诱发肝性脑病和肝肾综合征。每周定期输注白蛋白或血浆，可提高胶体渗透压促进腹水消退。

3. 难治性腹水

用最大剂量螺内酯(400 mg/d)和呋塞米(160 mg/d)后腹水仍减退不明显时称为难治性腹水,虽未达最大剂量,腹水无消退而诱发肝性脑病、低钠血症、高钾血症或高氮质血症时也视为难治性腹水。诊断难治性腹水前应首先排除其他因素,如水钠摄入限制不够、严重的水和电解质紊乱(如低钾血症、低钠血症)、肾毒性药物的使用、原发性腹膜炎、原发性肝癌、门静脉血栓形成等。

难治性腹水的治疗方法如下。①在1～2小时内放腹水4～6 L,每次放腹水1 L输注白蛋白8～10 g,可重复进行;有严重凝血障碍、肝性脑病、上消化道出血等病情的患者不宜应用;②腹水浓缩回输。抽出腹水经浓缩处理(超滤或透析)后再经静脉回输,起到清除腹水、保留蛋白、增加有效血容量的作用,此法用于治疗较大量的腹水可减少输注白蛋白的费用,但感染性或癌性腹水不能回输,不良反应包括发热、感染、DIC等;③经颈静脉肝内门体分流术(TIPS)通过肝内的门静脉分支与肝静脉分支间置入支架,建立分流通道,能有效降低门静脉压,可用于治疗门静脉压增高明显的难治性腹水,但易诱发肝性脑病,不宜作为治疗的首选;④顽固性腹水是肝移植优先考虑的适应证。

(五)并发症的治疗

1. 食管-胃底静脉曲张破裂出血

包括以下措施:①扩容治疗,立即建立静脉通路,补液扩容和输血;②止血治疗,使用质子泵抑制剂、生长抑素、垂体加压素,必要时放置三腔两囊管压迫止血或急诊内镜止血治疗。

出血控制后,70%的患者会再出血且病死率高,须预防再次出血的发生。措施如下。①内镜下对食管曲张静脉进行套扎或硬化剂注射,对胃底静脉曲张宜采用组织胶注射治疗;②β受体阻滞剂普萘洛尔,通过收缩内脏血管降低门静脉血流而降低门静脉压力,口服每日10 mg开始,逐渐加量至静息心率。降为基础心率75%左右,或心率不低于55次/分,可合用单硝酸异山梨醇酯提高疗效;③脾切除和胃底静脉断流术,须慎重选择病例和手术时机,对于一般状况差、肝功能损害显著,且伴有严重脾功能亢进、肝炎病毒活动者,急诊手术预后差、病死率高。

2. 自发性细菌性腹膜炎

一旦发生后迅速加重肝损害,诱发肝肾综合征、肝性脑病等,应早诊断和早治疗。选择对革兰阴性杆菌有效、肾毒性小的广谱抗生素,以头孢噻肟等第三代头孢菌素为首选,也可选用半合成广谱青霉素与β-内酰胺酶抑制药和(或)喹诺酮类药物,静脉给药,疗程为7～14日。用药48小时后复查腹水常规,如中性粒细胞减少一半以上可认为抗生素有效。静脉输注白蛋白可降低肝肾综合征发生率及提高生存率。

3. 肝性脑病

(1)识别并去除诱因。

1)限制蛋白质摄入:Ⅰ～Ⅱ期肝性脑病患者每日摄入蛋白质少于20 g,意识清楚后每日蛋白质摄入量逐渐增加至1 g/kg。首选植物蛋白,同时应保证热量供应,并适当补充维生素。

2)纠正水电解质及酸碱平衡紊乱:利尿剂用量过大或短时间内大量放腹水都可能会导致严重的电解质紊乱,因此应避免过度利尿及放腹水,在利尿同时注意补充人血白蛋白以维持有效血容量;同时应积极纠正低钾血症及代谢性碱中毒。

3)止血和清除肠道积血:上消化道出血可诱发肝性脑病,因此,在上消化道出血时应积极应用止血药物，此外，清除肠道积血可口服乳果糖或25%的硫酸镁，也可用生理盐水或弱酸性液体（如稀醋酸）灌肠。

4）预防和控制感染：感染是肝性脑病的诱因之一，应选用适当的抗生素预防并控制感染。

5）慎用镇静药物：患者出现烦躁或抽搐时慎用鸦片类、巴比妥类、苯二氮䓬类镇静药，可选用异丙嗪等抗组胺药。

（2）减少含氮毒素的生成和吸收。

1）清洁肠道：主要适用于便秘或上消化道出血患者。

2）口服乳果糖：乳果糖是人工合成的双糖，口服后其在小肠内不被吸收，进入结肠后可被乳酸杆菌等细菌分解，生成乳酸和乙酸，从而降低肠道pH，减少氨的吸收，其缓泻作用可减轻便秘，利于肠道内含氮毒素的排出。

3）口服肠道不吸收的抗生素：如甲硝唑、新霉素及利福昔明，这些抗生素可抑制肠道产氨细菌的生长，减少含氮毒素的生成和吸收。

4）口服肠道微生态制剂：如乳酸杆菌、双歧杆菌，可调节肠道菌群，抑制产尿素酶的细菌生长，也可酸化肠道环境，减少氨的吸收。

（3）促进体内氨的排出：门冬氨酸鸟氨酸、鸟氨酸-α-酮戊二酸，主要是通过鸟氨酸循环，促进尿素生成，从而降低血氨。

（4）调节神经递质：GABA/BZ复合受体阻滞药氟马西尼用于拮抗内源性苯二氮䓬所致的神经抑制，支链氨基酸（包括亮氨酸、异亮氨酸、缬氨酸等）可与芳香族氨基酸产生竞争抑制，减少中枢神经系统中假性神经递质的形成，进而减轻中枢抑制作用。

GABA/BZ复合受体拮抗药氟马西尼对部分Ⅲ～Ⅳ期患者具有促醒作用，在数分钟之内起效，但维持时间很短。支链氨基酸含有亮氨酸、异亮氨酸、缬氨酸等，使用后可竞争性抑制芳香族氨基酸进入大脑，对减少假神经递质的形成有一定疗效。

（5）人工肝（分子吸附药再循环系统）：清除肝性脑病患者血液中部分有毒物质、降低血胆红素浓度及降低凝血酶原时间，对肝性脑病有暂时的、一定程度的疗效，有可能为肝移植赢取时间，尤适用于急性肝衰竭患者。生物人工肝的研究，期望在体外代替肝的部分生物功能。

（6）预防并发症：①保持呼吸道通畅，吸氧，吸痰；②用冰帽降低颅内温度，保护脑细胞功能；③可静脉滴注高渗葡萄糖、甘露醇等脱水药以防治脑水肿。

4.肝肾综合征

积极防治诱发因素（如自发性腹膜炎、上消化道出血、水及电解质紊乱等）和避免使用肾毒性药物、早期输注足量白蛋白等可降低发生率及提高生存率。也可选用特利加压素加输注白蛋白、奥曲肽与α_2受体阻滞剂米多君合用等。有报道称，经颈静脉肝内门体分流术可促进难治性腹水的消退和肾功能的恢复。

5.肝肺综合征

目前无有效治疗措施，给氧只能暂时改善症状但不能改变自然病程。

（六）肝移植

是终末期肝硬化治疗的最佳选择，掌握手术时机及尽可能充分做好术前准备可提高手术存活率。肝移植与其他器官移植相比，排斥反应相对较小，成功率较高，但器官供体稀缺。

五、预后

肝硬化的预后与病因、肝功能代偿程度及并发症有关。酒精性肝硬化、胆汁性肝硬化、肝瘀血等引起的肝硬化，病因如能消除，则病变可趋于静止，相对于病毒性肝炎肝硬化和隐源性肝硬化其预后较好。Child-Pugh 分级与预后密切相关，A 级预后最好，C 级预后最差。

死亡原因常为肝性脑病、肝肾综合征、食管-胃底静脉曲张破裂出血等并发症。肝移植的开展已明显改善了肝硬化患者的预后。

第四章　泌尿系统疾病

第一节　原发性肾小球疾病

一、肾小球疾病概述

肾小球疾病是一组以血尿、蛋白尿、水肿、高血压、肾功能损害等为主要临床表现，病变通常累及双侧肾小球的常见疾病。其病因、发病机制、病理改变、病程和预后不尽相同。根据病因可分为原发性、继发性和遗传性三大类。原发性肾小球疾病指病因不明者；继发性肾小球疾病指继发于全身性疾病的肾小球损害，如狼疮肾炎、糖尿病肾病等；遗传性肾小球疾病为遗传基因突变所致的肾小球疾病，如奥尔波特综合征等。

本节主要介绍原发性肾小球疾病，目前仍是我国终末期肾病最主要的病因。

原发性肾小球疾病可按临床和病理分型。

1. 临床分型

原发性肾小球疾病的临床分型是根据临床表现分为相应的临床综合征，一种综合征常包括多种不同类型的疾病或病理改变。

(1)急性肾小球肾炎(acute glomerulonephritis)。

(2)急进性肾小球肾炎(rapidly progressive glomerulonephritis)。

(3)慢性肾小球肾炎(chronic glomerulonephritis)。

(4)无症状性血尿和(或)蛋白尿(asymptomatic hematuria and/or proteinuria)。

(5)肾病综合征(nephrotic syndrome)。

2. 病理分型

肾小球疾病病理分型的基本原则是依据病变的性质和病变累及的范围。根据病变累及的范围可分为局灶性(累及肾小球数<50%)和弥漫性病变(累及肾小球数≥50%)；根据病变累及的面积分为节段性(累及血管袢面积<50%)和球性病变(累及血管袢面积≥50%)。

(1)肾小球轻微病变(minor glomerular abnormalities)：包括微小病变型肾病(minimal change nephrosis，MCN)。

(2)局灶节段性肾小球病变(focal segmental glomerulopathy)：包括局灶节段性肾小球硬化(focal segmental glomemlosclerosis，FSGS)和局灶性肾小球肾炎(focal glomerulonephritis)。

(3)弥漫性肾小球肾炎(diffuse glomerulonephritis)。

1)膜性肾病(membranous nephropathy，MN)。

2)增生性肾炎(proliferative glomerulonephritis)：①系膜增生性肾小球肾炎(mesangial proliferative glomerulonephritis)；②毛细血管内增生性肾小球肾炎(endocapillary proliferative glomerulonephritis)；③系膜毛细血管性肾小球肾炎(mesangiocapillary glomerulonephritis)，包括膜增生性肾小球肾炎(membrano-proliferative glomerulonephritis，MPGN)Ⅰ型和Ⅲ型；④致密物沉积性肾小球肾炎(dense deposit glomerulonephritis)，又称为膜增生性肾小

球肾炎Ⅱ型；⑤新月体性肾小球肾炎(crescentic glomerulonephritis)。

3)硬化性肾小球肾炎(sclerosing glomerulonephritis)。

(4)未分类的肾小球肾炎(unclassified glomerulonephritis)。肾小球疾病的临床和病理类型之间存在一定联系，但两者之间没有必然的对应关系，即相同的临床表现可来源于不同的病理类型，而同一病理类型又可呈现不同的临床表现。因此，肾活检是确定肾小球疾病病理类型和病变程度的必需手段，而正确的病理诊断又必须与临床密切结合。

3. 发病机制

原发性肾小球疾病的发病机制尚未完全明确。多数肾小球疾病是免疫介导性炎症疾病。一般认为，免疫反应是肾小球疾病的始动机制，在此基础上炎症介质(如补体、细胞因子、活性氧等)参与，最后导致肾小球损伤并产生临床症状。在肾小球疾病的慢性进展过程中也有非免疫、非炎症机制参与。此外，遗传因素在肾小球疾病的易感性、疾病的严重性和治疗反应方面起重要作用。

(1)免疫反应：包括体液免疫和细胞免疫。体液免疫如循环免疫复合物(circulating immune complex，CIC)、原位免疫复合物(original site immune complex)以及自身抗体在肾小球疾病发病机制中的作用已得到公认；细胞免疫在某些类型肾小球疾病中的作用也得到了重视。

1)体液免疫。①循环免疫复合物沉积：某些外源性抗原(如致肾炎链球菌的某些成分)或内源性抗原(如 DNA 的降解产物)可刺激机体产生相应抗体，在血液循环中形成 CIC，并在某些情况下沉积于肾小球或为肾小球所捕捉，激活相关的炎症介质而致肾小球损伤。多个抗原抗体分子形成网络样结构、单核-巨噬细胞系统吞噬功能和(或)肾小球系膜清除功能降低、补体成分或功能缺陷等原因使 CIC 易沉积于肾小球而致病。CIC 在肾小球内的沉积主要位于系膜区和(或)内皮下。典型的肾小球疾病有急性肾小球肾炎、系膜毛细血管性肾小球肾炎等。②原位免疫复合物形成：指血液循环中游离抗体(或抗原)与肾小球固有抗原[如肾小球基底膜(GBM)抗原或足细胞的抗原]或种植于肾小球的外源性抗原(或抗体)相结合，在肾脏局部形成免疫复合物，并导致肾脏损伤。原位免疫复合物的沉积主要位于 GBM 上皮细胞侧。除经典的抗 GBM 肾炎外，特发性膜性肾病(idiopathic membranous nephropathy，IMN)也是一种主要由原位免疫复合物介导的疾病。肾小球足细胞上的Ⅲ型磷脂酶 A_2 受体是 IMN 的主要抗原，循环中抗磷脂酶 A_2 受体特异性抗体与其相结合形成原位免疫复合物，激活补体导致足细胞损伤，出现蛋白尿。③自身抗体：自身抗体如抗中性粒细胞胞浆抗体(ANCA)可以通过与中性粒细胞、血管内皮细胞以及补体活化的相互作用引起肾小球的免疫炎症反应，导致典型的寡免疫复合物沉积性肾小球肾炎。

2)细胞免疫：细胞免疫在肾小球肾炎发病机制中的作用已为许多学者所重视。肾炎动物模型及部分人肾小球肾炎均提供了细胞免疫的证据。急进性肾小球肾炎早期肾小球内常可发现较多的单核-巨噬细胞浸润；在微小病变型肾病，肾小球内没有体液免疫参与的证据，而主要表现为 T 细胞功能异常，且体外培养发现本病患者淋巴细胞可释放血管通透性因子，导致肾小球足细胞足突融合。至于细胞免疫是否直接导致肾小球肾炎还缺乏足够证据。

(2)炎症反应：免疫反应需引起炎症反应才能导致肾小球损伤及其临床症状。炎症介导系统可分成炎症细胞和炎症介质两大类，炎症细胞可产生炎症介质，炎症介质又可趋化、激活炎症细胞，各种炎症介质间又相互促进或制约，形成一个十分复杂的网络关系。

1)炎症细胞:主要包括中性粒细胞、单核-巨噬细胞、致敏T淋巴细胞、嗜酸性粒细胞及血小板等。炎症细胞可产生多种炎症介质,造成肾小球炎症病变。近年来,发现肾小球固有细胞(如系膜细胞、内皮细胞和足细胞)具有多种免疫球蛋白和炎症介质的受体,也能分泌多种炎症介质和细胞外基质(ECM),它们在免疫介导性肾小球炎症中并非单纯的无辜受害者,有时是主动参与者,肾小球细胞的自分泌、旁分泌在肾小球疾病的发生、发展中具有重要意义。

2)炎症介质:近年发现,一系列具有致炎作用的炎症介质在肾小球疾病发病机制中发挥了重要作用。炎症介质可通过收缩或舒张血管影响肾脏局部的血流动力学,可分别作用于肾小球及间质小管等不同细胞,通过影响细胞的增殖、自分泌和旁分泌,影响ECM的聚集和降解,从而介导炎症损伤及其硬化病变。

(3)非免疫因素:免疫介导性炎症在肾小球病致病中起主要作用和(或)起始作用,在慢性进展过程中存在着非免疫机制参与,主要包括肾小球毛细血管内高压力、蛋白尿、高脂血症等,这些因素有时成为病变持续、恶化的重要原因。肾实质损害后,剩余的健存肾单位可产生血流动力学变化,导致肾小球毛细血管内压力增高,促进肾小球硬化。此外,大量蛋白尿是肾小球病变进展的独立致病因素,高脂血症也是加重肾小球损伤的重要因素之一。

4.临床表现

(1)蛋白尿:正常的肾小球滤过膜允许分子量小于2万道尔顿的蛋白质顺利通过,因此,肾小球滤过的原尿中主要为小分子蛋白质(如溶菌酶、β_2-微球蛋白、轻链蛋白等),白蛋白(分子量为6.9万道尔顿)及分子量更大的免疫球蛋白含量较少。经肾小球滤过的原尿中,95%以上的蛋白质被近曲小管重吸收,故正常人终尿中蛋白质含量极低(<150 mg/d),其中约一半蛋白成分来自远曲小管和髓袢升支分泌的T-H糖蛋白及尿道其他组织蛋白;另一半蛋白成分为白蛋白、免疫球蛋白、轻链蛋白、β_2-微球蛋白和多种酶等血浆蛋白。正常人尿中因蛋白质含量低,临床上尿常规蛋白定性试验不能测出。当尿蛋白超过150 mg/d,尿蛋白定性阳性,称为蛋白尿。若尿蛋白量>3.5 g/d,则称为大量蛋白尿。

肾小球滤过膜由肾小球毛细血管内皮细胞、基底膜和脏层上皮细胞(足细胞)构成,滤过膜屏障作用如下。①分子屏障:肾小球滤过膜仅允许较小的蛋白质分子通过;②电荷屏障:内皮及足细胞膜含涎蛋白,而基底膜含硫酸类肝素,使肾小球滤过膜带负电荷,通过同性电荷相斥原理,阻止带负电荷的血浆蛋白(如白蛋白)滤过。上述任一屏障的损伤均可引起蛋白尿,肾小球性蛋白尿常以白蛋白为主。光镜下肾小球结构正常的微小病变型肾病患者,大量蛋白尿主要为电荷屏障损伤所致;当分子屏障被破坏时,尿中还可出现除白蛋白以外更大分子的血浆蛋白,如免疫球蛋白、C_3等,提示肾小球滤过膜有较严重的结构损伤。

(2)血尿:离心后尿沉渣镜检每高倍视野红细胞超过3个为显微镜下血尿,1 L尿中含1 mL血即呈现肉眼血尿。肾小球疾病特别是肾小球肾炎,其血尿常为无痛性、全程性血尿,可呈镜下或肉眼血尿,持续性或间发性。血尿可分为单纯性血尿,也可伴蛋白尿、管型尿,如血尿患者伴较大量蛋白尿和(或)管型尿(特别是红细胞管型),多提示为肾小球源性血尿。

以下两项检查可以帮助区分血尿来源。①新鲜尿沉渣相差显微镜检查:变形红细胞尿为肾小球源性,均一形态正常红细胞尿为非肾小球源性。但是当肾小球病变严重时(如新月体形成)也可出现均一形态正常的红细胞尿;②尿红细胞容积分布曲线:肾小球源性血尿常呈非对称曲线,其峰值红细胞容积小于静脉峰值红细胞容积;非肾小球源性血尿常呈对称性曲线,其峰值红细胞容积大于静脉峰值红细胞容积。

肾小球源性血尿产生的主要原因为GBM断裂，红细胞通过该裂缝时受血管内压力挤压受损，受损的红细胞之后通过肾小管各段又受不同渗透压和pH作用，呈现变形红细胞血尿，红细胞容积变小，甚至破裂。

(3)水肿：肾性水肿的基本病理生理改变为水钠潴留。肾小球疾病时水肿可分为两大类。①肾病性水肿：主要由于长期、大量蛋白尿造成血浆蛋白过低，血浆胶体渗透压降低，液体从血管内渗入组织间隙，产生水肿；同时，由于有效血容量减少，刺激肾素-血管紧张素-醛固酮系统激活、抗利尿激素分泌增加，肾小管重吸收水、钠增多，进一步加重水肿。此外，近年的研究提示，某些原发于远端肾单位的水钠潴留因素可能在肾病性水肿上起一定作用，这种作用独立于肾素-血管紧张素-醛固酮系统；②肾炎性水肿：主要是由于肾小球滤过率下降，而肾小管重吸收功能基本正常造成球-管失衡和肾小球滤过分数（肾小球滤过率/肾血浆流量）下降，导致水钠潴留。肾炎性水肿时，血容量常增加，伴肾素-血管紧张素-醛固酮系统活性抑制、抗利尿激素分泌减少，因高血压、毛细血管通透性增加等因素而使水肿持续和加重。肾病性水肿组织间隙蛋白含量低，水肿多从下肢部位开始；而肾炎性水肿组织间隙蛋白含量高，水肿多从眼睑、颜面部开始。

(4)高血压：肾小球疾病常伴高血压，慢性肾衰竭患者90%出现高血压。持续存在的高血压会加速肾功能恶化。肾小球疾病高血压的发生机制：①水钠潴留：血容量增加引起容量依赖性高血压；②肾素分泌增多：肾实质缺血刺激肾素-血管紧张素分泌增加，小动脉收缩，外周阻力增加，引起肾素依赖性高血压；③肾内降压物质分泌减少：肾实质损害时，肾内前列腺素系统、激肽释放酶-激肽系统等降压物质生成减少，也是肾性高血压的原因之一。此外，一些其他因素如心房利钠肽、交感神经系统和其他内分泌激素等均直接或间接地参与肾性高血压的发生。肾小球疾病所致的高血压多数为容量依赖型，少数为肾素依赖型。但两型高血压常混合存在，有时很难截然分开。

(5)肾功能异常：部分急性肾小球肾炎可有一过性的氮质血症或急性肾损伤，急进性肾小球肾炎常出现肾功能急剧恶化；慢性肾小球肾炎患者随着病程进展，常出现不同程度的肾功能损害，部分患者最终进展至终末期肾病。

二、急性肾小球肾炎

急性肾小球肾炎（acute glomerulonephritis）简称急性肾炎（AGN），是以急性肾炎综合征为主要临床表现的一组疾病。临床特点为急性起病，表现为血尿、蛋白尿、水肿和高血压，可伴有一过性肾功能不全。多见于链球菌感染后，其他细菌、病毒及寄生虫感染也可引起。本部分主要介绍链球菌感染后急性肾小球肾炎。

（一）病因和发病机制

本病主要为β-溶血性链球菌“致肾炎菌株”感染所致，如扁桃体炎、猩红热和脓疱疮等。本病为感染诱发的免疫反应所致。链球菌致病抗原如蛋白酶外毒素B等的抗体可能与肾小球内成分发生交叉反应、循环或原位免疫复合物沉积诱发补体异常活化等均可能参与致病，导致肾小球内炎症细胞浸润。

（二）病理表现

肾脏体积可增大。光镜下见弥漫性肾小球毛细血管内皮细胞及系膜细胞增生，急性期可伴有中性粒细胞和单核细胞浸润。病变严重时，毛细血管袢管腔狭窄或闭塞。肾间质水肿及灶状炎症细胞浸润。免疫病理显示 IgG 及 C_3 呈粗颗粒状沿肾小球毛细血管壁和(或)系膜区沉积。电镜见肾小球上皮细胞下有驼峰状电子致密物沉积。

(三)临床表现和实验室检查

多见于儿童,男性略多。常于感染后 2 周起病,相当于抗原免疫后产生抗体的时间。本病起病急,轻者呈亚临床型(仅尿常规及血清 C_3 异常);典型者呈急性肾炎综合征表现,重症者可发生急性肾损伤。临床均有肾小球源性血尿,约 30%为肉眼血尿。可伴有轻、中度蛋白尿,少数可呈肾病综合征范围的蛋白尿。80%的患者可有晨起眼睑及下肢水肿,可有一过性高血压。少数重症患者可发生充血性心力衰竭,常与水钠潴留有关。

起病初期血清 C_3 及总补体下降,8 周内逐渐恢复正常,对本病具有诊断意义。患者血清抗链球菌溶血素 O(ASO)滴度升高,提示近期内曾有过链球菌感染。

(四)诊断与鉴别诊断

链球菌感染后 1～3 周发生急性肾炎综合征,伴血清 C_3 一过性下降,可临床诊断急性肾炎。若血肌酐持续升高或 2 个月病情尚未见好转应及时行肾穿刺活检,以明确诊断。

本病需要与其他表现为急性肾炎综合征的肾小球疾病鉴别。①其他病原体感染后的急性肾炎:应寻找其他病原菌感染的证据,病毒感染后常不伴血清补体降低,少有水肿和高血压,肾功能一般正常,临床过程自限;②膜增生性肾小球肾炎(MPGN):临床上常伴肾病综合征,50%～70%患者有持续性低补体血症,8 周内不恢复;③IgA 肾病:部分患者有前驱感染,通常在感染后数小时至数日内出现肉眼血尿,部分患者血清 IgA 升高,血清 C_3 一般正常,病情无自愈倾向。

当临床诊断困难时,急性肾炎综合征患者需考虑进行肾活检以明确诊断、指导治疗。肾活检的指征为:①少尿 1 周以上或进行性尿量减少伴肾功能恶化者;②病程超过 2 个月而无好转趋势者;③急性肾炎综合征伴肾病综合征者。

(五)治疗

以支持及对症治疗为主。急性期卧床休息,静待肉眼血尿消失、水肿消退及血压恢复正常。同时限盐、利尿消肿以降血压和预防心脑血管并发症的发生。

本病急性肾炎发作时感染灶多数已经得到控制,如无现症感染证据,不需要使用抗生素。反复发作慢性扁桃体炎,病情稳定后可考虑扁桃体切除。

(六)预后

本病为自限性疾病,多数患者预后良好。6%～18%病例遗留尿异常和(或)高血压而转为慢性,或于临床痊愈多年后又出现肾小球肾炎表现。一般认为老年、持续高血压、大量蛋白尿或肾功能不全者预后较差,散发者较流行者预后差。

三、急进性肾小球肾炎

急进性肾小球肾炎(rapidly progressive glomerulonephritis,RPGN)即急进性肾炎,是在急性肾炎综合征基础上,肾功能快速进展,病理类型为新月体肾炎的一组疾病。

(一)病因和发病机制

根据免疫病理 RPGN 可分为 3 型,每型病因和发病机制各异。①Ⅰ型,又称抗肾小球基底膜(GBM)型,因抗 GBM 抗体与 GBM 抗原结合诱发补体活化而致病;②Ⅱ型,又称免疫复合物型,因循环免疫复合物在肾小球沉积或原位免疫复合物形成而致病;③Ⅲ型,为少免疫沉积型，肾小球内无或仅微量免疫球蛋白沉积。多与 ANCA 相关小血管炎相关。

约半数 RPGN 患者有前驱上呼吸道感染病史。接触某些有机化学溶剂、碳氢化合物如汽油，可能与 RPGNⅠ型密切相关。丙硫氧嘧啶（PTU）和肼屈嗪等可引起 RPGNⅢ型。

（二）病理

肾脏体积常增大，病理类型为新月体肾炎。光镜下多数（50%以上）肾小球大新月体形成（占肾小球囊腔 50%以上），病变早期为细胞新月体，后期为纤维新月体。另外，Ⅱ型常伴有肾小球毛细血管内皮细胞和系膜细胞增生，Ⅰ型和Ⅲ型可见肾小球节段性纤维素样坏死。免疫病理学检查是分型的主要依据，Ⅰ型 IgG 及 C_3 呈线条状沿肾小球毛细血管壁分布；Ⅱ型 IgG 及 C_3 呈颗粒状或团块状沉积于系膜区及毛细血管壁；Ⅲ型肾小球内无或仅有微量免疫沉积物。电镜下Ⅱ型可见电子致密物在系膜区和内皮下沉积，Ⅰ型和Ⅲ型无电子致密物。

（三）临床表现和实验室检查

我国以Ⅱ型略为多见。Ⅰ型好发于中青年，Ⅲ型常见于中老年患者，男性略多。

多数患者起病急，病情可急骤进展。在急性肾炎综合征基础上，早期出现少尿或无尿，肾功能快速进展乃至尿毒症。患者可伴有不同程度贫血，Ⅱ型约半数伴肾病综合征，Ⅲ型常有发热、乏力、体重下降等系统性血管炎的表现。

免疫学检查主要有抗 GBM 抗体阳性（Ⅰ型）和 ANCA 阳性（Ⅲ型）。此外，Ⅱ型患者的血液循环免疫复合物及冷球蛋白可呈阳性，并可伴血清 C_3 降低。

（四）诊断与鉴别诊断

急性肾炎综合征伴肾功能急剧恶化均应怀疑本病，并及时行肾活检以明确诊断。

急进性肾炎应与下列疾病鉴别。

1. 引起急性肾损伤的非肾小球疾病

（1）急性肾小管坏死：常有明确的肾缺血（如休克、脱水）和中毒（如肾毒性抗生素）等诱因，实验室检查以肾小管损害为主（尿钠增加、低比重尿及低渗透压尿）。

（2）急性过敏性间质性肾炎：常有用药史，部分患者有药物过敏反应（低热、皮疹、血和尿嗜酸性粒细胞增加），必要时行肾活检确诊。

（3）梗阻性肾病：常突发无尿，影像学检查可协助确诊。

2. 引起急进性肾炎综合征的其他肾小球疾病

（1）继发性急进性肾炎：肺出血肾炎综合征（古德帕斯丘综合征）、系统性红斑狼疮（SLE）、过敏性紫癜肾炎均可引起新月体肾炎，依据系统受累的临床表现和特异性实验室检查可资鉴别。

（2）原发性肾小球疾病：重症急性肾炎或重症膜增生性肾炎也可发生急性肾损伤，但肾脏病理不一定为新月体肾炎，肾活检可明确诊断。

（五）治疗

应及时明确病因诊断和免疫病理分型，尽早开始强化免疫抑制治疗。

1. 强化疗法

（1）血浆置换疗法：每日或隔日 1 次，每次置换血浆 2～4 L，直到血清自身抗体（如抗 GBM 抗体、ANCA）转阴，一般需 7 次以上。适用于Ⅰ型和Ⅲ型。此外，对于肺出血的患者，首选血浆置换。

(2)甲泼尼龙冲击:甲泼尼龙 0.5～1.0 g 静脉滴注,每日或隔日 1 次,3 次为一疗程。一般 1～3 个疗程。该疗法主要适用于Ⅱ、Ⅲ型。

上述强化疗法需配合糖皮质激素[口服泼尼松 1 mg/(kg·d),6～8 周后渐减]及细胞毒药物[环磷酰胺口服 2～3 mg/(kg·d),或静脉滴注,每个月 0.6～0.8 g,累积量一般不超过8 g]。

2. 支持对症治疗

凡是达到透析指征者,应及时透析。对强化治疗无效的晚期病例或肾功能已无法逆转者,则有赖于长期维持透析。肾移植应在病情静止半年,特别是Ⅰ型患者血中抗 GBM 抗体需转阴后半年进行。

(六)预后

及时明确的诊断和早期强化治疗,可改善预后。影响预后的主要因素如下。①免疫病理类型:Ⅲ型较好,Ⅰ型差,Ⅱ型居中;②早期强化治疗:少尿、血肌酐>600 μmol/L,病理显示广泛慢性病变时预后差;③老年患者预后相对较差。

四、IgA 肾病

IgA 肾病(IgA nephropathy)是指肾小球系膜区以 IgA 或 IgA 沉积为主的肾小球疾病,是目前世界范围内最常见的原发性肾小球疾病。IgA 肾病的发病有明显的地域差别,在欧洲和亚洲,占原发性肾小球疾病的 15%～40%,是我国最常见的肾小球疾病,也是终末期肾病(ESRD)的重要病因。IgA 肾病可发生于任何年龄,但以 20～30 岁男性为多见。

(一)病因和发病机制

IgA 肾病的发病机制目前尚不完全清楚。由于 IgA 肾病免疫荧光检查以 IgA 和 C_3 在系膜区的沉积为主,提示本病可能是由于循环中的免疫复合物在肾脏内沉积,激活补体而致肾损害。大多数 IgA 肾病患者及其直系亲属循环中存在着铰链区半乳糖缺陷的 IgA 分子,而且主要是多聚 IgA1。目前研究认为,感染等二次"打击"刺激自身抗体的产生,免疫复合物形成并沉积于肾小球产生炎症反应,继而刺激系膜细胞增殖和系膜外基质集聚等,最终导致肾小球硬化和间质纤维化。

(二)病理

IgA 肾病的主要病理特点是肾小球系膜细胞增生和基质增多。病理变化多种多样,病变程度轻重不一,可涉及肾小球肾炎几乎所有的病理类型,如系膜增生性肾小球肾炎、轻微病变型肾小球肾炎、局灶增生性肾小球肾炎、毛细血管内增生性肾小球肾炎、新月体肾小球肾炎、局灶节段性肾小球硬化和增生硬化性肾小球肾炎等。IgA 肾病目前广泛采用牛津分型,具体包括:系膜细胞增生(M0/1)、内皮细胞增生(E0/1)、节段性硬化或粘连(S0/1)及肾小管萎缩或肾间质纤维化(T0/1/2)、细胞或细胞纤维性新月体(C0/1/2)5 项主要病理指标。免疫荧光可见系膜区 IgA 为主的颗粒样或团块样沉积,伴或不伴毛细血管袢分布,常伴 C_3 的沉积,但 C_{1q}少见。也可有 IgG、IgM 沉积,与 IgA 的分布相似,但强度较弱。电镜下可见系膜区电子致密物呈团块状沉积。

(三)临床表现

IgA 肾病起病隐匿,常表现为无症状血尿,伴或不伴蛋白尿,往往在体检时发现。有些患者起病前数小时或数日内有上呼吸道或消化道感染等前驱症状，主要表现为发作性的肉眼血尿，可持续数小时或数日，肉眼血尿常为无痛性，可伴蛋白尿，多见于儿童和年轻人。全身症状轻重不一，可表现为全身不适、乏力和肌肉疼痛等。

20%～50%患者有高血压，少数患者可发生恶性高血压。部分患者表现为肾病综合征及不同程度的肾功能损害。

(四)实验室检查

尿液检查可表现为镜下血尿或肉眼血尿，以畸形红细胞为主；约60%的患者伴有不同程度的蛋白尿，有些患者可表现为肾病综合征(尿蛋白>3.5 g/d)。

30%～50%的患者伴有血IgA增高，但与疾病的严重程度及病程不相关。血清补体水平多数正常。

(五)诊断与鉴别诊断

年轻患者出现镜下血尿和(或)蛋白尿，尤其是与上呼吸道感染有关的血尿，临床上应考虑IgA肾病的可能。本病的确诊有赖于肾活检免疫病理检查。IgA肾病主要应与下列疾病相鉴别。

1.急性链球菌感染后肾炎

此病潜伏期较长(7～21天)，有自愈倾向。IgA肾病潜伏期短，呈反复发作，结合实验室检查(如IgA肾病可有血IgA水平增高，而急性链球菌感染后肾炎常有血C_3水平的动态变化、ASO阳性等)，尤其是肾活检可资鉴别。

2.非IgA系膜增生性肾炎

与IgA肾病极为相似，确诊有赖于肾活检。

3.其他继发性系膜IgA沉积

如紫癜性肾炎、慢性肝病肾损害等，相应的病史及实验室检查可资鉴别。

4.薄基底膜肾病

临床表现为持续性镜下血尿，多有阳性家族史，肾活检免疫荧光检查显示IgA阴性，电镜可见肾小球基底膜弥漫变薄。

5.泌尿系统感染

易与尿中红细胞、白细胞增多的IgA肾病患者混淆，但泌尿系统感染常有尿频、尿急、尿痛、发热、腰痛等症状，尿培养阳性，而IgA肾病患者反复中段尿细菌培养阴性，抗生素治疗无效。

(六)治疗

本病的临床表现、病理改变和预后差异较大，治疗须根据不同的临床表现、病理类型等综合制订合理的治疗方案。

1.单纯镜下血尿

此类患者一般预后较好，大多数患者肾功能可长期维持在正常范围，一般无特殊治疗，但需要定期监测尿蛋白和肾功能。但须注意避免过度劳累、预防感染和避免使用肾毒性药物。

2.反复发作性肉眼血尿

对于感染后反复出现肉眼血尿或尿检异常加重的患者，应积极控制感染，选用无肾毒性的抗生素，如青霉素80万单位，肌内注射，每日2次；或口服红霉素、头孢菌素等；慢性扁桃体炎反复发作的患者，建议行扁桃体切除。

3. 伴蛋白尿

建议选用血管紧张素转化酶抑制剂(ACEI)或血管紧张素Ⅱ受体阻滞剂(ARB)治疗并逐渐增加至可耐受的剂量，尽量将尿蛋白控制在<0.5 g/d，延缓肾功能进展。经过3～6个月优化支持治疗(包括服ACEI/ARB和控制血压)后，如尿蛋白仍持续>1 g/d且肾小球滤过率(GFR)>50 mL/(min·1.73 m^2)的患者，可给予糖皮质激素治疗，每日泼尼松0.6～1.0 mg/kg，4～8周后逐渐减量，总疗程为6～12个月。对于免疫抑制剂(如环磷酰胺、硫唑嘌呤、吗替麦考酚酯等)的获益仍存在争议。大量蛋白尿长期得不到控制者，预后较差，常进展至终末期肾衰竭。

4. 肾病综合征

肾脏病理改变较轻者，如表现为微小病变型，可选用激素或联合应用细胞毒性药物，常可获较好疗效；如病理改变较重，疗效常较差，尤其是合并大量蛋白尿且难以控制的患者，肾脏损害呈持续性进展，预后差。

5. 急性肾衰竭

IgA肾病表现为急性肾衰竭，主要为新月体肾炎或伴毛细血管袢坏死以及红细胞管型阻塞肾小管所致。若肾活检提示为细胞性新月体肾炎，临床上常呈肾功能急剧恶化，应及时给予大剂量激素和细胞毒性药物强化治疗。若患者已达到透析指征，应给予透析治疗。

6. 高血压

控制血压可保护肾功能，延缓慢性肾脏疾病的进展。临床研究表明，ACEI或ARB可良好地控制IgA肾病患者的血压，减少蛋白尿。

7. 其他

若IgA肾病患者的诱因同某些食品引起的黏膜免疫反应有关，则应避免这些食物的摄入。有学者认为富含ω-3多聚不饱和脂肪酸的鱼油对IgA肾病有益，但其确切疗效还有待进一步的大规模多中心临床研究证实。病情较轻的IgA肾病患者一般可耐受妊娠，但若合并持续的重度高血压、肾小球滤过率<60 mL/min或肾组织病理检查为严重的肾血管或间质病变者，则不宜妊娠。

(七)预后

IgA肾病10年肾脏存活率为80%～85%，20年约为65%，但是个体差异很大，有些患者长期预后良好，但有些患者快速进展至肾衰竭。疾病预后不良的指标包括持续难以控制的高血压和蛋白尿(尤其是蛋白尿持续>1 g/d)；肾功能损害；肾活检病理表现为肾小球硬化、间质纤维化和肾小管萎缩，或伴大量新月体形成。

五、肾病综合征

肾病综合征(nephrotic syndrome，NS)的诊断标准是：①大量蛋白尿(>3.5 g/d)；②低白蛋白血症(血清白蛋白<30 g/L)；③水肿；④高脂血症。其中前两项为诊断的必备条件。

(一)病因

NS按病因可分为原发性和继发性两大类。原发性NS表现为不同类型的病理改变，常见的有：①微小病变型肾病；②系膜增生性肾小球肾炎；③局灶节段性肾小球硬化；④膜性肾病；⑤系膜毛细血管性肾小球肾炎。肾病综合征的分类和常见病因见表4-1。

表 4-1 肾病综合征的分类和常见病因

分类	儿童	青少年	中老年
原发性	微小病变型肾病	系膜增生性肾小球肾炎 微小病变型肾病 局灶节段性肾小球硬化 系膜毛细血管性肾小球肾炎	膜性肾病
继发性	过敏性紫癜肾炎 乙型肝炎病毒相关性肾炎 狼疮肾炎	狼疮肾炎 过敏性紫癜肾炎 乙型肝炎病毒相关性肾炎	糖尿病肾病 肾淀粉样变性 骨髓瘤性肾病 淋巴瘤或实体肿瘤性肾病

(二)病理生理

1. 大量蛋白尿

在正常生理情况下,肾小球滤过膜具有分子屏障及电荷屏障作用,这些屏障作用受损致使原尿中蛋白含量增多,当其增多明显超过近端肾小管回吸收量时,形成大量蛋白尿。在此基础上,凡是增加肾小球内压力及导致高灌注、高滤过的因素(如高血压、高蛋白饮食或大量输注血浆蛋白)均可加重尿蛋白的排出。尿液中主要含白蛋白和与白蛋白近似分子量的蛋白。大分子蛋白如纤维蛋白原、α_1-巨球蛋白和 α_2-巨球蛋白等,因其无法通过肾小球滤过膜,从而在血浆中的浓度保持不变。

2. 低白蛋白血症

肾病综合征时大量白蛋白从尿中丢失,促进肝脏代偿性合成白蛋白增加,同时由于近端肾小管摄取滤过蛋白增多,也使肾小管分解蛋白增加。当肝脏白蛋白合成增加不足以克服丢失和分解时,则出现低白蛋白血症。此外,肾病综合征患者因胃肠道黏膜水肿导致食欲减退、蛋白质摄入不足、吸收不良或丢失,进一步加重低蛋白血症。长期大量的蛋白丢失会导致患者营养不良和生长发育迟缓。

除血浆白蛋白减少外,血浆的某些免疫球蛋白(如 IgG)和补体成分、抗凝及纤溶因子、金属结合蛋白及内分泌激素结合蛋白也可减少,尤其是肾小球病理改变严重,大量蛋白尿和非选择性蛋白尿时更为显著。少数患者在临床上表现为甲状腺功能减退,但会随着肾病综合征的缓解而恢复。患者易发生感染、高凝状态、微量元素缺乏、内分泌紊乱和免疫功能低下等并发症。

3. 水肿

低白蛋白血症引起血浆胶体渗透压下降,使水分从血管腔内进入组织间隙,是造成肾病综合征水肿的主要原因。此外,部分患者有效循环血容量不足,激活肾素-血管紧张素-醛固酮系统,促进水钠潴留。而在静水压正常、渗透压减低的末梢毛细血管,发生跨毛细血管性液体渗漏和水肿。也有研究发现,部分 NS 患者的血容量并不减少甚或增加,血浆肾素水平正常或下降,提示 NS 患者的水钠潴留并不依赖于肾素-血管紧张素-醛固酮系统的激活,而是肾脏原发水钠潴留的结果。

4. 高脂血症

患者表现为高胆固醇血症和(或)高甘油三酯血症,并可伴有低密度脂蛋白(LDL)、极低密度脂蛋白(VLDL)及脂蛋白 a[LP(a)]的升高,高密度脂蛋白(HDL)正常或降低。高脂血症发生的主要原因是肝脏脂蛋白合成的增加和外周组织利用及分解减少。高胆固醇血症的发生与肝脏合成过多富含胆固醇和载脂蛋白B的LDL及LDL受体缺陷致LDL清除减少有关。高甘油三酯血症在NS中也很常见,其产生的原因更多是由于分解减少而非合成增多。

(三)病理类型及其临床特征

1.微小病变型肾病

光镜下肾小球无明显病变,近端肾小管上皮细胞可见脂肪变性。免疫病理检查呈阴性。电镜下的特征性改变是广泛的肾小球脏层上皮细胞足突融合。

微小病变型肾病占儿童原发性肾病综合征的80%~90%,占成人原发性肾病综合征的5%~10%。部分药物性肾损害(如非甾体类抗炎药、锂制剂等)和肿瘤(如霍奇金淋巴瘤等)也可有类似改变。本病男性多于女性,儿童发病率高,成人发病率相对降低,但60岁后发病率又呈现一小高峰,60岁以上的患者,高血压和肾功能损害较为多见。典型的临床表现为肾病综合征,约15%的患者有镜下血尿。

30%~40%的患者可在发病后数个月内自发缓解。90%的病例对糖皮质激素治疗敏感,治疗两周左右开始利尿,尿蛋白可在数周内迅速减少至阴性,血清白蛋白逐渐恢复正常水平,最终可达临床完全缓解,但本病复发率高达60%。若反复发作或长期大量蛋白尿未得到控制,可发生病理类型的转变,预后欠佳。一般认为,成人的治疗缓解率和缓解后复发率均较儿童低。

2.系膜增生性肾小球肾炎

光镜下可见肾小球系膜细胞和系膜基质弥漫增生,依其增生程度可分为轻、中、重度。免疫病理检查可将本组疾病分为IgA肾病及非IgA系膜增生性肾小球肾炎。前者以IgA沉积为主,后者以IgG或IgM沉积为主,常伴有C_3于肾小球系膜区或系膜区及毛细血管壁呈颗粒状沉积。电镜下显示系膜增生,在系膜区可见到电子致密物。

本病在我国发病率高,约占原发性肾病综合征的30%,显著高于西方国家。本病男性多于女性,好发于青少年。约50%患者有前驱感染,可于上呼吸道感染后急性起病,甚至表现为急性肾炎综合征。部分患者为隐匿起病。本组疾病中,非IgA系膜增生性肾小球肾炎患者约50%表现为肾病综合征,70%伴有血尿;IgA肾病患者几乎均有血尿,约15%表现为肾病综合征。

多数患者对激素和细胞毒性药物有良好的反应,50%以上的患者经激素治疗后可获完全缓解。其治疗效果与病理改变的轻重程度有关,病理改变轻者疗效较好,病理改变重者则疗效较差。

3.局灶节段性肾小球硬化(FSGS)

光镜下可见病变呈局灶、节段分布,表现为受累节段的硬化(系膜基质增多、毛细血管闭塞、球囊粘连等),相应的肾小管萎缩、肾间质纤维化。免疫荧光显示IgM和C_3在肾小球受累节段呈团块状沉积。电镜下可见肾小球上皮细胞足突广泛融合、基底膜塌陷,系膜基质增多,电子致密物沉积。

根据硬化部位及细胞增殖的特点,局灶节段性肾小球硬化可分为以下五种类型。①经典型:硬化部位主要位于血管极周围的毛细血管袢;②塌陷型:外周毛细血管袢皱缩、塌陷,呈节段或球性分布,显著的足细胞增生肥大和空泡变性;③顶端型:硬化部位主要位于尿极;④细胞型：局灶性系膜细胞和内皮细胞增生同时可有足细胞增生、肥大和空泡变性；⑤非特异型：无法归属上述亚型，硬化可发生于任何部位，常有系膜细胞及基质增生。其中非特异型最为常见，占半数以上。

FSGS 占原发性肾病综合征的 20%～25%。以青少年多见，男性多于女性，多为隐匿起病，部分病例可由微小病变型肾病转变而来。大量蛋白尿及肾病综合征为其主要临床特点(发生率可达 50%～75%)，约 3/4 患者伴有血尿，部分可见肉眼血尿。本病确诊时约半数患者有高血压，约 30%有肾功能损害。

多数顶端型 FSGS 糖皮质激素治疗有效，预后良好。塌陷型治疗反应差，进展快，多于 2 年内进入终末期肾病。其余各型的预后介于两者之间。过去认为 FSGS 对糖皮质激素治疗效果很差，近年研究表明，50%的患者治疗有效，只是起效较慢，平均缓解期为 4 个月。肾病综合征能否缓解与预后密切相关，缓解者预后好，不缓解者 6～10 年超过半数进入终末期肾病。

4. 膜性肾病(MN)

光镜下可见肾小球呈弥漫性病变，早期仅于肾小球基底膜上皮侧见少量散在分布的嗜复红小颗粒(马松染色)；进而有钉突形成(嗜银染色)，基底膜逐渐增厚。免疫荧光检查可见 IgG 和 C_3 细颗粒状沿肾小球毛细血管壁沉积。电镜下早期可见 GBM 上皮侧有排列整齐的电子致密物，常伴有广泛足突融合。

本病好发于中老年人，男性多见，发病高峰年龄为 50～60 岁。通常起病隐匿，70%～80%的患者表现为肾病综合征，约 30%伴有镜下血尿，一般无肉眼血尿。常在发病 5～10 年后逐渐出现肾功能损害。本病易发生血栓栓塞并发症，肾静脉血栓发生率可高达 40%～50%。因此，膜性肾病患者如有突发性腰痛或肋腹痛，伴血尿、蛋白尿加重，肾功能损害，应注意肾静脉血栓形成。如有突发性胸痛、呼吸困难，应注意肺栓塞。

膜性肾病约占我国原发性肾病综合征的 20%。有 20%～35%患者的临床表现可自发缓解。60%～70%的早期膜性肾病患者(尚未出现钉突)经糖皮质激素和细胞毒性药物治疗后可达临床缓解。但随疾病逐渐进展，病理变化加重，疗效则较差。本病多呈缓慢进展，中国、日本的研究显示，10 年肾脏存活率为 80%～90%，明显较西方国家预后好。

5. 系膜毛细血管性肾小球肾炎

光镜下较常见的病理改变为系膜细胞和系膜基质弥漫性重度增生，并可插入到肾小球基底膜(GBM)和内皮细胞之间，使毛细血管袢呈“双轨征”。免疫病理检查常见 IgG 和 C_3 呈颗粒状系膜区及毛细血管壁沉积。电镜下系膜区和内皮下可见电子致密物沉积。

该病理类型占我国原发性肾病综合征的 10%～20%。本病好发于青少年，男女比例大致相等。1/4～1/3 患者常在上呼吸道感染后表现为急性肾炎综合征；50%～60%患者表现为肾病综合征，几乎所有患者均伴有血尿，其中少数为发作性肉眼血尿；其余少数患者表现为无症状性血尿和蛋白尿。肾功能损害、高血压及贫血出现早，病情多持续进展。50%～70%病例的血清 C_3 持续降低，对提示本病有重要意义。

本病目前尚无有效的治疗方法，激素和细胞毒性药物仅在部分儿童病例有效，在成年人治疗效果不理想。有学者认为使用抗凝药，如双嘧达莫、阿司匹林、吲哚布芬等对肾功能有一定的保护作用。本病预后较差，病情进行性发展，约 50%的患者在 10 年内发展至终末期肾衰竭。肾移植术后常复发。

(四)并发症

1. 感染

感染是肾病综合征患者的常见并发症，与蛋白质营养不良、免疫功能紊乱及应用糖皮质激素有关。常见感染部位为呼吸道、泌尿系统及皮肤等，由于使用糖皮质激素，其感染的临床症状常不明显；感染是导致肾病综合征复发和疗效不佳的主要原因，应予以高度重视。

2. 血栓和栓塞

与血液浓缩(有效血容量减少)及高脂血症造成血液黏稠度增加有关。此外，因某些蛋白质从尿中丢失，肝代偿性合成蛋白增加，引起机体凝血、抗凝和纤溶系统失衡；加之肾病综合征时血小板过度激活，应用利尿剂和糖皮质激素等进一步加重高凝状态。因此，肾病综合征容易发生血栓、栓塞并发症，其中以肾静脉血栓最为常见，发生率为10%～50%，其中3/4的病例因慢性形成，临床并无症状；此外，肺血管、下肢静脉、下腔静脉、冠状血管和脑血管血栓或栓塞并不少见，是直接影响肾病综合征治疗效果和预后的重要原因，应予以高度重视。

3. 急性肾损伤

因有效血容量不足而致肾血流量下降，可诱发肾前性氮质血症。经扩容、利尿后可得到恢复。少数病例可出现急性肾损伤，尤以微小病变型肾病者居多，发生多无明显诱因，表现为少尿甚或无尿，扩容利尿无效。肾活检病理检查显示肾小球病变轻微，肾间质弥漫性重度水肿，肾小管可为正常或部分细胞变性、坏死，肾小管腔内有大量蛋白管型。该急性肾损伤的机制不明，推测与肾间质高度水肿，压迫肾小管和大量管型堵塞肾小管有关，即上述变化形成肾小管腔内高压，引起肾小球滤过率骤然减少，又可诱发肾小管上皮细胞损伤、坏死，从而导致急性肾损伤。

4. 蛋白质及脂肪代谢紊乱

长期低蛋白血症可导致营养不良、小儿生长发育迟缓；免疫球蛋白减少造成机体免疫力低下，易致感染；金属结合蛋白丢失可使微量元素(铁、铜、锌等)缺乏；内分泌激素结合蛋白不足可诱发内分泌紊乱(如低T_3综合征等)；药物结合蛋白减少可能影响某些药物的药代动力学(使血浆游离药物浓度增加、排泄加速)，影响药物疗效。高脂血症增加血液黏稠度，促进血栓、栓塞并发症的发生，还将增加心血管系统并发症，并可促进肾小球硬化和肾小管-间质病变的发生，促进肾脏病变的慢性进展。

(五)诊断与鉴别诊断

IgA肾病诊断包括三方面：①明确是否为肾病综合征；②确认病因：必须首先除外继发性病因和遗传性疾病，才能诊断为原发性肾病综合征；最好能进行肾活检，作出病理诊断；③判定有无并发症。

须进行鉴别诊断的主要包括以下疾病。

1. 乙型肝炎病毒相关性肾炎

多见于儿童及青少年，临床主要表现为蛋白尿或肾病综合征，常见的病理类型为膜性肾病，其次为系膜毛细血管性肾小球肾炎等。主要诊断依据包括：①血清乙型肝炎病毒抗原阳性；②有肾小球肾炎临床表现，并除外其他继发性肾小球肾炎；③肾活检组织中找到乙型肝炎病毒抗原。我国为乙型肝炎高发区，对有乙型肝炎患者、儿童及青少年蛋白尿或肾病综合征患者，尤其是膜性肾病患者，应认真鉴别和排除。

2. 狼疮肾炎

以育龄期女性多见，常有发热、皮疹、关节痛等多系统受损表现，血清抗核抗体、抗 dsDNA 抗体、抗 SM 抗体阳性，补体 C_3 下降，肾活检免疫病理呈“满堂亮”（指肾组织免疫荧光 IgA、IgG、IgM、C_3、C1q、FR 同时阳性）。

3. 过敏性紫癜肾炎

好发于青少年，有典型的皮肤紫癜，常伴关节痛、腹痛及黑便，多在皮疹出现后 1～4 周出现血尿和（或）蛋白尿，典型皮疹有助于鉴别诊断。

4. 糖尿病肾病

好发于中老年，肾病综合征常见于病程 10 年以上的糖尿病患者。早期可发现尿微量白蛋白排出增加，以后逐渐发展成大量蛋白尿、甚至肾病综合征的表现。糖尿病病史及特征性眼底改变有助于鉴别诊断。

5. 肾淀粉样变性

好发于中老年，肾淀粉样变性是全身多器官受累的一部分。原发性淀粉样变性主要累及心、肾、消化道（包括舌）、皮肤和神经；继发性淀粉样变性常继发于慢性化脓性感染、结核、恶性肿瘤等疾病，主要累及肾、肝和脾等器官。肾受累时体积增大，常呈肾病综合征。常需肾活检确诊，肾活检组织刚果红染色，淀粉样物质呈砖红色，偏光显微镜下呈绿色双折射光特征。

6. 骨髓瘤性肾病

好发于中老年人，男性多见，患者可有多发性骨髓瘤的特征性临床表现，如骨痛、血清单株球蛋白增高、蛋白电泳 M 带及尿本周蛋白阳性，骨髓象显示浆细胞异常增生（占有核细胞的 15%以上），并伴有质的改变。多发性骨髓瘤累及肾小球时可出现肾病综合征。上述骨髓瘤特征性表现有利于鉴别诊断。

（六）治疗

1. 一般治疗

应注意适当休息，避免到公共场所和预防感染。病情稳定者应适当活动，以防止静脉血栓形成。

给予正常量 0.8～1.0 g/(kg·d)的优质蛋白（富含必需氨基酸的动物蛋白）饮食。热量要保证充分，每日不应少于 126 kJ/kg(30 kcal/kg)。尽管患者丢失大量尿蛋白，但由于高蛋白饮食增加肾小球高滤过，加重蛋白尿并促进肾脏病变进展，故不主张患者摄入高蛋白饮食。

水肿时应低盐（<3 g/d）饮食。为减轻高脂血症，应少进富含饱和脂肪酸（动物油脂）的饮食，而多吃富含多聚不饱和脂肪酸（如植物油、鱼油）及富含可溶性纤维（如燕麦、米糠及豆类）的饮食。

2. 对症治疗

（1）利尿消肿：对肾病综合征患者利尿治疗的原则是不宜过快过猛，以免造成血容量不足，加重血液高黏滞倾向，诱发血栓、栓塞并发症。

1）噻嗪类利尿剂：主要作用于髓袢升支厚壁段和远曲小管前段，通过抑制钠和氯的重吸收，增加钾的排泄而利尿。常用氢氯噻嗪 25 mg，每日 3 次口服。应长期服用防止低钾、低钠血症。

2）袢利尿剂：主要作用于髓袢升支，对钠、氯和钾的重吸收具有强力的抑制作用。常用呋塞米 20～120 mg/d，分次口服或静脉注射。在渗透性利尿剂应用后随即给药效果更好。应用袢利尿剂时须谨防低钠血症及低钾低氯性碱中毒。

3）保钾利尿剂：主要作用于远曲小管后段，排钠、排氯，但保钾，适用于低钾血症的患者。单独使用时利尿作用不显著，可与噻嗪类利尿剂合用。常用醛固酮拮抗剂螺内酯 20 mg，每日 3 次。长期服用须防止高钾血症，对肾功能不全患者应慎用。

4）渗透性利尿剂：通过提高血浆胶体渗透压，使组织中水分重吸收入血，同时在肾小管腔内形成高渗状态，减少水、钠的重吸收而达到利尿目的。可选择低分子右旋糖酐等。但在尿量＜400 mL/d 的患者应慎用，因为此类药物易与 T-H 糖蛋白和尿中的白蛋白在肾小管管腔内形成管型而堵塞肾小管，并由于其高渗作用导致肾小管上皮细胞变性、坏死，导致急性肾损伤。

5）提高血浆胶体渗透压：血浆或白蛋白等静脉输注可提高血浆胶体渗透压，促进组织中水分回收并利尿，如继而用呋塞米 60～120 mg 加入葡萄糖注射液中缓慢静脉滴注，通常能获得良好的利尿效果。多用于低血容量或利尿剂抵抗、严重低蛋白血症的患者。由于输入的白蛋白可引起肾小球高滤过及肾小管高代谢造成肾小球脏层及肾小管上皮细胞损伤，现多数学者认为，非必要时不宜多使用。

（2）减少尿蛋白：持续性大量蛋白尿本身可导致肾小球高滤过、加重肾小管-间质损伤、促进肾小球硬化，是影响肾小球疾病预后的重要因素。已证实减少尿蛋白可以有效延缓肾功能的恶化。

ACEI 或 ARB 除有效控制高血压外，均可通过降低肾小球内压和直接影响肾小球基底膜对大分子的通透性，不依赖于降低全身血压减少尿蛋白。用 ACEI 或 ARB 降低尿蛋白时，所用剂量一般比常规降压剂量大，才能获得良好疗效。

3. 免疫抑制治疗

糖皮质激素和细胞毒性药物仍然是治疗肾病综合征的主要药物，原则上应根据肾活检病理结果选择治疗药物及确定疗程。

（1）糖皮质激素（以下简称激素）：通过抑制免疫炎症反应，抑制醛固酮和抗利尿激素分泌，影响肾小球基底膜通透性等综合作用而发挥其利尿、消除尿蛋白的疗效。使用原则为：①起始足量，常用药物为泼尼松 1 mg/(kg・d)，口服 8 周，必要时可延长至 12 周；②缓慢减药，足量治疗后每 2～3 周减原用量的 10%，当减至 20 mg/d 时病情易复发，应更加缓慢减量；③长期维持，最后以最小有效剂量（10 mg/d）再维持半年左右。激素可采取全日量顿服，维持用药期间两日量，隔日 1 次顿服，以减轻激素的不良反应。水肿严重、有肝功能损害或泼尼松疗效不佳时，应更换为甲泼尼龙（等剂量），口服或静脉滴注。因地塞米松半衰期长，不良反应大，现已少用。

根据患者对糖皮质激素的治疗反应，可将其分为“激素敏感型”（用药 8～12 周内肾病综合征缓解）、“激素依赖型”（激素减药到一定程度即复发）和“激素抵抗型”（常规激素治疗无效）3 类。

长期应用激素的患者可出现感染、药物性糖尿病、骨质疏松等不良反应，少数病例还可能发生股骨头无菌性缺血性坏死，须加强监测，及时处理。

（2）细胞毒性药物：这类药物可用于“激素依赖型”或“激素抵抗型”的患者，协同激素治疗。若无激素禁忌，一般不作为首选或单独治疗用药。

1)环磷酰胺:是国内外最常用的细胞毒性药物,在体内被肝细胞微粒体羟化,代谢产物具有较强的免疫抑制作用。应用剂量为 2 mg/(kg・d),分 1～2 次口服;或 200 mg,隔日静脉注射。累积量达 6～8 g 后停药。主要不良反应为骨髓抑制及肝损害,并可出现性腺抑制(尤其是男性)、脱发、胃肠道反应及出血性膀胱炎。

2)苯丁酸氮芥:苯丁酸氮芥 2 mg,每日 3 次,口服,共服用 3 个月,由于不良反应及疗效欠佳,目前已少用。

(3)钙调神经蛋白抑制剂:环孢素 A(cyclosporin A,CsA)属钙调神经蛋白抑制剂,能选择性抑制辅助 T 细胞及细胞毒性 T 细胞,已作为二线药物用于治疗激素及细胞毒性药物无效的难治性肾病综合征。常用量为 3～5 mg/(kg・d),分 2 次空腹口服,服药期间须监测并维持其血浓度谷值为 100～200 ng/mL。服药 2～3 个月后缓慢减量,疗程至少 1 年。不良反应有肝肾毒性、高血压、高尿酸血症、多毛及牙龈增生等。停药后易复发,使其广泛应用受到限制。他克莫司(tacrolimus,FK506)也属钙调神经蛋白抑制剂,但肾毒性不良反应小于环孢素 A。成人起始治疗剂量为 0.05 mg/(kg・d),血药浓度保持在 5～8 ng/mL,疗程为 6～12 个月。

(4)霉酚酸酯:霉酚酸酯(mycophenolatemofetil,MMF)在体内代谢为霉酚酸,后者为次黄嘌呤单核苷酸脱氢酶抑制剂,抑制鸟嘌呤核苷酸的经典合成途径,故而选择性抑制 T、B 淋巴细胞增殖及抗体形成达到治疗目的。常用量为 1.5～2 g/d,分 2 次口服,疗程为 3～6 个月,减量维持半年。已广泛用于肾移植后排斥反应,不良反应相对较小。近年一些报道表明,该药对部分难治性肾病综合征有效,尽管尚缺乏大宗病例的前瞻对照研究结果,但已受到重视。

应用激素及细胞毒性药物治疗肾病综合征可有多种方案,原则上应以增强疗效的同时最大限度地减少不良反应为宜。对于是否应用激素治疗、疗程长短以及是否应该使用细胞毒性药物等,应结合患者肾小球病理类型、年龄、肾功能和有无相对禁忌证等情况不同而区别对待,制订个体化治疗方案。

4. 并发症防治

肾病综合征的并发症是影响患者长期预后的重要因素,应积极防治。

(1)感染:通常在激素治疗时无须应用抗生素预防感染,否则不仅达不到预防目的,反而可能诱发真菌二重感染。免疫增强剂(如胸腺素、转移因子及左旋咪唑等)能否预防感染尚不完全肯定。一旦发现感染,应及时选用对致病菌敏感、强效且无肾毒性的抗生素积极治疗,有明确感染灶者应尽快去除。严重感染难控制时应考虑减少或停用激素,但须视患者具体情况决定。

(2)血栓及栓塞:一般认为,当血浆白蛋白低于 20 g/L 时,提示存在高凝状态,即应开始预防性抗凝治疗。可给予肝素钠 1875～3750 U 皮下注射,每 6 小时 1 次;或选用低分子量肝素 4000～5000 U 皮下注射,每日 1～2 次,维持试管法凝血时间于正常 1 倍;也可服用华法林,维持凝血酶原时间国际标准化比值(INR)于 1.5～2.5。抗凝同时可辅以抗血小板药,如双嘧达莫 300～400 mg/d,分 3～4 次口服,或阿司匹林 75～100 mg/d,口服。对已发生血栓、栓塞者应尽早(6 小时内效果最佳,但 3 天内仍可望有效)给予尿激酶或链激酶全身或局部溶栓,同时配合抗凝治疗,抗凝药一般应持续应用半年以上。抗凝及溶栓治疗时均应避免药物过量导致出血。

(3)急性肾损伤:肾病综合征并发急性肾损伤如处理不当可危及患者生命,若及时给予正确处理，大多数患者有望恢复。可采取以下措施：①使用袢利尿剂，对袢利尿剂仍有效者应予以较大剂量，以冲刷阻塞的肾小管管型；②血液透析，利尿无效并已达到透析指征者，应给血液透析以维持生命，并在补充血浆制品后适当脱水，以减轻肾间质水肿；③原发病治疗，因其病理类型多为微小病变型肾病，应予以积极治疗；④碱化尿液，可口服碳酸氢钠碱化尿液，以减少管型形成。

(4)蛋白质及脂肪代谢紊乱：在肾病综合征缓解前常难以完全纠正代谢紊乱，但应调整饮食中蛋白和脂肪的量与结构，力争将代谢紊乱的影响减少到最低限度。目前，不少药物可用于治疗蛋白质及脂肪代谢紊乱，如 ACEI 及血管紧张素Ⅱ受体阻滞剂均可减少尿蛋白；中药黄芪(30～60 g/d，煎服)可促进肝脏白蛋白合成，并可能兼有减轻高脂血症的作用。降脂药物可选择降胆固醇为主的羟甲基戊二酰辅酶 A 还原酶抑制剂(HMG-CoA)，如洛伐他汀等他汀类药物；或降甘油三酯为主的氯贝丁酯类，如非诺贝特等。肾病综合征缓解后高脂血症可自然缓解，则无须再继续药物治疗。

(七)预后

影响肾病综合征预后的主要因素如下。①病理类型：微小病变型肾病和轻度系膜增生性肾小球肾炎预后较好，系膜毛细血管性肾炎、FSGS 及重度系膜增生性肾小球肾炎预后较差。早期膜性肾病也有一定的缓解率，晚期则难以缓解；②临床表现：大量蛋白尿、严重高血压及肾功能损害者预后较差；③激素治疗效果：激素敏感者预后相对较好，激素抵抗者预后差；④并发症：反复感染导致肾病综合征经常复发者预后差。

六、无症状性血尿和(或)蛋白尿

无症状性血尿和(或)蛋白尿(asymptomatic hematuria and/or proteinuria)既往国内称为隐匿型肾小球肾炎(latent glomerulonephritis)，指仅表现为肾小球源性血尿和(或)轻至中度蛋白尿，不伴水肿、高血压及肾功能损害的一组肾小球疾病，通常通过实验室检查发现并诊断。

(一)病理

本组疾病可由多种病理类型的原发性肾小球疾病所致，但病理改变多较轻。如可见于轻微病变性肾小球肾炎(肾小球中仅有节段性系膜细胞及基质增生)、轻度系膜增生性肾小球肾炎及局灶节段性肾小球肾炎(局灶性肾小球病，病变肾小球内节段性内皮及系膜细胞增生)等病理类型。

(二)临床表现

临床多无症状，常因发作性肉眼血尿或体检提示镜下血尿或蛋白尿而发现，无水肿、高血压和肾功能损害；部分患者可于高热或剧烈运动后出现一过性血尿，短时间内消失。反复发作的单纯性血尿，尤其是和上呼吸道感染密切相关者应注意 IgA 肾病的可能。

(三)实验室检查

尿液分析可有镜下血尿和(或)蛋白尿(尿蛋白＞0.5 g/24 h，但通常＜2.0 g/24 h，以白蛋白为主)；相差显微镜尿红细胞形态检查和(或)尿红细胞容积分布曲线测定可判定血尿性质为肾小球源性血尿。

免疫学检查抗核抗体、抗双链 DNA 抗体、免疫球蛋白、补体等均正常。部分 IgA 肾病患者可有血 IgA 水平的升高；肾功能及影像学检查如 B 超、静脉肾盂造影、CT 或 MRI 等常无异常发现。

单纯血尿患者，有5%～15%肾活检后仍不能确诊，对于此类患者不一定行肾活检。血尿伴蛋白尿患者的病情及预后一般较单纯性血尿患者稍重，且临床上无法鉴别为IgA肾病或其他肾病，建议行肾穿刺活检评估病情和协助治疗。如患者随访中出现血尿、蛋白尿加重和（或）肾功能恶化，应尽快做肾活检明确诊断。

（四）诊断与鉴别诊断

无症状性血尿和（或）蛋白尿临床上无特殊症状，易被忽略，故应加强临床随访。此外，尚须排除其他原因所致的可能。

对单纯性血尿患者（仅有血尿而无蛋白尿），须做相差显微镜尿红细胞形态检查和（或）尿红细胞容积分布曲线测定，来鉴别血尿来源。首先应除外由于尿路疾病（如尿路结石、肿瘤或炎症）所致的血尿，通常尿红细胞位相和泌尿系统超声可协助鉴别。如确定为肾小球源性血尿，又无水肿、高血压及肾功能减退时，即应考虑诊断此病。以反复发作的单纯性血尿为表现者多为IgA肾病，尤其上呼吸道感染后肉眼血尿者。需注意的是，诊断本病前必须小心除外其他肾小球疾病的可能，如全身性疾病（ANCA相关性血管炎、狼疮肾炎、过敏性紫癜肾炎等）、奥尔波特综合征、薄基底膜肾病及非典型的急性肾炎恢复期等。依据临床表现、家族史和实验室检查予以鉴别，必要时须依赖肾活检方能确诊。

同时伴有肾小球源性血尿和蛋白尿者，多属本病，排除继发性因素后可诊断。

对无症状单纯蛋白尿者，须做尿蛋白定量和尿蛋白成分分析、尿蛋白电泳以区分蛋白尿性质，必要时应做尿本周蛋白检查及血清蛋白免疫电泳。尤其是患者尿常规中蛋白定性试验提示蛋白量不多，但24小时尿蛋白定量出现大量蛋白尿时，须高度注意单克隆免疫球蛋白增多症的可能。在作出诊断前还必须排除假性蛋白尿（如肿瘤引起大量血尿时）、溢出性蛋白尿、功能性蛋白尿（仅发生于剧烈运动、发热或寒冷时）、体位性蛋白尿（见于青少年，直立时脊柱前凸所致，卧床后蛋白尿消失）等性质蛋白尿，需注意排除左肾静脉压迫综合征，以及其他继发性肾小球疾病（如糖尿病肾病、肾淀粉样变、多发性骨髓瘤等）。必要时行肾活检确诊。

（五）治疗

尿蛋白定量<1.0 g/d，以白蛋白为主而无血尿者，称为单纯性蛋白尿，一般预后良好，很少发生肾功能损害。但近年的研究显示，有小部分尿蛋白在0.5～1.0 g/d的患者，肾活检病理改变并不轻，应引起重视。

在未明确病因之前无须给予特异的治疗，但应注意避免加重肾损害的因素。由于患者蛋白尿较轻，不必使用激素和细胞毒性药物，也不必使用过多的中药，以免用药不慎反致肾功能损害。治疗原则包括：①对患者进行定期检查和追踪（每3～6个月1次），监测尿常规、肾功能和血压的变化，女性患者在妊娠前及妊娠期更须加强监测；②保护肾功能，避免肾损伤的因素；③对伴血尿的蛋白尿患者，或单纯尿蛋白明显增多（尤其>1.0 g/d）者，建议考虑使用ACEI/ARB类药物治疗，治疗时须监测血压；④对合并慢性扁桃体炎反复发作，尤其是与血尿、蛋白尿发生密切相关的患者，可待急性期过后行扁桃体切除术；⑤随访中如出现高血压或肾功能损害，按慢性肾小球肾炎治疗；⑥可适当用中药辨证施治，但须避免肾毒性中药。

（六）预后

无症状性血尿和（或）蛋白尿可长期迁延，预后较好，也可时轻时重；大多数患者的肾功能可长期维持稳定，少数患者自动痊愈，有部分患者尿蛋白增多，出现高血压和肾功能损害。

七、慢性肾小球肾炎

慢性肾小球肾炎(chronic glomerulonephritis,简称慢性肾炎),以蛋白尿、血尿、高血压和水肿为基本临床表现,起病方式各有不同,病情迁延并呈缓慢进展,可有不同程度的肾功能损害,部分患者最终将发展至终末期肾衰竭。

(一)病因和发病机制

绝大多数慢性肾炎由不同病因的原发性肾小球疾病发展而来,仅有少数慢性肾炎是由急性肾炎发展所致(直接迁延或临床痊愈若干年后再现)。慢性肾炎的病因、发病机制和病理类型不尽相同,但起始因素多为免疫介导炎症。此外,高血压、大量蛋白尿、高脂血症等非免疫非炎症因素也起到重要作用。

(二)病理

慢性肾炎可见多种肾脏病理类型,主要为系膜增生性肾小球肾炎(包括 IgA 和非 IgA 系膜增生性肾小球肾炎)、系膜毛细血管性肾小球肾炎、膜性肾病及局灶节段性肾小球硬化等。病变进展至晚期,肾脏体积缩小、肾皮质变薄,所有病理类型均可进展为程度不等的肾小球硬化,相应肾单位的肾小管萎缩、肾间质纤维化。

(三)临床表现和实验室检查

慢性肾炎可发生于任何年龄,但以中青年为主,男性多见。多数起病缓慢、隐匿。早期患者可无特殊症状,患者可有乏力、疲倦、腰部疼痛和食欲缺乏;水肿可有或无,一般不严重。

实验室检查多为轻度尿异常,尿蛋白常在 1～3 g/d,尿沉渣镜检红细胞可增多,可见管型。尿相差显微镜尿红细胞形态检查和(或)尿红细胞容积分布曲线测定可判定血尿性质为肾小球源性血尿。血压可正常或轻度升高。肾功能正常或轻度受损(肌酐清除率下降),这种情况可持续数年,甚至数十年,肾功能逐渐恶化并出现相应的临床表现(如贫血、血压增高等),最后进入终末期肾衰竭。

有的患者除上述慢性肾炎的一般表现外,血压(特别是舒张压)持续性中等以上程度升高,甚至出现恶性高血压,严重者可有眼底出血、渗出,甚至视盘水肿。如血压控制不好,肾功能恶化较快,预后较差。另外,部分患者可因感染、劳累呈急性发作,或用肾毒性药物后病情急骤恶化,经及时去除诱因和适当治疗后病情可有一定程度缓解,但也可能由此而进入不可逆的慢性肾衰竭。多数慢性肾炎患者肾功能呈慢性渐进性损害,肾脏病理类型是决定肾功能进展快慢的重要因素(如系膜毛细血管性肾小球肾炎进展较快,膜性肾病进展较慢),但也与治疗是否合理等相关。

慢性肾炎临床表现呈多样性,个体间差异较大,故要特别注意因某一表现突出而易造成误诊。如慢性肾炎高血压突出而易误诊为原发性高血压,增生性肾炎(如系膜毛细血管性肾小球肾炎、IgA 肾病等)感染后急性发作时易误诊为急性肾炎,应予以注意。

B 型超声波检查早期肾脏大小正常,晚期可出现双肾对称性缩小、皮质变薄。肾脏活体组织检查可表现为原发病的病理改变,对于指导治疗和估计预后具有重要价值。

(四)诊断与鉴别诊断

患者尿检异常(蛋白尿、血尿)、伴或不伴水肿,高血压病史达 3 个月以上,无论有无肾功能损害均应考虑此病,在除外继发性肾小球肾炎及遗传性肾小球肾炎后,临床上可诊断为慢性肾炎。

慢性肾炎主要应与下列疾病鉴别。

1. 继发性肾小球疾病

如狼疮肾炎、过敏性紫癜肾炎、糖尿病肾病等，依据相应的病史、临床表现及特异性实验室检查，一般不难鉴别。

2. 奥尔波特综合征

常起病于青少年，常有家族史（多为X连锁显性遗传），患者可有眼（球形晶状体等）、耳（神经性耳聋）、肾（血尿、轻至中度蛋白尿及进行性肾功能损害）异常。

3. 其他原发性肾小球疾病

（1）无症状性血尿和（或）蛋白尿：临床上轻型慢性肾炎应与无症状性血尿和（或）蛋白尿相鉴别，后者主要表现为无症状性血尿和（或）蛋白尿，无水肿、高血压和肾功能减退。

（2）感染后急性肾炎：有前驱感染并以急性发作起病的慢性肾炎须与此病相鉴别。两者的潜伏期不同，血清 C_3 的动态变化有助鉴别；此外，疾病的转归不同，慢性肾炎无自愈倾向，呈慢性进展，可资鉴别。

4. 原发性高血压肾损害

呈血压明显增高的慢性肾炎须与原发性高血压引起的继发性肾损害（即良性小动脉性肾硬化症）鉴别，后者先有较长期的高血压病史，其后再出现肾损害，临床上远曲小管功能损伤（如尿浓缩功能减退、夜尿增多）多较肾小球功能损伤早，尿改变轻微（微量至轻度蛋白尿＜2.0 g/24 h，以中、小分子蛋白为主，可有轻度镜下血尿），常有高血压的其他靶器官（心、脑）并发症和眼底改变。

5. 慢性肾盂肾炎和梗阻性肾病

慢性肾盂肾炎多有反复发作的泌尿系统感染史，并有影像学及肾功能异常，尿沉渣中常有白细胞，尿细菌学检查阳性可资鉴别。梗阻性肾病多有泌尿系统梗阻的病史，慢性者影像学常有多发性肾结石、肾盂扩张并积水、肾脏萎缩等征象。

（五）治疗

慢性肾炎的治疗应以防止或延缓肾功能进行性恶化、改善或缓解临床症状及防治心脑血管并发症为主要目的。

1. 积极控制血压和减少尿蛋白

高血压和蛋白尿是加速肾小球硬化、促进肾功能恶化的重要因素，积极控制血压和减少蛋白尿是两个重要的环节。高血压的治疗目标：力争把血压控制在理想水平（＜130/80 mmHg）。尿蛋白的治疗目标：争取减少至＜1 g/d。

慢性肾炎常有水钠潴留引起的容量依赖性高血压，故高血压患者应限盐（＜6 g/d）；可选用噻嗪类利尿剂，如氢氯噻嗪 12.5～25 mg/d。肌酐清除率（Ccr）＜30 mL/min 时，噻嗪类无效应改用袢利尿剂，一般不宜过多和长久使用。

其他降压药如 ACEI 或 ARB 类药物、β受体阻滞剂、α受体阻滞剂及血管扩张药等也可应用。如无禁忌证，应尽量首选具有肾脏保护作用的降压药如 ACEI 和 ARB 类药物。血压控制欠佳时，可联合使用多种抗高血压药物将血压控制到靶目标值。多数学者认为肾病患者的血压应较一般患者控制更严格，蛋白尿≥1.0 g/24 h，血压应控制在 125/75 mmHg；如果蛋白尿≤1.0 g/24 h，血压应控制在 130/80 mmHg。

多年研究证实，ACEI 或 ARB 除具有降血压作用外，还有减少蛋白尿和延缓肾功能恶化的肾脏保护作用。后两种作用除通过对肾小球血流动力学的特殊调节作用(扩张入球和出球小动脉,但对出球小动脉扩张作用大于入球小动脉),降低肾小球内高压、高灌注和高滤过,并能通过非血流动力学作用(如抑制细胞因子、减少细胞外基质的蓄积)起到减缓肾小球硬化的发展和肾脏保护作用,为治疗慢性肾炎高血压和(或)蛋白尿的首选药物。通常要达到减少蛋白尿的目的,应用剂量须高于常规的降压剂量。肾功能损害的患者应用 ACEI 或 ARB 要防止高钾血症,血肌酐>264 μmol/L(3 mg/dL)时务必在严密观察下谨慎使用,少数患者应用 ACEI 有持续性干咳的不良反应。掌握好适应证和应用方法,监测血肌酐、血钾,防止严重不良反应尤为重要。

2.限制食物中蛋白及磷的摄入量

肾功能不全患者应限制蛋白及磷的摄入量,根据肾功能的状况给予优质低蛋白饮食[0.6~1.0 g/(kg·d)],同时控制饮食中磷的摄入。在进食低蛋白饮食时,应适当增加碳水化合物的摄入以满足机体生理代谢所需要的热量,防止负氮平衡。在低蛋白饮食 2 周后可使用必需氨基酸或 α-酮酸[0.1~0.2 g/(kg·d)]。

3.慎用糖皮质激素和细胞毒性药物

一般不主张积极应用,但是如果患者肾功能正常或仅轻度受损,病理类型较轻(如轻度系膜增生性肾炎、早期膜性肾病等),而且尿蛋白较多,无禁忌证者可试用,但无效者则应及时逐步撤去。

4.避免加重肾脏损害的因素

感染、劳累、妊娠及肾毒性药物(如氨基糖苷类抗生素、含马兜铃酸的中药如关木通、广防己等)均可能损伤肾脏,导致肾功能恶化,应予以避免。

(六)预后

慢性肾炎病情迁延,病变均为缓慢进展,最终进展至慢性肾衰竭。病变进展速度个体差异很大,主要取决于肾脏病理类型和严重程度、是否采取有效的延缓肾功能进展的措施、治疗是否恰当及是否避免各种危险因素等。

第二节 继发性肾病

继发性肾病指肾外疾病,特别是系统性疾病导致的肾损害。近年来由于生活方式改变、人口老龄化及环境因素等,继发性肾病患病率有增加趋势。本节介绍狼疮肾炎、糖尿病肾病、血管炎肾损害和高尿酸肾损害。

一、狼疮肾炎

狼疮肾炎(lupus nephritis)是系统性红斑狼疮(SLE)的肾脏损害。约 50%以上 SLE 患者有肾损害的临床表现,肾活检则显示肾脏受累几乎为 100%。狼疮肾炎是我国终末期肾衰竭的重要原因之一。

(一)发病机制

免疫复合物形成与沉积是引起狼疮肾炎的主要机制。循环中抗 dsDNA 等自身抗体与相应抗原结合形成免疫复合物后,沉积于肾小球;或循环中抗 dsDNA 抗体直接与沉积于肾脏的抗原相结合;或循环中自身抗体与肾小球内在抗原结合形成原位免疫复合物。沉积的免疫复合物激活补体，引起炎症细胞浸润、凝血因子活化及炎症介质释放，导致肾脏损伤。

(二)临床表现

狼疮肾炎的肾脏表现差异大，可为无症状性蛋白尿和(或)血尿，或表现为高血压、肾病综合征、急性肾炎综合征等。病情可逐渐进展为慢性肾脏病，晚期发生尿毒症。

蛋白尿最为常见，轻重不一，大量蛋白尿乃至肾病综合征可见于弥漫增生性和(或)膜性狼疮肾炎。多数患者有镜下血尿，肉眼血尿主要见于袢坏死和新月体形成的患者。患者可出现高血压，存在肾血管病变时更常见，甚至发生恶性高血压。

急性肾损伤可见于弥漫增生性狼疮肾炎，包括严重的毛细血管内增生性病变和(或)局灶坏死性新月体肾炎；也可见于血管炎和血栓性微血管病。血清抗磷脂抗体阳性患者易并发血栓，加剧肾功能恶化。

(三)实验室和其他检查

尿蛋白和尿红细胞的变化、补体水平、某些自身抗体滴度与狼疮肾炎的活动和缓解密切相关。肾活检病理改变及狼疮活跃程度对狼疮肾炎的诊断、治疗和判断预后有较大价值。

(四)诊断与鉴别诊断

在 SLE 基础上，有肾脏损害表现，如持续性蛋白尿(＞0.5 g/d，或＞+++)、血尿或管型尿(可为红细胞或颗粒管型等)，则可诊断为狼疮肾炎。狼疮肾炎易误诊为原发性肾小球疾病，通过检查有无多系统、多器官受累表现，血清抗核抗体(ANA)、抗 dsDNA 抗体、抗 Sm 抗体阳性等可资鉴别。

(五)治疗

狼疮肾炎的治疗方案以控制病情活动、阻止肾脏病变进展为主要目的。应根据临床表现、病理特征及疾病活动程度制订个体化治疗方案。

病理表现为Ⅰ型或Ⅱ型者：尿蛋白＜3 g/d，根据肾外表现决定糖皮质激素和免疫抑制剂治疗；尿蛋白＞3 g/d，糖皮质激素或钙调磷酸酶抑制剂治疗，同微小病变肾病。

增生性狼疮肾炎：无临床和严重组织学病变活动的Ⅲ型患者，可给予对症治疗或小剂量糖皮质激素和(或)环磷酰胺。弥漫增殖性(Ⅳ型)和严重局灶增殖性(Ⅲ型)狼疮肾炎则应给予积极的免疫抑制治疗。病情活动者应先给予诱导疗法，待病情稳定后转入维持治疗。诱导治疗一般为泼尼松 1 mg/(kg・d)，疗程 4～6 周，以控制炎症反应，此后逐渐减量，直至 5～10 mg/d维持；同时合用免疫抑制治疗，如环磷酰胺静脉疗法(每个月 0.5～1 g/m^2，共 6 次；或者每 2 周 0.4 g，共 6 次)，或者霉酚酸酯(1.5～2.0 g/d，分 2 次口服)。维持治疗多采用硫唑嘌呤 1～2 mg/(kg・d)或霉酚酸酯(0.5～1.0 g/d)。肾活检有大量细胞性新月体或纤维素样坏死病变，以及肾外病情活动严重者也可使用甲泼尼龙 15 mg/(kg・d)静脉冲击疗法，1 次/日，3 次为一疗程。

膜性狼疮肾炎(Ⅴ型)：表现为非肾病水平蛋白尿的单纯膜性狼疮肾炎患者仅需要降蛋白及降压治疗，根据肾外表现决定糖皮质激素和免疫抑制剂疗法。表现为肾病水平蛋白尿者，糖皮质激素联合免疫抑制剂治疗，如泼尼松 1 mg/(kg・d)联合环磷酰胺或霉酚酸酯、环孢素或他克莫司。

膜性狼疮肾炎患者合并增生性狼疮肾炎则按照后者治疗。

(六)预后

狼疮肾炎治疗后可长期缓解，但药物减量或停药后易复发，且病情逐渐加重。近年来由于对狼疮肾炎诊断水平的提高，轻型病例的早期发现以及免疫抑制药物的合理应用，预后明显改善，10 年存活率已提高到 80%～90%。

二、糖尿病肾病

糖尿病肾病(diabetic nephropathy，DN)是糖尿病最常见的微血管并发症之一。无论是 1 型还是 2 型糖尿病，30%～40%的患者可出现肾脏损害，而 2 型糖尿病中约 5%的患者在确诊糖尿病时就已存在糖尿病肾病。

(一)发病机制

1. 糖代谢异常

在糖尿病状态下，全身脏器出现糖代谢障碍，其中肾脏、神经、眼等组织/器官糖代谢明显增强，此时约 50%的葡萄糖在肾脏代谢，一方面降低了机体发生酮症酸中毒、高渗性昏迷的风险；另一方面也加重了肾脏的糖负荷。肾脏葡萄糖代谢增加的原因包括：①肾细胞葡萄糖转运体 1(Glut 1)活性增强以及肾组织细胞胰岛素受体的数目、亲和力增加；②细胞内高糖引起各种损伤介质如胰岛素样生长因子-1(IGF-1)、转化生长因子-β_1(TGF-β_1)、血管紧张素Ⅱ等产生过多，又促进 Glut 1 的活性增强，使更多葡萄糖进入细胞内；③高血糖导致活性氧产生增加；④多元醇途径的活化，甘油二酯-蛋白激酶 C(PKC)途径激活，氨基己糖途径改变；⑤蛋白质非酶糖基化(蛋白质糖基化终末产物)增加。

2. 肾脏血流动力学改变

肾小球高灌注、高跨膜压和高滤过在糖尿病肾病的发生中起关键作用。肾小球体积增大、毛细血管表面积增加，导致肾小球血流量及毛细血管压力升高、蛋白尿生成。

3. 氧化应激反应

一方面，糖尿病状态下，葡萄糖自身氧化造成线粒体超负荷，导致活性氧(ROS)产生过多；另一方面，机体抗氧化能力下降，细胞内抗氧化的还原型烟酰胺腺嘌呤二核苷酸磷酸(NADPH)量不足。ROS 可诱导多种损伤介质，促进肾小球细胞外基质合成增多、降解减少，导致小球纤维化；ROS 也可以造成上皮细胞黏附性消失，小管基底膜破坏和间质细胞浸润增加，导致小管间质纤维化。

4. 免疫炎症因素

天然免疫中补体系统和模式识别受体之间存在复杂的交互作用网络，可能在糖尿病肾病的发病机制中发挥了重要作用。此外，单核-巨噬细胞和肥大细胞，各种转录因子、趋化分子、黏附分子、炎症因子以及糖基化代谢终产物等均可能参与了致病机制。巨噬细胞和肿瘤坏死因子 α 有可能成为重要的干预靶点。

5. 遗传因素

目前认为糖尿病肾病是一种多基因病，遗传因素在决定糖尿病肾病易感性方面起着重要作用。

(二)病理

光镜下早期可见肾小球肥大，肾小球基底膜轻度增厚，系膜区轻度增宽。随着病情进展，肾小球基底膜弥漫性增厚，基质增生，形成典型的 K-W 结节，称为结节性肾小球硬化症。部分患者无明显结节，称为弥漫性肾小球硬化症。并常可见内皮下纤维蛋白帽、球囊滴、小动脉透明样变，伴随肾小管萎缩、近端肾小管上皮细胞空泡变性、肾乳头坏死及间质炎症细胞浸润等。

免疫荧光检查可见 IgG 沿肾小球毛细血管袢和肾小管基底膜弥漫性线状沉积，还可伴有 IgM、补体 C_3 等沉积。

电镜下，早期肾小球基底膜不规则增厚，系膜区扩大，基质增多，晚期则形成结节状，这与光镜下所见的 K-W 结节吻合。渗出性病灶可显示为微细颗粒状电子致密物，还可见足突融合等。

(三)临床表现与分期

主要表现为不同程度的蛋白尿及肾功能的进行性减退。由于 1 型糖尿病发病起始较明确，与 2 型糖尿病相比，高血压、动脉粥样硬化等的并发症较少，目前根据 1 型糖尿病的临床过程予以分期。

Ⅰ期：临床无肾病表现，仅有血流动力学改变，此时肾小球滤过率(GFR)升高，肾脏体积增大，肾小球和肾小管肥大。在运动、应急、血糖控制不良时可有一过性微量蛋白尿。

Ⅱ期：持续性微量白蛋白尿，GFR 正常或升高，临床无症状。肾脏病理显示肾小球/肾小管基底膜增厚、系膜区增宽等。

Ⅲ期：蛋白尿/白蛋白尿明显增加(尿白蛋白排泄＞200 mg/24 h，蛋白尿＞0.5 g/24 h)，可有轻度高血压，GFR 下降，但血肌酐正常。肾脏病理出现局灶性/弥漫性硬化，K-W 结节，入/出球小动脉透明样变等。

Ⅳ期：大量蛋白尿，可达肾病综合征程度。

Ⅴ期：肾功能持续减退直至终末期肾脏病。

2 型糖尿病肾损害的过程与 1 型糖尿病基本相似，只是高血压出现早、发生率更高，其他并发症更多。

糖尿病肾病的其他临床表现尚可有：Ⅳ型肾小管酸中毒，特别是在 RAS 抑制的情况下更要谨慎；易发生尿路感染；单侧/双侧肾动脉狭窄；梗阻性肾病(神经源性膀胱)；肾乳头坏死等。

(四)诊断与鉴别诊断

1 型糖尿病发病后 5 年和 2 型糖尿病确诊时，出现持续微量白蛋白尿，就应怀疑糖尿病肾病。如病程更长，临床逐渐出现蛋白尿，甚至出现大量蛋白尿或肾病综合征，同时合并有糖尿病的其他并发症，如糖尿病眼底病变，就应考虑糖尿病肾病。

如果出现下列情况：①无糖尿病视网膜病变；②急性肾损伤；③短期内蛋白尿明显增加；④无高血压；⑤肾小球源性血尿，应考虑糖尿病合并其他慢性肾脏病，建议肾活检确诊。

(五)治疗

包括早期干预各种危险因素和终末期肾脏病的肾脏替代治疗。

1. 饮食治疗

早期应限制蛋白质摄入量。对于肾功能正常患者，给予蛋白质 0.8 g/(kg・d)。对已有肾功能不全患者给予蛋白质 0.6 g/(kg・d)，以优质蛋白为主。透析患者、儿童及孕妇不宜过度限制蛋白质摄入。为防止营养不良的发生，应保证给予足够的热量。

2. 控制血糖

糖尿病肾病患者糖化血红蛋白应控制在 7%左右。临床常用的口服降糖药物包括六大类：①磺酰脲类；②双胍类；③噻唑烷二酮类；④α-葡萄糖苷酶抑制剂；⑤格列奈类；⑥二肽基肽酶-4 抑制剂。对于肾功能正常的患者，降糖药的使用主要根据患者胰岛的功能、血糖增高的特点以及是否存在肥胖来选择。肾功能异常时，谨慎乃至避免使用磺酰脲类和双胍类药物，应选用较少经肾排泄的药物，如阿卡波糖、吡格列酮等，但磺酰脲类中的格列喹酮仍可使用。中晚期患者建议停用所有口服降糖药，使用胰岛素。

3. 控制血压

应将血压控制在≤130/80 mmHg。以血管紧张素转换酶抑制剂(ACEI)/血管紧张素Ⅱ受体阻滞剂(ARB)作为首选药物。血压控制不佳的患者，可加用钙通道阻滞剂、利尿剂、β受体阻滞剂等。应用 ACEI/ARB 要观察患者肾功能，血清钾及血容量的变化，伴肾动脉狭窄者慎用。

4. 调脂治疗

目标为：总胆固醇<4.5 mmol/L，低密度脂蛋白胆固醇<2.5 mmol/L，甘油三酯<1.5 mmol/L，高密度脂蛋白胆固醇>1.1 mmol/L。

血清总胆固醇增高为主者，首选他汀类降脂药物。甘油三酯增高为主者选用纤维酸衍生物类药物治疗。同时配合饮食治疗，少食动物脂肪，多食富含多聚不饱和脂肪酸的食物。

5. 并发症治疗

对并发高血压、动脉粥样硬化、心脑血管病、其他微血管病等的患者应给予相应处理，保护肾功能。尽量避免使用肾毒性药物。

6. 透析和移植

当 GFR<15 mL/min，或伴有不易控制的心力衰竭、严重胃肠道症状、高血压等，应根据条件选用透析、肾移植或胰肾联合移植。

(六)预后

糖尿病肾病预后不佳。影响预后的因素主要包括糖尿病类型、蛋白尿程度、肾功能和肾外心脑血管合并症等病变的严重性。

三、血管炎肾损害

血管炎是指以血管壁的炎症和纤维素样坏死为病理特征的一组疾病。本部分主要介绍抗中性粒细胞胞浆抗体(ANCA)阳性的系统性小血管炎，包括肉芽肿性多血管炎(granulomatosis with polyangiitis，GPA)、显微镜下多血管炎(microscopic polyangiitis，MPA)和嗜酸性肉芽肿性多血管炎(eosinophilic granulomatosis with polyangiilis，EGPA)。ANCA 的主要靶抗原为蛋白酶 3(PR3)和髓过氧化物酶(MPO)。我国以 MPO-ANCA 阳性的 MPA 为主。

(一)发病机制

目前认为该类疾病的发生是多因素的，涉及 ANCA、中性粒细胞和补体等。

1. ANCA 与中性粒细胞

动物模型发现 MPO-ANCA 可引起新月体肾炎和肺泡小血管炎，清除中性粒细胞则不发病。体外研究发现，ANCA 可介导中性粒细胞与内皮细胞黏附，ANCA 活化的中性粒细胞发生呼吸爆发和脱颗粒，释放的活性氧自由基和各种蛋白酶等可引起血管炎。

2. 补体

动物模型及来自患者的研究均证实，补体旁路途径活化参与了该病的发病机制。其中补

体活化产物 C_{5a} 可通过 C_{5a} 受体发挥致炎症效应而参与血管炎发病。

（二）病理

免疫荧光和电镜检查一般无免疫复合物或电子致密物，或仅呈微量沉着。光镜检查多表现为局灶节段性肾小球毛细血管袢坏死和新月体形成，且病变新旧不等。

（三）临床表现

该病可见于各年龄组，但我国以老年人多见。常有发热、疲乏、关节肌肉疼痛和体重下降等非特异性全身症状。化验 ANCA 阳性，C 反应蛋白升高，红细胞沉降率快。

肾脏受累时，活动期有血尿，多为镜下血尿，可见红细胞管型，多伴蛋白尿；肾功能受累常见，约半数表现为新月体性肾小球肾炎（RPGN）。

本病多系统受累，常见肾外表现包括肺、头颈部和内脏损伤。其中肺受累主要表现为咳嗽、痰中带血甚至咯血，严重者因肺泡广泛出血发生呼吸衰竭而危及生命。胸片可表现为阴影、空洞和肺间质纤维化。

（四）诊断与鉴别诊断

国际上尚无统一、公认的临床诊断标准。目前应用最为广泛的是 2012 年修订的 Chapel Hill 系统性血管炎命名国际会议所制定的分类诊断标准。

中老年患者表现为发热、乏力和体重下降等炎症表现，加之血清 ANCA 阳性可考虑该病诊断。本病需要与过敏性紫癜肾损害和狼疮肾炎鉴别，血清 IgA 水平、特异性血清学指标如 ANA、抗 dsDNA 抗体等可资鉴别。肾活检可协助确诊和分型。

（五）治疗

ANCA 相关小血管炎的治疗分为诱导治疗和维持治疗。

1. 诱导治疗

糖皮质激素联合环磷酰胺是最常用的治疗方案。泼尼松 1 mg/(kg·d)，4～6 周，病情控制后逐步减量。同时联合环磷酰胺，口服剂量 2 mg/(kg·d)，持续 3～6 个月；或静脉冲击 0.75 g/m^2，每个月 1 次，连续 6 个月。对老年患者和肾功能不全者，环磷酰胺酌情减量。

重症患者，如小动脉纤维素样坏死、大量细胞新月体和肺出血，可加用甲泼尼龙（MP）冲击治疗，每日 1 次或隔日 1 次，3 次为一个疗程。血浆置换的主要适应证为合并抗 GBM 抗体、严重肺出血和起病时血肌酐（Scr）＞500 μmol/L 者。

糖皮质激素联合利妥昔单抗可用于非重症患者或应用环磷酰胺有禁忌的患者。

2. 维持治疗

小剂量糖皮质激素的基础上，常用免疫抑制剂包括硫唑嘌呤 2 mg/(kg·d) 和霉酚酸酯（1.0～1.5 g/d，分为 2 次）。此外，甲氨蝶呤可用于 Scr＜177 μmol/L 者。

（六）预后

应用糖皮质激素和环磷酰胺治疗的 5 年生存率达 80%。影响患者预后的独立危险因素包括高龄、继发感染以及肾功能不全。肺脏存在基础病变特别是肺间质纤维化是继发肺部感染的独立危险因素。超过 15% 的患者在诱导治疗成功后的 2 年内复发，是造成器官损害和进展到终末期肾衰竭的独立危险因素。

四、高尿酸肾损害

随着生活方式的变化，高尿酸血症的发生率逐渐增加，尤其是慢性肾脏病中合并无症状高尿酸血症的发生率更高。尿酸是嘌呤代谢的产物，高尿酸血症是指在正常嘌呤饮食状态下，非同日两次空腹血尿酸水平男性高于 420 μmol/L，女性高于 360 μmol/L，即称为高尿酸血症。

高尿酸肾损害分为急性高尿酸血症性肾病、慢性高尿酸血症性肾病及尿酸性肾结石。急性高尿酸血症性肾病多表现为少尿型急性肾损伤；慢性高尿酸血症性肾病多表现为间质性肾损害；尿酸性肾结石主要表现为肾梗阻。

(一)发病机制

1.急性高尿酸血症性肾病

多见于恶性肿瘤放、化疗患者，属溶瘤综合征范畴。高浓度的尿酸超过近端肾小管的重吸收能力，滞留在肾小管腔形成结晶，导致肾内梗阻而出现急性肾损伤。

2.慢性高尿酸血症性肾病

表现为肾间质纤维化。既往认为尿酸盐结晶沉积于肾间质，周围包绕巨噬细胞，从而导致炎症反应和肾间质纤维化。近些年的研究提示有其他的机制参与。

3.尿酸性肾结石

高尿酸尿症者易发生尿酸性肾结石，占肾结石的 5%～10%。在酸性尿的情况下，尿酸容易析出，沉积并形成结石。

(二)病理

(1)急性高尿酸血症性肾病一般不需要肾活检。光镜下管腔内尿酸结晶沉积，可阻塞肾小管造成近端肾小管扩张，肾小球结构正常。

(2)慢性高尿酸血症性肾病的典型病理表现是在光镜下见到尿酸盐结晶在肾实质沉积。结晶体周围有白细胞、巨噬细胞浸润及纤维物质包裹。经典的痛风石一般沉积在皮髓交界处及髓质，肾活检不易见到。

(三)临床表现

(1)急性高尿酸血症性肾病通常发生在放、化疗后 1～2 天，常伴溶瘤综合征的特点和低钙血症。尿酸盐结晶导致的肾内梗阻，可引起腰痛、腹痛、少尿甚至无尿。

(2)慢性高尿酸血症性肾病患者通常存在长期的高尿酸血症，常反复发作痛风。肾损害早期表现隐匿，多为尿浓缩功能下降，尿沉渣无有形成分，尿蛋白阴性或微量，患者逐渐出现慢性肾脏病。早期肾小球滤过功能尚正常时，尿酸的排泄分数增加，与其他原因引起的肾脏病继发高尿酸血症不同。

(3)尿酸性肾结石常见的症状是肾绞痛和血尿，部分患者于体检时发现结石。

(四)诊断与鉴别诊断

1.急性高尿酸血症性肾病

典型患者在肿瘤放、化疗后，出现少尿型急性肾损伤，伴严重的高尿酸血症，血尿酸可高于 893 μmol/L，其他急性肾损伤所致的高尿酸血症一般不高于 714 μmol/L。尿液呈酸性，尿沉渣无有形成分，尿蛋白阴性。

2.慢性高尿酸血症性肾病

典型的痛风病史及逐渐发生肾功能损害、尿常规变化不明显者，血尿酸可疑诊慢性高尿酸血症性肾病。对于大多数高尿酸血症合并慢性肾脏病的患者，诊断时要仔细分析，排除慢性肾脏病继发的高尿酸血症。随着研究的深入和诊断技术的进步，一些既往被认为是慢性高尿酸血症性肾病的疾病，发现了其他的致病原因，而高尿酸血症是继发于肾脏病损伤。例如部分患者系由于编码 T-H 蛋白等与尿酸代谢相关的基因突变导致的慢性肾小管间质病，尿酸从肾脏排出减少。

鉴别诊断须仔细排除其他原因，如铅中毒。其次要分析是否肾脏损伤在先，仔细询问病史及既往的体检情况将有所帮助；尿酸排泄分数可有助于鉴别，慢性肾脏病引起血尿酸升高，其尿酸排泄分数常下降。

3. 尿酸性肾结石

诊断需首先确认存在肾结石，其次确定是否为尿酸结石。尿酸结石 X 线片上不显影，称阴性结石。

（五）治疗原则

（1）急性高尿酸血症性肾病以预防为主，肿瘤放、化疗之前 3～5 天即可应用别嘌醇。发生高尿酸血症时，仍可使用别嘌醇或尿酸氧化酶以降低血尿酸，严重者可采用血液透析以尽快清除尿酸。此外，可通过水化和适时碱化尿液（尿液 pH 7.0）减少尿酸沉积。

（2）慢性高尿酸血症性肾病患者如同时发生痛风，则参照痛风的治疗原则；无症状高尿酸血症，是否需要降尿酸治疗目前仍有争议。综合治疗内容如下。①控制饮食嘌呤摄入；②抑制尿酸生成的药物主要是黄嘌呤氧化酶抑制剂，包括别嘌醇和非布索坦。别嘌醇主要由肾脏排出体外，常用剂量为 300 mg/d，肾功能下降时参照 GFR 减量，重症药疹是别嘌醇的严重不良反应，*HLA-B * 5801* 为其高风险基因，而非布索坦通过肝、肾双通道代谢，常用剂量为 40～80 mg/d；③促尿酸排泄药物可选用苯溴马隆，应注意该药主要用于尿酸排泄分数明显下降者；④促进尿酸分解的药物，如尿酸氧化酶。

（3）尿酸性肾结石的治疗目的是减小已形成结石的体积，防止新结石形成。因此治疗的方向是降低血尿酸水平和提高尿酸在尿中的溶解度。

（六）预后

急性高尿酸血症性肾病以预防为主，发生急性高尿酸血症性肾病后及时治疗，预后较好。慢性高尿酸血症性肾损害与高血压、心脑血管病密切相关，如不及时防治可进展至终末期肾脏病。

第三节　间质性肾炎

间质性肾炎，又称肾小管间质性肾炎（tubulointerstitial nephritis，TIN）。“肾小管间质”一词实际是指肾间质，但特别强调了肾小管在间质性肾炎中经常会受累。TIN 可以是原发于肾小管间质的肾炎（原发性 TIN），也可以继发于原发性肾小球或肾血管疾病（继发性 TIN）。约 15％的急性肾衰竭的原因为原发性 TIN；25％终末期肾脏病（end stage renal disease，ESRD）是由慢性 TIN 造成的。间质性肾炎是几乎各种进展性肾脏疾病的共同通路，是最常见的肾脏损伤形式。本节主要讨论原发性 TIN。

一、急性间质性肾炎

急性间质性肾炎(acute interstitial nephritis,AIN),又称急性肾小管间质性肾炎(acute tubulointer-stitial nephritis,ATIN),由多种病因引起;急骤起病;以肾间质水肿和炎症细胞浸润为主要病理表现,肾小球及肾血管多无受累或病变较轻;是以肾小管功能障碍,伴或不伴肾小球滤过功能下降为主要临床特点的一组临床病理综合征。

(一)病因和发病机制

AIN 病因多种多样,其中药物和感染是最常见的原因。

1. 药物

(1)抗生素:具体包括青霉素类及头孢菌素类,大环内酯类如阿奇霉素、红霉素,抗结核药物如利福平、乙胺丁醇、异烟肼,其他种类抗生素如林可霉素、氯霉素、多黏菌素 B、四环素、万古霉素和磺胺类等。

(2)非甾体抗炎药(NSAIDs)(包括水杨酸类)及解热镇痛药:如阿司匹林、布洛芬、萘普生、柳氮磺胺吡啶、吲哚美辛、双氯芬酸、美洛昔康等。其他解热镇痛药如氨基比林、安乃近、安曲非宁等。

(3)治疗消化性溃疡的药物:H_2 受体阻滞剂如西咪替丁、法莫替丁、雷尼替丁,质子泵抑制剂如奥美拉唑、兰索拉唑、泮托拉唑、铋剂等。

(4)利尿剂:呋塞米、氢氯噻嗪、吲达帕胺、氨苯蝶啶。

(5)其他药物:别嘌醇、硫唑嘌呤、青霉胺、丙硫氧嘧啶、环孢素、卡托普利、金制剂、甲基多巴、苯茚二酮、去甲基麻黄素、丙磺舒、磺吡酮、华法林等。

2. 全身性感染

包括布鲁菌病、白喉、军团菌感染、链球菌感染、支原体肺炎、传染性单核细胞增多症、巨细胞病毒感染、钩端螺旋体病、梅毒和弓形虫病等。

3. 原发肾脏感染

包括肾盂肾炎、肾结核和肾真菌感染等。

4. 免疫性

包括继发结缔组织病(如系统性红斑狼疮、原发性干燥综合征、坏死性血管炎和 IgG_4 相关疾病)和移植肾急性排异病等。

5. 特发性

免疫机制在启动和维持小管间质病的损害中起到重要作用,细胞免疫和体液免疫均参与其中。诱发免疫介导的损伤的抗原可以是内源性的(T-H 蛋白、Megalin 和肾小管基底膜成分)或外源性的(如药物和化学品),其可为半抗原与肾小管抗原结合,或模拟正常的肾小管或间质抗原,继而诱发内源或外源性的抗体,经抗原提呈细胞诱导 T 细胞活化、分化和增殖,导致延迟性超敏反应和细胞毒性 T 淋巴细胞损伤。在免疫荧光检查中可见部分病例间质和肾小管基底膜上有免疫球蛋白和补体沉积,在电镜下则为电子致密物,提示为免疫复合物,且抗肾小管基底膜抗体也参与了本病的发病机制。上述间质组织中的炎症浸润诱导多种致纤维化细胞因子和趋化因子，如转化生长因子-β(TGF-β)、血小板源生长因子-BB(PDGF-BB)，上皮生长因子(EGF)和成纤维细胞生长因子-2(FGF_2)。浸润到间质的成纤维细胞是上皮细胞到间质细胞转变的产物。最终，这一炎症过程导致细胞外间质的增加、间质纤维化和肾小管减少。

(二)病理表现

急性间质性肾炎病理主要表现为：肾间质中灶状或弥漫性分布的单个核细胞(淋巴及单核细胞)浸润，尤其是皮质部，还可见嗜酸性粒细胞(尤其在药物引起者中)和少量中性粒细胞存在；有时可见肾间质的上皮细胞性肉芽肿。炎症细胞还可侵入小管壁引起小管炎，重症者可有局灶性肾小管坏死，其范围常与肾功能损害程度相关。间质常有水肿，急性期并无纤维化；除少数可有系膜增多外，肾小球及血管常正常。免疫荧光检查多为阴性。

NSAIDs 导致的 AIN 患者肾小球在光镜下无明显改变，电镜下可见肾小球上皮细胞足突融合，与肾小球微小病变病理相似。

军团菌、血吸虫、疟原虫及汉坦病毒感染者光镜下可见系膜增生改变，免疫荧光可见 IgG、IgM 或 C_3 在肾小球系膜区团块样沉积。

(三)临床表现

AIN 临床表现轻重不一，无特异性。药物相关性 AIN，可在用药后 2～3 周发病。常有发热、皮疹、关节酸痛和腰背痛，但血压多正常、无水肿。20%～50%的患者可出现少尿或无尿，伴程度不等的氮质血症，约 1/3 的患者出现严重尿毒症症状、发展为急性肾衰竭，少尿或非少尿型均可见。

辅助检查：药物相关的 80%的患者有外周血嗜酸性粒细胞增高，但历时短暂。95%的患者有血尿，少数可为肉眼血尿；部分患者可有无菌性脓尿，少数患者可见嗜酸性粒细胞尿。蛋白尿量常为轻至中等量，一般小于 2 g，少数 NSAIDs 或干扰素导致的 AIN 可伴大量蛋白尿，与肾小球微小病变有关。

肾小管功能损害突出，常见肾性糖尿、小分子蛋白尿，尿 $β_2$-微球蛋白($β_2$-MG)、N-乙酰-β-D -葡萄糖苷酶(NAG)等排出增多，尿比重及渗透压降低。可见Ⅰ型肾小管酸中毒、偶见范科尼综合征，电解质紊乱。

影像学：双肾大小正常或轻度增大。

系统性疾病导致以间质性肾炎为主要表现时，还可见相应的基础疾病的临床和实验室证据。如系统性红斑狼疮继发 AIN，伴随 ANA 及 dsDNA 阳性，原发性干燥综合征时抗 SSA、SSB 抗体阳性，IgG4 相关疾病者血清 IgG4 亚型升高。

(四)诊断与鉴别诊断

典型的病例根据用药史、感染史或全身疾病史，结合实验室检查结果可以初步诊断。确定诊断则依靠肾活检。

鉴别诊断：造成急性肾损伤(AKI)的 AIN 主要需与其他可导致急性肾衰竭的病因鉴别，包括急性肾小管坏死(ATN)，急进性肾小球肾炎(RPGN)。此外，符合 AIN 的临床表现者，还需鉴别 AIN 是否原发于肾间质，或继发于肾小球疾病(表 4-2)。

表 4-2 原发性与继发性 AIN

项目	原发性 AIN	继发性 AIN
尿液检查	尿蛋白<2 g/d,红细胞少见	尿蛋白>2 g/d,红细胞突出
临床表现	肾小管功能受损突出,伴贫血或电解质紊乱	肾炎或肾病综合征 肾脏外表现,特殊抗体
肾脏病理	无明显肾小球和肾血管病变	肾间质病变与肾小球和肾血管病变存在结构上的关联
常见病因	药物、感染、免疫、代谢、理化、遗传	原发性肾小球肾炎:局灶节段性肾小球硬化,IgA 肾病,膜增生性肾小球肾炎 继发性肾小球肾炎:狼疮肾炎,糖尿病肾病,高血压肾损害,骨髓瘤肾病

(五)治疗

1. 去除病因

停用可疑药物;合理应用抗生素治疗感染性 AIN。

2. 支持疗法

对症治疗。若为急性肾衰竭,合并高钾血症、肺水肿等肾脏替代治疗指征时,应行血液净化支持。

3. 肾上腺皮质激素

对于非感染性 AIN,泼尼松 30～40 mg/d,肾功能多在用药后 1～2 周内改善,建议使用 4～6 周后再缓慢减量。用药 6 周无效,提示病变已慢性化,继续治疗无进一步收益,可停用类固醇激素。

二、慢性间质性肾炎

慢性间质性肾炎(chronic interstitial nephritis,CIN)又称慢性肾小管间质性肾炎(chronic tubulointerstitial nephritis,CTIN),与 AIN 类似,也是由多种病因引起,以肾小管功能障碍为主要表现的一组疾病或临床综合征。与 AIN 不同之处为,其病程长,起病隐匿,常缓慢进展至慢性肾衰竭,病理也以慢性病变为主要表现,肾小管萎缩、肾间质纤维化突出。

(一)病因

常见病因如下。

(1)持续性或进行性急性间质性肾炎发展而成。

(2)尿路梗阻包括梗阻性肾病和反流性肾病。

(3)肾毒性物:①药物,如 NSAIDs 及镇痛药、亚硝脲类烷化剂等;②内源性代谢物质:高尿酸和尿酸盐、高钙血症、低钾血症、草酸盐等;③重金属如销、铜、铅、锂和汞等;④放射性物质。

(4)慢性肾盂肾炎、肾结核等。

(5)自身免疫性疾病,如系统性红斑狼疮,干燥综合征和 IgG4 相关疾病等。

(6)移植肾慢性排异。

(7)合并肿瘤或副蛋白血症如白血病、淋巴瘤、淀粉样变性、瓦氏巨球蛋白血症、冷球蛋白血症和多发性骨髓瘤等。

(8)囊性肾病如髓质囊肿病和多囊肾等。

(9)特发性。

(二)病理表现

主要表现为肾间质纤维化,可有斑片状的慢性炎症细胞为主的间质浸润,肾小管萎缩。

肾小球早期可正常或改变不明显，晚期则为纤维组织包绕，进而发生肾小球硬化。

不同病因的慢性间质性肾炎病理表现也不尽相同。如有尿路梗阻的慢性肾盂肾炎，双肾大小不一，表面高低不平，部分与包膜粘连，肾盂和肾盏可有不同程度的扩张。止痛剂肾病时典型改变为肾髓质损伤，肾小管细胞内可见黄褐色脂褐素样色素，穿过萎缩皮质部的髓放线呈颗粒状肥大，髓质间质细胞减少、细胞外基质聚集。肾乳头坏死早期表现为肾小管周微血管硬化及片状肾小管坏死，晚期可见坏死灶并形成钙化灶。钙调蛋白抑制相关肾病表现为血管增生硬化性病变如小动脉壁玻璃样变性、增厚、甚至管腔闭塞，出现伴随肾小管萎缩、间质纤维化的条带分布的肾小球缺血硬化。慢性尿酸性肾病常可伴肾小动脉硬化及肾小球硬化，在冷冻或酒精固定标本在偏振光显微镜下可见到肾小管或肾间质内的尿酸结晶，尤以髓质部为常见。低钾性肾病肾髓质部可见广泛的肾小管严重空泡变性。高钙性肾病可见肾小管钙化及肾间质多发钙化灶。干燥综合征间质损害多呈灶状分布。

（三）临床表现

表现为以肾小管功能不全的症状和体征，临床上缓慢隐匿进展。近端肾小管重吸收功能障碍导致肾性糖尿病。远端肾小管浓缩功能受损导致低比重尿、尿渗透压下降及夜尿增多突出。此后逐渐出现蛋白尿，为肾小管性蛋白尿，蛋白尿很少超过 2 g/d。常可见无菌性脓尿。合并肾小管酸中毒常见。晚期出现进行性肾小球功能减退，最终出现尿毒症症状。60%～90%的患者存在不同程度的贫血，且与肾小球功能受损程度不平行。不同病因的慢性间质性肾炎的临床表现不尽相同，止痛剂肾病可出现肾乳头坏死，临床表现为肾绞痛及肉眼血尿。IgG4 相关肾病可同时合并腹膜后纤维化导致的梗阻性肾病。

（四）诊断与鉴别诊断

CIN 诊断要点包括：①有滥用镇痛药史或其他特殊药物、重金属等接触史或慢性肾盂肾炎史，或相应的免疫系统疾病基础；②起病隐匿，多尿、夜尿突出，酸中毒及贫血程度与肾功能不平行；③尿检提示低比重尿，尿比重多低于 1.015；尿蛋白定量≤1.5 g/24 h，低分子蛋白尿；④尿溶菌酶及尿 β_2-MG 增多。但其最终确诊主要依靠病理检查，临床疑诊时应尽早进行肾穿刺。

鉴别诊断：高血压及动脉粥样硬化所致的肾损害、不完全梗阻性肾病也以肾小管间质损害为主要特征，主要应从病史、服药史等进行鉴别。

（五）治疗

应积极去除致病因素，如停用相关药物，清除感染因素，但由于 CIN 起病隐匿，发现时多已呈现肾脏纤维化为主的慢性化且不可逆损伤，去除致病因素常已经不能奏效。此时，治疗多以对症支持治疗为主：纠正电解质紊乱和酸碱平衡失调；补充促红细胞生成素纠正肾性贫血，控制高血压。

第四节　肾小管疾病

肾小管疾病是由多种病因引起的以肾脏间质-小管病变为主要表现的临床综合征。受累小管在结构、功能上常有明显改变，通常统称为肾小管间质性肾病。肾小管疾病可分为原发性和继发性。前者多与遗传缺陷有关，后者多继发于系统性疾病，自身免疫性疾病和代谢性疾病，也可由药物、毒物、重金属等对肾脏的损害引起。病变主要侵犯肾小管和肾间质，临床无水肿、高血压，部分患者有口渴、多饮、多尿、夜尿增多，部分患者有不同程度的肾小球滤过率下降、血浆尿素氮和肌酐升高、贫血，无或少量蛋白尿。由于肾小管在调节水电解质平衡中发挥重要作用，肾小管疾病常常表现为酸碱平衡失调和电解质紊乱，其中又以低钾血症性肾小管疾病为多见。

一、肾小管酸中毒

肾小管酸中毒(renal tubular acidosis，RTA)是由于各种病因导致肾脏酸化功能障碍引起的以阴离子间隙(AG)正常的高氯血症性代谢性酸中毒为特点的临床综合征，可因远端肾小管泌 H^+ 障碍所致，也可因近端肾小管对 HCO_3^- 重吸收障碍所致，或者两者均有。其临床特征为高氯血症性代谢性酸中毒、水电解质紊乱，可有低钾血症或高钾血症、低钠血症、低钙血症及多尿、多饮、肾性佝偻病或骨软化症、肾结石等。

1935 年 Lightwood 首先描述了 1 例儿童 RTA 病例。1945 年 Bain 报道了首例成人病例。在 1946 年 Albright 定义其为“肾小管疾病”，并于 1951 年将这一综合征命名为肾小管酸中毒(RTA)，1958 年上海瑞金医院董德长等在国内首次报道 RTA，1967 年 Soriano 等提出远端及近端肾小管酸中毒两型，1984 年瑞金医院陈庆荣等在国内首次报道了Ⅳ型 RTA。

临床上按部位和机制分为四型：远端肾小管酸中毒(Ⅰ型，即 distal renal tubular acidosis，dRTA)，近端肾小管酸中毒(Ⅱ型，即 proximal renal tubular acidosis，pRTA)，混合型肾小管酸中毒(Ⅲ型 RTA)，高钾血症型肾小管酸中毒(Ⅳ型 RTA)。

(一)远端肾小管酸中毒

1. 病因和发病机制

此型主要由远端肾小管酸化功能障碍引起。dRTA 根据病因分为原发性和继发性：原发性为远端肾小管先天性功能缺陷，常与遗传有关；继发性可见于多种疾病，其中以干燥综合征、系统性红斑狼疮等自身免疫性疾病、肝炎病毒感染和肾盂肾炎较为多见，此外马兜铃酸为代表的肾毒性药物也是引起继发性 RTA 的重要原因。

远端肾小管的泌氢功能主要是由 A 型闰细胞完成的。CO_2 在碳酸酐酶Ⅱ的作用下与 H_2O 结合，生成 H_2CO_3，再解离生成 H^+ 和 HCO_3^-。H^+ 由 H^+-ATP 酶转运至小管腔，HCO_3^- 由 Cl^-/HCO_3^- 转运体 AE_1(anion exchanger 1)转运回血液。H^+ 与磷酸盐和 NH_3 结合；与磷酸氢根(HPO_4^{2-})结合为磷酸二氢根($H_2PO_4^-$)；与 NH_3 结合后的 NH_4^+ 被主动重吸收后解离成为 H^+ 和 NH_3，H^+ 可以作为 H^+-ATP 酶的底物，而 NH_3 可弥散进入管腔。远端肾单位 H^+ 分泌异常可同时导致尿液酸化程度降低，NH_4^+ 分泌减少。在管腔液与管周液间不能产生与维持一个大的氢离子梯度，在酸中毒时尿液不能酸化，尿 pH>5.5，净酸排量下降。

遗传性肾小管酸中毒与相关的基因突变有关。多数表现为常染色体显性遗传，少数也表现为常染色体隐性遗传，有的基因突变可引起遗传性球形红细胞增多症和感音神经性耳聋。

2. 临床表现

(1)一般表现：代谢性酸中毒和血钾降低可以使 dRTA 患者出现多种临床表现。最常见的临床表现包括乏力、夜尿增多、软瘫和多饮多尿。低钾血症可致乏力、软瘫、心律失常，严重者可致呼吸困难和呼吸肌麻痹。

(2)肾脏受累表现：dRTA 长期低钾血症可导致低钾血症性肾病，以尿浓缩功能障碍为主要特征，表现为夜尿增多，个别患者可出现肾性尿崩症。dRTA 时肾小管对钙离子重吸收减少，从而出现高尿钙，容易形成肾结石和肾钙化。

(3)骨骼系统受累表现：酸中毒时肾小管对钙离子重吸收减少，患者出现高尿钙、低钙血症，继发甲状旁腺功能亢进，导致高尿磷、低磷血症。故dRTA患者长期的慢性代谢性酸中毒及钙磷代谢紊乱可以累及骨骼系统。儿童可表现为生长发育迟缓、佝偻病；成人可以表现为骨痛、骨骼畸形、骨软化或骨质疏松。

3. 实验室及辅助检查

尿常规、血尿同步测电解质、尿酸化功能试验、影像学检查、阴离子间隙计算、氯化铵负荷试验、碳酸氢盐重吸收试验、病因方面的检查。

4. 诊断

根据患者病史、临床表现、相关肾小管功能及尿酸化功能检查即可诊断dRTA，排除其他引起低钾血症的疾病及继发性因素。①AG正常的高氯血症性代谢性酸中毒；②可伴有低钾血症（血 $K^+ < 3.5$ mmol/L）及高尿钾（当血 $K^+ < 3.5$ mmol/L时，尿 $K^+ > 25$ mmol/L）。③即使在严重酸中毒时，尿pH也不会低于5.5（尿pH>5.5）；④尿总酸（TA）和 NH_4^+ 显著降低（尿TA<10 mmol/L，$NH_4^+ < 25$ mmol/L）；⑤动脉血pH正常，怀疑有不完全性dRTA做氯化铵负荷试验（有肝病时改为氯化钙负荷试验），如血pH和二氧化碳结合力明显下降，而尿pH>5.5为阳性，有助于dRTA的诊断。

5. 治疗

继发性dRTA应首先治疗原发疾病。针对dRTA采用以下治疗。

(1)低钾血症的治疗：dRTA多以低钾血症为首要表现，因dRTA患者多伴有高氯血症，口服补钾应使用枸橼酸钾，严重低钾者可静脉补钾。

(2)酸中毒的治疗：推荐使用枸橼酸合剂（含枸橼酸、枸橼酸钾、枸橼酸钠）纠正酸中毒。也可使用口服碳酸氢钠片剂纠正代谢性酸中毒，严重时可静脉滴注碳酸氢钠。

(3)肾结石及骨病的治疗：口服枸橼酸合剂可以增加钙在尿液中的溶解度，从而预防肾结石及肾钙化。使用中性磷酸盐合剂纠正低磷血症。对于已发生骨病的患者可以谨慎使用钙剂（如尿钙高应使用柠檬酸钙）及骨化三醇治疗。

(二)近端肾小管酸中毒

1. 病因和发病机制

pRTA由近端肾小管重吸收 HCO_3^- 功能障碍导致，可分为原发性和继发性。原发性者为遗传性近端肾小管功能障碍，多为常染色体隐性遗传，与基底侧的 Na^+-HCO_3^- 协同转运蛋白（NBCel）的突变相关。继发性见于各种获得性肾小管间质病变，最常见的病因为药物性，如乙酰唑胺、异环磷酰胺、丙戊酸、抗逆转录病毒药物（如阿德福韦、替诺福韦）等，其他病因有：①系统性遗传性疾病如眼脑肾综合征、糖原累积症、肝豆状核变性、登特病等；②获得性疾病如重金属中毒、维生素D缺乏、多发性骨髓瘤及淀粉样变等。但继发性pRTA多合并范科尼综合征，单纯表现为继发性pRTA的少见，常为碳酸酐酶抑制剂所致。

2. 临床表现

pRTA主要表现为高氯血症性代谢性酸中毒，与dRTA不同，由于远端小管酸化功能正常，pRTA患者的尿pH可以维持正常，甚至在严重代谢性酸中毒的情况下，尿pH可降至5.5以下。继发性pRTA的患者多数还可合并范科尼综合征的表现，如肾性糖尿、肾性氨基酸尿等。由于pRTA患者无高尿钙，因此肾结石或者肾钙化的发生率低。

3.诊断

根据患者的临床表现，AG正常的高氯血症性代谢性酸中毒，可伴有低钾血症、高尿钾，尿中 HCO_3^- 的升高即可诊断pRTA。不完全性pRTA确诊须行碳酸氢盐重吸收试验。患者口服或者静滴碳酸氢钠后尿 HCO_3^- 排泄分数>15%即可诊断。

4.治疗

(1)纠正酸中毒与电解质平衡紊乱：口服碳酸氢钠治疗，必要时可静脉使用碳酸氢钠。可加用小剂量噻嗪类利尿剂增强近端小管 HCO_3^- 的重吸收，但碳酸氢钠与噻嗪类利尿剂合用可能会加重低钾血症，因此必须严密监测血钾。

(2)继发性pRTA患者：应首先进行病因治疗。

(三)混合性肾小管酸中毒

混合性肾小管酸中毒的特点是同时存在Ⅰ型和Ⅱ型RTA。因此其高氯血症性代谢性酸中毒明显，尿中同时存在 HCO_3^- 的大量丢失和 NH_4^+ 排出减少，症状较严重。可以由碳酸酐酶Ⅱ突变导致，为常染色体隐性遗传，除Ⅲ型RTA外还表现为脑钙化、智力发育障碍和骨质疏松。治疗主要为对症治疗，参照Ⅰ型和Ⅱ型RTA。

(四)高钾血症型肾小管酸中毒

1.病因和发病机制

Ⅳ型RTA是由于醛固酮分泌绝对不足或相对减少，导致集合管排出 H^+ 及 K^+ 同时减少，从而发生高钾血症和高氯血症性AG正常的代谢性酸中毒。

根据发病机制可分为：①醛固酮绝对不足；②低醛固酮低肾素；③低醛固酮血症；④醛固酮分泌相对不足。

Ⅳ型RTA根据病因可分为先天性和继发性。

2.临床表现

Ⅳ型RTA主要表现为高钾血症和高氯血症性AG正常的代谢性酸中毒。先天性较少见。继发性者多伴有轻至中度肾功能不全，但酸中毒与高钾血症的程度与肾功能损伤程度不成比例。尿 NH_4^+ 减少。

3.诊断

高钾血症和高氯血症性AG正常的代谢性酸中毒，尿 NH_4^+ 减少可诊断为Ⅳ型RTA。血清醛固酮水平可以降低或者正常。

4.治疗

首先停用可能影响醛固酮合成或活性的药物。纠正高钾血症和酸中毒。①纠正高钾血症：口服阳离子交换树脂，使用袢利尿剂促进排钾；必要时可进行透析治疗；②纠正酸中毒：口服或静脉使用碳酸氢钠纠正酸中毒，但静脉使用时须注意监测患者的血容量状况，可与袢利尿剂合用减轻容量负荷；③对于体内醛固酮缺乏、无高血压及容量负荷过重的患者，可给予皮质激素如氟氢可的松(0.1 mg/d)治疗。

二、范科尼综合征

范科尼综合征是遗传性或获得性近端肾小管多功能缺陷的疾病，存在近端肾小管多项转运功能缺陷，包括氨基酸、葡萄糖、钠、钾、钙、磷、碳酸氢钠、尿酸和蛋白质等。

(一)病因

可分为原发性与继发性。原发者多为常染色体隐性遗传,可单独或与其他先天性遗传性疾病共存。继发性可继发于慢性间质性肾炎、肾髓质囊性病、异常蛋白血症、多发性骨髓瘤、重金属及其他毒物引起的中毒性肾损害等。

(二)临床表现

范科尼综合征临床表现多种多样,与其原发病及严重程度有关。儿童患者通常为先天性疾病,如胱氨酸病和高酪氨酸血症、肝豆状核变性等代谢性疾病。除了原发性疾病的表现外,还可表现为多饮、多尿、脱水、佝偻病、生长发育迟缓等。老年患者常为获得性疾病,如药物及毒素接触史、异常蛋白血症、多发性骨髓瘤等,临床表现比较隐匿,但尿液和血液检查会有一系列异常。

尿液异常:由于范科尼综合征的特点,使在近端肾小管重吸收的物质随着尿液大量丢失。肾性氨基酸尿是全氨基酸尿,无选择性。高磷酸盐尿是导致佝偻病和骨软化症的主要原因。碳酸氢盐尿可以导致Ⅱ型肾小管酸中毒,此外还可有尿葡萄糖、尿钾、尿钠、尿尿酸等的升高。可合并少量蛋白尿,为小分子蛋白尿,晚期可导致肾衰竭。

由于大量溶质和电解质从尿中丢失,血液学检查可发现有代谢性酸中毒、低钾血症、低钠血症、低尿酸血症、低磷血症、低碳酸血症等,并出现相应的症状。

(三)实验室检查

尿常规,血、尿同步测电解质,尿糖、尿氨基酸,影像学检查和病因方面的检查。

(四)诊断

具备上述典型表现即可诊断,其中肾性糖尿、全氨基酸尿、磷酸盐尿为基本诊断条件。

(五)治疗

首先应对原发性疾病进行治疗,如为药物或毒物引起的,须尽快停用药物,停止毒物接触。其次是对症治疗。近端肾小管酸中毒应给予对症治疗。严重低磷血症须补充中性磷酸盐及骨化三醇。低尿酸血症、氨基酸尿、糖尿等一般需要特殊治疗。

第五节 急性肾损伤

急性肾损伤(acute kidney injury,AKI)是由各种病因引起短时间内肾功能快速减退而导致的临床综合征,表现为肾小球滤过率(GFR)下降,伴有氮质产物如肌酐、尿素氮等潴留,水电解质和酸碱平衡紊乱,重者出现多系统并发症。AKI是常见危重的病症,涉及临床各科,发病率在综合性医院为3%～10%,重症监护病房为30%～60%,危重AKI患者死亡率高达30%～80%,存活患者约50%遗留永久性肾功能减退,部分须终身透析,防治形势十分严峻。

AKI以往称为急性肾衰竭,近年来,临床研究证实轻度肾功能急性减退即可导致患者病死率明显增加,故目前趋向将急性肾衰竭改称为急性肾损伤(AKI),期望尽量在病程早期识别,并进行有效干预。

一、病因和分类

AKI病因众多,根据病因发生的解剖部位可分为肾前性、肾性和肾后性三大类。肾前性AKI指各种原因引起肾实质血流灌注减少,导致肾小球滤过减少和GFR降低,约占AKI的

55%。肾性 AKI 指出现肾实质损伤，以肾缺血和肾毒性药物或毒素导致的急性肾小管坏死(acute tubular necrosis，ATN)最为常见，其他还包括急性间质性肾炎(AIN)、肾小球疾病和肾血管疾病等，约占 AKI 的 40%。肾后性 AKI 为急性尿路梗阻所致，梗阻可发生在从肾盂到尿道的尿路中任何部位，约占 AKI 的 5%。

二、发病机制和病理生理

(一)肾前性 AKI

肾前性 AKI 由肾脏血流灌注不足所致，见于细胞外液容量减少，或虽细胞外液容量正常，但有效循环容量下降的某些疾病，或某些药物引起的肾小球毛细血管灌注压降低(包括肾前小动脉收缩或肾后小动脉扩张)。常见病因包括：①有效血容量不足，包括大量出血、胃肠道液体丢失、肾脏液体丢失、皮肤黏膜体液丢失和向细胞外液转移等；②心排血量降低，见于心脏疾病、肺动脉高压、肺栓塞、正压机械通气等；③全身血管扩张，多由药物、脓毒血症、肝硬化失代偿、变态反应等引起；④肾动脉收缩，常由药物、高钙血症、脓毒血症等所致；⑤肾血流自主调节反应受损，多由血管紧张素转换酶抑制剂、血管紧张素Ⅱ受体阻滞剂、非甾体抗炎药、环孢素和他克莫司等引起。

在肾前性 AKI 早期，肾血流自我调节机制通过调节肾小球出球和入球小动脉血管张力，维持 GFR 和肾血流量，使肾功能维持正常。如果不早期干预，肾实质缺血加重，引起肾小管细胞损伤，进而发展为肾性 AKI。从肾前性氮质血症进展至缺血性肾损伤是一个连续过程，预后主要取决于起始病因严重程度和持续时间，以及随后是否反复出现肾损伤打击。

(二)肾性 AKI

引起肾性 AKI 的病因众多，可累及肾单位和间质任何部位，以肾缺血和肾毒性物质导致的肾小管上皮细胞损伤最为常见，通常称为 ATN，其他还包括急性间质性肾炎、肾小球疾病(包括肾脏微血管疾病)、血管疾病和肾移植排斥反应等五大类。

ATN 常由缺血所致，也可由肾毒性药物引起，常发生在多因素综合作用的基础上，如老年、合并糖尿病等。不同病因、不同病理损害类型的 ATN 可有不同始动机制和持续发展机制，但均涉及 GFR 下降及肾小管上皮细胞损伤两方面。从肾前性 AKI 进展至缺血性 ATN 一般经历 4 个阶段：起始期、进展期、持续期和恢复期。

1.起始期(持续数小时至数周)

由于肾血流量下降引起肾小球滤过压下降，上皮细胞坏死脱落形成管型，肾小球滤出液回漏进入间质等原因，导致 GFR 下降。缺血性损伤在近端肾小管的 S_3 段和髓袢升支粗段髓质部分最为明显。如肾血流量不能及时恢复，细胞损伤进一步加重可引起细胞凋亡和坏死。

2.进展期(持续数天至数周)

肾内微血管充血明显，伴持续组织缺氧和炎症反应，病变以皮髓交界处最为明显。GFR 进行性下降。

3.持续期(常持续 1～2 周)

GFR 仍保持在低水平(常为 5～10 mL/min)，尿量常减少，出现尿毒症并发症。但肾小管细胞不断修复、迁移、增殖，以重建细胞和肾小管的完整性。此期全身血流动力学改善但 GFR 持续低下。

4.恢复期(持续数天至数个月)

肾小管上皮细胞逐渐修复、再生,细胞及器官功能逐步恢复,GFR 开始改善。此期如果肾小管上皮细胞功能延迟恢复,溶质和水的重吸收功能相对肾小球滤过功能也延迟恢复,可伴随明显多尿和低钾血症等。

肾毒性 ATN 由各种肾毒性物质引起,包括外源性及内源性毒素,发生机制主要与直接肾小管损伤、肾内血管收缩、肾小管梗阻等有关。外源性肾毒素以药物最为常见,包括某些新型抗生素和抗肿瘤药物,其次为重金属、化学毒物、生物毒素(某些蕈类、鱼胆等)及微生物感染等。内源性肾毒性物质包括肌红蛋白、血红蛋白、骨髓瘤轻链蛋白、尿酸盐、钙、草酸盐等。

AIN 是肾性 AKI 的重要病因,主要分为四类。①药物所致:通常由非甾体抗炎药、青霉素类、头孢菌素类等抗生素和磺胺类药物等引起,发病机制主要为Ⅳ型变态反应;②感染所致:主要见于细菌或病毒感染等;③系统性疾病:见于系统性红斑狼疮、干燥综合征、冷球蛋白血症及原发性胆汁性肝硬化等;④特发性:原因不明。

血管性疾病导致肾性 AKI 包括肾脏微血管和大血管病变。血栓性血小板减少性紫癜、溶血-尿毒综合征、HELLP 综合征(溶血、肝酶升高、血小板减少)等肾脏微血管疾病均可引起肾小球毛细血管血栓形成和微血管闭塞,最终导致 AKI。肾脏大血管病变如动脉粥样硬化斑块破裂和脱落,导致肾脏微栓塞和胆固醇栓塞,继而引起 AKI。

肾小球肾炎主要见于原发性和继发性新月体肾炎,以及系统性红斑狼疮、IgA 肾病等急性加重。

(三)肾后性 AKI

双侧尿路梗阻或孤立肾患者单侧尿路梗阻时可发生肾后性 AKI。尿路功能性梗阻主要是指神经源性膀胱等。此外,双侧肾结石、肾乳头坏死、血凝块、膀胱癌等可引起尿路腔内梗阻,而腹膜后纤维化、结肠癌、淋巴瘤等可引起尿路腔外梗阻。尿酸盐、草酸盐、阿昔洛韦、磺胺类、甲氨蝶呤及骨髓瘤轻链蛋白等可在肾小管内形成结晶,导致肾小管梗阻。

三、病理

由于病因和病变程度不同,病理改变可有显著差异。肉眼见肾脏增大、质软,剖面可见髓质呈黯红色,皮质肿胀,因缺血而苍白。典型缺血性 ATN 光镜检查见肾小管上皮细胞片状和灶性坏死,从基膜上脱落,造成肾小管腔管型堵塞。近端小管 S_3 段坏死最为严重,其次为髓袢升支粗段髓质部分。如基底膜完整性存在,则肾小管上皮细胞可迅速再生,否则肾小管上皮不能完全再生。肾毒性 AKI 形态学变化最明显的部位在近端肾小管曲部和直部,肾小管细胞坏死不如缺血性 ATN 明显。AIN 病理特征是间质炎症细胞浸润,嗜酸性粒细胞浸润是药物所致 AIN 的重要病理学特征。

四、临床表现

AKI 临床表现差异大,与病因和所处临床分期不同有关。明显的症状常出现于肾功能严重减退时,常见症状包括乏力、食欲缺乏、恶心、呕吐、尿量减少和尿色加深,血容量过多时可出现急性左心衰竭。AKI 首次诊断常基于实验室检查异常,特别是血清肌酐(serum creatinine,Scr)绝对或相对升高,而不是基于临床症状与体征。

以下以 ATN 为例,介绍肾性 AKI 的临床病程。

1. 起始期

此期患者常遭受一些已知或未知 ATN 病因的打击，如低血压、缺血、脓毒症和肾毒素等，但尚未发生明显的肾实质损伤。在此阶段如能及时采取有效措施，AKI 常可逆转。但随着肾小管上皮损伤加重，GFR 逐渐下降，进入进展期。

2. 进展期和维持期

一般持续 7～14 天，但也可短至数天或长至 4～6 周。GFR 进行性下降并维持在低水平。部分患者可出现少尿（＜400 mL/d）和无尿（＜100 mL/d），但也有些患者尿量在 400～500 mL/d或以上，后者称为非少尿型 AKI，一般认为是病情较轻的表现。但不论尿量是否减少，随着肾功能减退，临床上出现一系列尿毒症表现，主要是尿毒症毒素潴留和水电解质及酸碱平衡紊乱所致。AKI 全身表现包括消化系统症状，如食欲减退、恶心、呕吐、腹胀、腹泻等，严重者可发生消化道出血；呼吸系统表现主要是容量过多导致的急性肺水肿和感染；循环系统多因尿少和水钠潴留，出现高血压和心力衰竭、肺水肿表现，因毒素滞留、电解质紊乱、贫血和酸中毒引起心律失常及心肌病变；神经系统受累可出现意识障碍、躁动、谵妄、抽搐、昏迷等尿毒症脑病症状；血液系统受累可有出血倾向和贫血。感染是急性肾损伤常见而严重的并发症。在 AKI 同时或疾病发展过程中还可并发多脏器功能障碍综合征，死亡率极高。此外，水电解质和酸碱平衡紊乱多表现为水中毒、代谢性酸中毒、高钾血症、低钠血症、低钙血症和高磷血症等。

3. 恢复期

GFR 逐渐升高，并恢复正常或接近正常。少尿型患者开始出现尿量增多，继而出现多尿，再逐渐恢复正常。与 GFR 相比，肾小管上皮细胞功能恢复相对延迟，常须数个月后才能恢复。部分患者最终遗留不同程度的肾脏结构和功能损伤。

五、实验室和辅助检查

1. 血液检查

可有贫血，早期程度常较轻，如肾功能长时间不恢复，则贫血程度可以较重。另外，某些引起 AKI 的基础疾病本身也可引起贫血，如大出血和严重感染等。血清肌酐和尿素氮进行性上升，高分解代谢患者上升速度较快，横纹肌溶解引起肌酐上升更快。血清钾浓度升高，血 pH 和碳酸氢根离子浓度降低，血钙降低，血磷升高。

2. 尿液检查

不同病因所致的 AKI 尿检异常相差甚大。肾前性 AKI 时无蛋白尿和血尿，可见少量透明管型。ATN 时可有少量蛋白尿，以小分子蛋白为主；尿沉渣检查可见肾小管上皮细胞、上皮细胞管型和颗粒管型及少许红、白细胞等；因肾小管重吸收功能减退，尿比重降低且较固定，多在 1.015 以下，尿渗透浓度＜350 mOsm/kg H_2O，尿与血渗透浓度之比＜1.1，尿钠含量增高，滤过钠排泄分数（FE_{Na}）＞1%。FE_{Na} 计算公式为：FE_{Na}＝（尿钠/血钠）/（尿肌酐/血清肌酐）×100%。注意尿液检查须在输液、使用利尿剂前进行，否则会影响结果。肾小球疾病引起者可出现大量蛋白尿或血尿，且以畸形红细胞为主，FE_{Na}＜1%。AIN 时可有少量蛋白尿，且以小分子蛋白为主；血尿较少，为非畸形红细胞；可有轻度白细胞尿，药物所致者可见少量嗜酸细胞，当尿液嗜酸细胞占总白细胞比例＞5%时，称为嗜酸细胞尿；可有明显肾小管功能障碍表现，FE_{Na}＞1%。肾后性 AKI 尿检异常多不明显，可有轻度蛋白尿、血尿，合并感染时可出现白细胞尿，$FE_{Na}<1\%$。

3. 影像学检查

尿路超声显像检查有助于鉴别尿路梗阻及慢性肾脏病(chronic kidney disease，CKD)。如高度怀疑存在梗阻，且与急性肾功能减退有关，可做逆行性肾盂造影。CT血管造影、MRI或放射性核素检查对了解血管病变有帮助，明确诊断仍须行肾血管造影，但造影剂可加重肾损伤。

4. 肾活检

肾活检是AKI鉴别诊断的重要手段。在排除了肾前性及肾后性病因后，拟诊肾性AKI但不能明确病因时，均有肾活检指征。

六、诊断

根据原发病因，肾小球滤过功能急性进行性减退，结合相应临床表现、实验室与影像学检查，一般不难作出诊断。

按照最新国际AKI临床实践指南，符合以下情况之一者即可临床诊断AKI：①48小时内血清肌酐升高≥0.3 mg/dL(≥26.5 μmol/L)；②确认或推测7天内血清肌酐较基础值升高≥50%；③尿量减少[<0.5 mL/(kg·h)，持续≥6小时]。见表4-3。

表4-3　急性肾损伤的分期标准

分期	血清肌酐标准	尿量标准
1期	绝对值升高≥0.3 mg/dL(≥26.5 μmol/L) 或较基础值相对升高≥50%，但<1倍	<0.5 mL/(kg·h)(≥6 h，但<12 h)
2期	相对升高≥1倍，但<2倍	<0.5 mL/(kg·h)(≥12 h，但<24 h)
3期	升高至≥4.0 mg/dL(≥353.6 μmoL/L) 或相对升高≥2倍 或开始时肾脏替代治疗 或<18岁患者估算肾小球滤过率下降至<35 mL/(min·1.73 m^2)	<0.3 mL/(kg·h)(≥24 h) 或无尿≥12 h

需要注意的是，单独用尿量改变作为诊断与分期标准时，必须考虑其他影响尿量的因素，如尿路梗阻、血容量状态、使用利尿剂等。此外，由于Scr影响因素众多且敏感性较差，故并非肾损伤最佳标志物。某些反映肾小管上皮细胞损伤的新型生物标志物如中性粒细胞明胶酶相关脂质运载蛋白(NGAL)、金属蛋白酶组织抑制因子-2(TIMP-2)和胰岛素样生长因子结合蛋白7(IGFBP7)等，可能有助于早期诊断及预测AKI患者预后，值得深入研究。

七、鉴别诊断

详细询问病史和进行体格检查有助于寻找AKI可能的病因。AKI诊断和鉴别诊断的步骤包括：①判断患者是否存在肾损伤及其严重程度；②是否存在需要紧急处理的严重并发症；③评估肾损伤发生时间，是否为急性发生及有无基础CKD；④明确AKI病因，应仔细甄别每一种可能的AKI病因。先筛查肾前性和肾后性因素，再评估可能的肾性AKI病因，确定为肾性AKI后，尚应鉴别是肾小管-间质病变抑或肾小球、肾血管病变。系统筛查AKI肾前性、肾性、肾后性病因有助于尽早准确诊断，及时采取针对性治疗。注意识别慢性肾功能减退基础上的AKI。

1. 是否存在肾功能减退

对 AKI 高危患者应主动监测尿量及血清肌酐，并估算 GFR。既往无 CKD 史及基础血清肌酐检测值缺如者，可利用 MDRD 公式获得基础血清肌酐估算值。

2. 是否存在需要紧急处理的严重并发症

肾功能减退常继发内环境紊乱，严重者可猝死，须及时识别。部分患者临床表现隐匿，故对于近期未行生化检查的少尿或无尿患者，初诊须常规进行心脏听诊、心电图及血电解质生化检查，快速评估是否存在需要紧急处理的并发症，如严重高钾血症和代谢性酸中毒等。

3. 是否为 AKI

肾功能减退应明确是急性或慢性肾功能减退，CKD 各阶段均可因各种病因出现急性加重，通过详细病史询问、体格检查、相关实验室及影像学检查可资鉴别。提示 AKI 的临床线索包括引起 AKI 的病因，如导致有效血容量不足的各种疾病和血容量不足表现（体位性低血压、低血压等）、肾毒性药物或毒物接触史、泌尿系统梗阻等；肾功能快速减退表现，如短时间内出现进行性加重的尿量减少、胃肠道症状甚至血清肌酐进行性升高等；由血容量不足所致者可见皮肤干燥、弹性差，脉搏加快，低血压或脉压缩小；由药物所致者可见皮疹；严重肾后性梗阻可见腹部肿块；因尿量减少出现水钠潴留时，可见水肿，甚至肺部湿啰音等；影像学检查提示肾脏大小正常或增大，实验室检查提示无明显贫血、无明显肾性骨病等。

4. 与肾前性少尿鉴别

肾前性氮质血症是 AKI 最常见的原因，应详细询问病程中有无引起容量绝对不足或相对不足的原因。此外，还要注意询问近期有无非甾体抗炎药、血管紧张素转换酶抑制剂和血管紧张素Ⅱ受体阻滞剂等药物使用史。体检时应注意有无容量不足的常见体征，包括心动过速、全身性或体位性低血压、黏膜干燥、皮肤弹性差等。肾前性 AKI 时，实验室检查可见血尿素氮/血清肌酐比值常>20：1（须排除胃肠道出血所致尿素产生增多、消瘦所致肌酐生成减少等），尿沉渣常无异常改变，尿液浓缩伴尿钠下降，肾衰竭指数常<1，尿钠排泄分数（FE_{Na}）常<1%。见表 4-4。肾衰竭指数计算公式为：肾衰竭指数＝尿钠/（尿肌酐/血清肌酐）。肾前性 AKI 患者 FE_{Na} 常<1%，但服用呋塞米等利尿剂者，受利尿剂利钠作用影响，FE_{Na} 可>1%。此时可改用尿尿素排泄分数（FE_{urea}），计算方法与尿钠排泄分数类似，FE_{urea}＝（尿尿素/血尿素氮）/（尿肌酐/血清肌酐）×100%，FE_{urea}<35%提示肾前性 AKI。

表 4-4　急性肾损伤时尿液诊断指标

尿液检查	肾前性氮质血症	缺血性急性肾损伤
尿比重	>1.018	<1.012
尿渗透压[mOsm/（kg · H_2O）]	>500	<250
尿钠（mmol/L）	<10	>20
尿肌酐/血清肌酐	>40	<20
血尿素氮（mg/dL）/血清肌酐（mg/dL）	>20	<10～15
钠排泄分数	<1%	>1%
肾衰指数	<1	>1
尿沉渣	透明管型	棕色颗粒管型

临床上怀疑肾前性少尿时，可进行被动抬腿试验（passive leg raising，PLR）或补液试验，即输液（5%葡萄糖注射液 200～250 mL）并静脉注射利尿剂（呋塞米 40～100 mg），如果补足

血容量后血压恢复正常，尿量增加，则支持肾前性少尿诊断。低血压时间过长，特别是老年人伴心功能不全时，补液后尿量不增多应怀疑肾前性氮质血症已发展为ATN。PLR模拟内源性快速补液，改良半卧位PLR患者基础体位为45°半卧位，上身放平后，双下肢被动抬高45°持续1分钟（利用自动床调整体位），患者回心血量增加250～450 mL，PLR后每搏心输出量增加＞10％定义为对容量有反应性。

5. 与肾后性AKI鉴别

既往有泌尿系统结石、盆腔脏器肿瘤或手术史患者，突然完全性无尿、间歇性无尿或伴肾绞痛，应警惕肾后性AKI。膀胱导尿兼有诊断和治疗意义。超声显像等影像学检查可资鉴别。

6. 与肾小球或肾脏微血管疾病鉴别

患者有肾炎综合征或肾病综合征表现，部分患者可有相应肾外表现（光过敏、咯血、免疫学指标异常等），蛋白尿常较严重，血尿及管型尿显著，肾功能减退相对缓慢，常需数周，很少完全无尿。应尽早肾活检病理检查，以明确诊断。

7. 与AIN鉴别

主要依据AIN病因及临床表现，如药物过敏或感染史、明显肾区疼痛等。药物引起者尚有发热、皮疹、关节疼痛、嗜酸性粒细胞增多等。本病与ATN鉴别有时困难，应尽早进行肾活检病理检查，以明确诊断。

8. 与双侧急性肾静脉血栓形成和双侧肾动脉栓塞鉴别

急性肾动脉闭塞常见于动脉栓塞、血栓、主动脉夹层分离，偶由血管炎所致。多见于动脉粥样硬化患者接受血管介入治疗或抗凝治疗后，心脏附壁血栓脱落也是引起血栓栓塞的常见原因，可导致急性肾梗死。急性肾静脉血栓罕见，常发生于成人肾病综合征、肾细胞癌、肾区外伤或严重脱水的肾病患儿，多伴有下腔静脉血栓形成，常出现下腔静脉阻塞综合征、严重腰痛和血尿。肾血管影像学检查有助于确诊。

八、治疗

AKI并非单一疾病，不同病因、不同类型的AKI，其治疗方法有所不同。总体治疗原则是：尽早识别并纠正可逆病因，及时采取干预措施避免肾脏受到进一步损伤，维持水电解质和酸碱平衡，适当营养支持，积极防治并发症，适时进行肾脏替代治疗。

1. 早期病因干预治疗

在AKI起始期及时干预可最大限度地减轻肾脏损伤，促进肾功能恢复。强调尽快纠正可逆性病因和肾前性因素，包括扩容、维持血流动力学稳定、改善低蛋白血症、降低后负荷以改善心输出量、停用影响肾灌注的药物、调节外周血管阻力至正常范围等。

继发于肾小球肾炎、小血管炎的AKI常须应用糖皮质激素和（或）免疫抑制剂治疗。临床上怀疑AIN时，须尽快明确并停用可疑药物，确诊为药物所致者，及时给予糖皮质激素治疗，起始剂量为1 mg/(kg・d)，总疗程1～4个月。

肾后性AKI应尽早解除尿路梗阻，如前列腺肥大应通过膀胱留置导尿，肿瘤压迫输尿管可放置输尿管支架或行经皮肾盂造瘘术。

2. 营养支持治疗

可优先通过胃肠道提供营养，酌情限制水分、钠盐和钾盐摄入，不能口服者需静脉营养，营养支持总量与成分应根据临床情况增减。AKI任何阶段总能量摄入为20～30 kcal/(kg・d)，能量供给包括糖类3～5 g（最高7 g）/(kg・d)，脂肪0.8～1.0 g/(kg・d)，蛋白质或氨基酸摄入量 0.8～1.0 g/(kg·d)，高分解代谢、接受肾脏替代疗法(renal replacement therapy，RRT)、连续性肾脏替代治疗(continuous renal replacement therapy，CRRT)者蛋白质或氨基酸摄入量酌情增加。静脉补充脂肪乳剂以中、长链混合液为宜，氨基酸补充则包括必需和非必需氨基酸。危重病患者血糖靶目标应低于 8.3 mmol/L(150 mg/dL)。

观察每日出入液量和体重变化，每日补液量应为显性失液量加上非显性失液量减去内生水量，每日大致进液量可按前一日尿量加 500 mL 计算，肾脏替代治疗时补液量可适当放宽。

3. 并发症治疗

密切随访血清肌酐、尿素氮和血电解质变化。高钾血症是 AKI 的主要死因之一，当血钾＞6 mmol/L或心电图有高钾表现或有神经、肌肉症状时需紧急处理。措施包括：①停用一切含钾药物和(或)食物；②对抗钾离子心肌毒性：10%葡萄糖酸钙稀释后静推；③转移钾至细胞内：葡萄糖与胰岛素合用促进糖原合成，使钾离子向细胞内转移[50%葡萄糖注射液 50～100 mL或 10%葡萄糖注射液 250～500 mL，加胰岛素 6～12 U 静脉输注，葡萄糖与胰岛素比值约为(4～6)：1]；伴代谢性酸中毒者补充碱剂，既可纠正酸中毒又可促进钾离子向细胞内流(5% $NaHCO_3$ 250 mL 静滴)；④清除钾：离子交换树脂(口服 1～2 小时起效，灌肠 4～6 小时起效，每 50 g 降钾树脂使血钾下降 0.5～10 mmol/L)，利尿剂(多使用袢利尿剂，以增加尿量促进钾离子排泄)，急症透析[对内科治疗不能纠正的严重高钾血症(血钾＞6.5 mmol/L)，应及时给予血液透析治疗]。

及时纠正代谢性酸中毒，可选用 5%碳酸氢钠 125～250 mL 静滴。对于严重酸中毒患者，如静脉血 HCO_3^-＜12 mmol/L 或动脉血 pH＜7.15 时，纠酸的同时行紧急透析治疗。

AKI 心力衰竭患者对利尿剂反应较差，对洋地黄制剂疗效也差，且易发生洋地黄中毒。药物治疗多以扩血管为主，减轻心脏前负荷。通过透析超滤脱水，纠正容量过负荷缓解心衰症状最为有效。

感染是 AKI 的常见并发症，也是死亡的主要原因之一。应尽早使用抗生素。根据细菌培养和药敏试验选用对肾脏无毒或低毒药物，并按肌酐清除率调整用药剂量。

4. 肾脏替代治疗

RRT 是 AKI 治疗的重要组成部分，包括腹膜透析、间歇性血液透析和 CRRT 等。目前腹膜透析较少用于重危 AKI 治疗。

AKI 时 RRT 目的包括“肾脏替代”和“肾脏支持”。前者是干预因肾功能严重减退而出现可能危及生命的严重内环境紊乱，主要是纠正严重水电解质、酸碱失衡和氮质血症。其中紧急透析指征包括：预计内科保守治疗无效的严重代谢性酸中毒(动脉血 pH＜7.2)、高钾血症(K^+＞6.5 mmol/L 或出现严重心律失常等)、积极利尿治疗无效的严重肺水肿以及严重尿毒症症状如脑病、心包炎、癫痫发作等；“肾脏支持”是支持肾脏维持机体内环境稳定，清除炎症介质、尿毒症毒素等各种致病性物质，防治可引起肾脏进一步损害的因素，减轻肾脏负荷，促进肾功能恢复，并在一定程度上支持其他脏器功能，为原发病和并发症治疗创造条件，如充血性心力衰竭时清除过多体液、肿瘤化疗时清除肿瘤细胞坏死产生的大量代谢产物等。

重症 AKI 倾向于早期开始肾脏替代治疗，RRT 治疗模式的选择以安全、有效、简便、经济为原则。血流动力学严重不稳定或合并急性脑损伤者，CRRT 更具优势。提倡目标导向的肾脏替代治疗，即针对临床具体情况，首先明确患者治疗需求，确定 RRT 具体治疗目标，根据治疗目标决定 RRT 时机、剂量及模式，并在治疗期间依据疗效进行动态调整，从而实行目标导向的精准肾脏替代治疗。

5. 恢复期治疗

AKI 恢复期早期，威胁生命的并发症依然存在，治疗重点仍为维持水电解质和酸碱平衡，控制氮质血症，治疗原发病和防止各种并发症。部分 ATN 患者多尿期持续较长，补液量应逐渐减少，以缩短多尿期。AKI 存活患者需按照 CKD 诊治相关要求长期随访治疗。

九、预后

AKI 结局与原有疾病严重性及合并症严重程度有关。肾前性 AKI 如能早期诊断和治疗，肾功能常可恢复至基础水平，死亡率小于 10%；肾后性 AKI 及时（尤其是 2 周内）解除梗阻，肾功能也大多恢复良好。根据肾损伤严重程度不同，肾性 AKI 死亡率在 30%～80%，部分患者 AKI 后肾功能无法恢复，特别是 CKD 基础上发生 AKI，肾功能常无法恢复至基础水平，且加快进入终末期肾病阶段。原发病为肾小球肾炎或血管炎者，受原发病本身病情发展影响，肾功能也不一定完全恢复至基础水平。

十、预防

AKI 发病率及死亡率居高不下，预防极为重要。积极治疗原发病，及时去除 AKI 发病诱因，纠正发病危险因素，是 AKI 预防的关键。AKI 防治应遵循分期处理原则：高危患者即将或已受到 AKI 发病病因打击时，应酌情采取针对性预防措施，包括及时纠正肾前性因素，维持血流动力学稳定等。出血性休克扩容首选补充等张晶体溶液，血管源性休克在扩容同时适当使用缩血管药物，腹腔室隔综合征患者及时纠正腹腔内高压。全面评估高危患者暴露于肾毒性药物或诊断、治疗性操作的必要性，尽量避免使用肾毒性药物。必须使用时，应注意调整剂型、剂量、用法等以降低药物肾毒性，并密切监测肾功能。

第六节 慢性肾衰竭

慢性肾衰竭（chronic renal failure，CRF）是各种慢性肾脏病（chronic kidney disease，CKD）持续进展至后期的共同结局。它是以代谢产物潴留，水电解质及酸碱平衡失调和全身各系统症状为表现的一种临床综合征。

一、定义、病因和发病机制

（一）定义和分期

1. 慢性肾脏病

各种原因引起的肾脏结构或功能异常≥3 个月，包括出现肾脏损伤标志（蛋白尿、尿沉渣异常、肾小管相关病变、组织学检查异常及影像学检查异常）或有肾移植病史，伴或不伴肾小球滤过率（glomerular filtration rate，GFR）下降；或不明原因的 GFR 下降（<60 mL/min）≥3 个月。

目前国际公认的慢性肾脏病分期依据肾脏病预后质量倡议（K/DOQI）制定的指南分为

1～5 期，见表 4-5。该分期方法根据 GFR 将 CKD 分为 5 期。应当指出，单纯 GFR 轻度下降（60～89 mL/min）而无肾损害表现者，不能认为存在 CKD；只有当 GFR＜60 mL/min 时，才可按 CKD 3 期对待。另外，改善全球肾脏病预后组织（KDIGO）建议对 eGFRcre 处于 45～59 mL/（min・1.73 m^2）、无肾损伤标志物的人群进一步以胱抑素 C 为基础估算的 eGFR（eGFRcys）来判断是否为 CKD。

表 4-5　K/DOQI 对慢性肾脏病的分期及建议

分期	特征	GFR[mL/（min・1.73 m^2）]	防治目标
1	GFR 正常或升高	≥90	CKD 病因诊治，缓解症状 保护肾功能，延缓 CKD 进展
2	GFR 轻度降低	60～89	评估、延缓 CKD 进展； 降低 CVD（心血管病）风险
3a	GFR 轻到中度降低	45～59	延缓 CKD 进展
3b	GFR 中到重度降低	30～44	评估、治疗并发症
4	GFR 重度降低	15～29	综合治疗；肾脏替代治疗准备
5	终末期肾脏病（ESRD）	＜15 或透析	适时肾脏替代治疗

2. 慢性肾衰竭（chronic renal failure，CRF）

是指慢性肾脏病引起的 GFR 下降及与此相关的代谢紊乱和临床症状组成的综合征。CKD 囊括了疾病的整个过程，即 CKD 1 期至 CKD 5 期，部分 CKD 在疾病进展过程中 GFR 可逐渐下降，进展至 CRF。CRF 则代表 CKD 中 GFR 下降至失代偿期的那一部分群体，主要为 CKD 4～5 期。

（二）患病率与病因

慢性肾脏病的防治已成为世界各国所面临的重要公共卫生问题，近年来慢性肾脏病的患病率有明显上升趋势。流行病学调查数据显示，2011 年美国成人慢性肾脏病患病率已高达 15.1%，ESRD 患病率为 1738/百万人口。据 2012 年的数据表明，我国目前慢性肾脏病患病率为 10.8%。

慢性肾脏病的病因主要包括：糖尿病肾病，高血压肾小动脉硬化，原发性与继发性肾小球肾炎，肾小管间质疾病（慢性间质性肾炎、慢性肾盂肾炎、尿酸性肾病、梗阻性肾病等），肾血管疾病，遗传性肾病（多囊肾病、遗传性肾炎）等。在发达国家，糖尿病肾病、高血压肾小动脉硬化是慢性肾衰竭的主要病因；在中国等发展中国家，慢性肾衰竭的最常见病因仍是原发性肾小球肾炎，近年来糖尿病肾病导致的慢性肾衰竭明显增加，有可能将成为导致我国慢性肾衰竭的首要病因。

（三）慢性肾衰竭进展的危险因素

慢性肾衰竭通常进展缓慢，呈渐进性发展，但在某些诱因下短期内可急剧加重、恶化。因此，临床上一方面需要积极控制渐进性发展的危险因素，延缓病情进展；另一方面需注意短期内是否存在急性加重、恶化的诱因，以消除可逆性诱因，争取肾功能有一定程度的好转。

1. 慢性肾衰竭渐进性发展的危险因素

包括高血糖、高血压、蛋白尿（包括微量白蛋白尿）、低蛋白血症、吸烟等。此外，贫血、高脂血症、高同型半胱氨酸血症、老年、营养不良、尿毒症毒素（如甲基胍、甲状旁腺激素、酚类）蓄积等，在慢性肾衰竭病程进展中也起一定作用。

2. 慢性肾衰竭急性加重、恶化的危险因素

主要有：①累及肾脏的疾病（原发性或继发性肾小球肾炎、高血压、糖尿病、缺血性肾病等）复发或加重；②有效血容量不足（低血压、脱水、大出血或休克等）；③肾脏局部血供急剧减少（如肾动脉狭窄患者应用 ACEI、ARB 等药物）；④严重高血压未能控制；⑤肾毒性药物；⑥泌尿道梗阻；⑦其他：严重感染、高钙血症、肝衰竭、心力衰竭等。在上述因素中，因有效血容量不足或肾脏局部血供急剧减少致残余肾单位低灌注、低滤过状态，是导致肾功能急剧恶化的主要原因之一；肾毒性药物特别是非甾体抗炎药、氨基糖苷类抗生素、造影剂、含有马兜铃酸的中草药等的不当使用，也是导致肾功能恶化的常见原因。在慢性肾衰竭病程中出现的肾功能急剧恶化，如处理及时得当，可使病情有一定程度的逆转；但如诊治延误，或这种急剧恶化极为严重，则病情呈不可逆性进展。

（四）慢性肾衰竭的发病机制

慢性肾衰竭进展的机制尚未完全阐明，目前认为进展的机制可能与以下因素有关。

1. 肾单位高灌注、高滤过

研究认为慢性肾衰竭时残余肾单位肾小球出现高灌注和高滤过状态是导致肾小球硬化和残余肾单位功能进一步下降的重要原因。高灌注和高滤过刺激肾小球系膜细胞增殖和基质增加；损伤内皮细胞和增加血小板聚集；导致微动脉瘤形成；引起炎症细胞浸润、系膜细胞凋亡增加等，因而肾小球硬化不断发展，肾单位进行性丧失。

2. 肾单位高代谢

慢性肾衰竭时残余肾单位肾小管高代谢状况，是肾小管萎缩、间质纤维化和肾单位进行性损害的重要原因之一。高代谢引起肾小管氧消耗增加和氧自由基增多，小管内液 Fe^{2+} 的生成和代谢性酸中毒引起补体旁路途径激活和膜攻击复合物（$C_{5b\sim9}$）的形成，均可造成肾小管-间质损伤。

3. 肾组织上皮细胞表型转化的作用

在某些生长因子（如 TGF-β_1）或炎症因子的诱导下，肾小管上皮细胞、肾小球上皮细胞（如包曼囊上皮细胞或足细胞）、肾间质成纤维细胞等均可转分化为肌成纤维细胞（myofibroblast，MyoF），在肾间质纤维化、局灶节段性或球性肾小球硬化过程中起重要作用。

4. 细胞因子和生长因子促纤维化的作用

慢性肾衰竭肾组织内一些细胞因子和生长因子（如 TGF-β_1、白细胞介素-1、单个核细胞趋化蛋白-1、血管紧张素Ⅱ、内皮素-1 等）参与肾小球和肾小管间质的损伤过程，并对细胞外基质（ECM）的产生起重要促进作用。某些降解细胞外基质的蛋白酶如基质金属蛋白酶（MMP）表达下调，金属蛋白酶组织抑制物（TIMP）、纤溶酶原激活抑制物（PAI-I）等表达上调，在肾小球硬化和肾间质纤维化过程中也起重要作用。

5. 其他

在多种慢性肾病动物模型中，均发现肾脏固有细胞凋亡增多与肾小球硬化、小管萎缩、间质纤维化有密切关系，提示细胞凋亡可能在慢性肾衰竭进展中起某种作用。此外，醛固酮增多也参与肾小球硬化和间质纤维化的过程。

（五）尿毒症的发生机制

尿毒症及体内各器官系统损害的原因主要如下。

(1)肾脏排泄和代谢功能下降,导致水电解质和酸碱平衡失调,如水钠潴留、高血压、代谢性酸中毒等。

(2)尿毒症毒素(uremic toxins)的毒性作用。尿毒症毒素是由于功能肾单位减少,不能充分排泄体内代谢废物或降解某些激素、肽类等而在体内蓄积并引起各种症状和体征的物质。尿毒症毒素可分为小分子物质、中分子物质和大分子物质三类。①小分子物质(分子量<500 Da),包括钾、磷、H^+、氨基酸及氮代谢产物等,以尿素氮最多,其他如胍类(如甲基胍、琥珀胍酸等)、各种胺类、酚类等均可在体内蓄积,引起临床症状;②中分子物质(分子量500～5000 Da),包括多肽类、蛋白质类物质等,它们的蓄积与慢性肾衰竭远期并发症相关,如尿毒症脑病、内分泌紊乱、细胞免疫功能低下等。甲状旁腺激素(PTH)是最常见的中分子物质,可引起肾性骨营养不良、软组织钙化等;③大分子物质(分子量>5000 Da),如核糖核酸酶、β_2-微球蛋白、维生素 A 等也具有某些毒性。此外,晚期糖基化终产物、终末氧化蛋白产物和氨甲酰化蛋白质、氨甲酰化氨基酸等,也是潜在的尿毒症毒素。

(3)肾脏的内分泌功能障碍,如促红细胞生成素(EPO)分泌减少可引起肾性贫血,骨化三醇[$1,25\text{-}(OH)_2D_3$]产生不足可致肾性骨病。另外,持续炎症状态、营养素(如必需氨基酸、水溶性维生素、微量元素等)的缺乏也可引起或加重尿毒症的症状。

二、临床表现与诊断

(一)临床表现

在慢性肾脏病和慢性肾衰竭的不同阶段,其临床表现各异。CKD 1～3 期患者可以无任何症状,或仅有乏力、腰酸、夜尿增多、食欲减退等轻度不适。进入 CKD 3b 期以后,上述症状更趋明显。到 CKD 5 期时,可出现急性左心衰竭、严重高钾血症、消化道出血、中枢神经系统障碍等,甚至有生命危险。

1. 水电解质代谢紊乱

慢性肾衰竭时常出现各种电解质代谢紊乱和酸碱平衡失调,其中以代谢性酸中毒和水钠平衡紊乱最为常见。

(1)代谢性酸中毒:在部分轻至中度慢性肾衰竭(GFR>25 mL/min,或 Scr<350 μmol/L)患者,由于肾小管分泌氢离子障碍或肾小管 HCO_3^- 的重吸收能力下降,可引起阴离子间隙正常的高氯血症性代谢性酸中毒,即肾小管酸中毒。当 GFR 降低<25 mL/min(或 Scr>350 μmol/L)时,代谢产物如磷酸、硫酸等酸性物质因肾排泄障碍而潴留,可发生高氯血症性(或正氯血症性)高阴离子间隙性代谢性酸中毒,即"尿毒症性酸中毒"。

多数患者能耐受轻度慢性酸中毒,但如动脉血 HCO_3^- <15 mmol/L,则有较明显症状,如食欲缺乏、呕吐、虚弱无力、呼吸深长等,与酸中毒时体内多种酶活性受抑制有关。

(2)水钠代谢紊乱:水钠潴留,导致稀释性低钠血症,可表现为不同程度的皮下水肿和(或)体腔积液,常伴有血压升高,严重时导致左心衰竭和脑水肿。少数患者由于长期低钠饮食、进食差、呕吐等,可出现低钠血症、低血容量状态,临床上须注意鉴别。

(3)钾代谢紊乱:当 GFR 降至 20～25 mL/min 或更低时,肾脏排钾能力下降,易出现高钾血症;尤其当钾摄入过多、酸中毒、感染、创伤、溶血、出血、输血等情况发生时,更易出现高钾血症。需要注意的是,某些药物容易引起高钾血症,如 ACEI/ARB、保钾利尿剂等,在肾功能不全的患者中应用此类药物时应特别注意。有时由于钾摄入不足、胃肠道丢失过多、应用排钾利尿剂等因素，也可出现低钾血症。

(4)钙磷代谢紊乱：在慢性肾衰竭早期，血钙、血磷仍能维持在正常范围，通常不引起临床症状，随病情进展，肾脏排磷减少，出现高磷血症、低钙血症。低钙血症主要与钙摄入不足、活性维生素D缺乏、高磷血症、代谢性酸中毒等因素有关。血磷浓度由肠道对磷的吸收及肾的排泄来调节。当肾小球滤过率下降、尿磷排出减少时，血磷浓度逐渐升高。高血磷与血钙结合成磷酸钙沉积于软组织，导致软组织异位钙化，并使血钙降低，抑制近曲小管产生1,25-$(OH)_2D_3$(骨化三醇)，刺激甲状旁腺分泌甲状旁腺素(PTH)。低钙血症、高磷血症、活性维生素D缺乏等可引起继发性甲状旁腺功能亢进和肾性骨营养不良。

(5)镁代谢紊乱：当GFR<20 mL/min时，由于肾脏排镁减少，常有轻度高镁血症。患者可无任何症状，但不宜使用含镁的药物，如含镁的抗酸药、泻药等。低镁血症也偶可出现，与镁摄入不足或过多应用利尿剂有关。

2. 蛋白质、糖类、脂类和维生素代谢紊乱

(1)蛋白质代谢紊乱：一般表现为蛋白质代谢产物蓄积(氮质血症)，也可有白蛋白、必需氨基酸水平下降等。上述代谢紊乱主要与蛋白质分解增多和(或)合成减少、负氮平衡、肾脏排出障碍等因素有关。

(2)糖代谢异常：主要表现为糖耐量减低和低血糖症两种情况，前者多见。糖耐量减低主要与胰高血糖素水平升高、胰岛素受体障碍等因素有关，可表现为空腹血糖水平或餐后血糖水平升高，但一般较少出现自觉症状。

(3)脂代谢紊乱：主要表现为高脂血症，多数表现为轻到中度高甘油三酯血症，少数患者表现为轻度高胆固醇血症，或两者兼有；有些患者血浆极低密度脂蛋白胆固醇(VLDL)、脂蛋白a[LP(a)]水平升高，高密度脂蛋白胆固醇(HDL)水平降低。

(4)维生素代谢紊乱：在慢性肾衰竭中也很常见，如血清维生素A水平增高、维生素B_6及叶酸缺乏等，常与饮食摄入不足、某些酶活性下降有关。

3. 心血管系统表现

心血管病变是慢性肾脏病患者的常见并发症和最主要死因。尤其进入终末期肾病阶段，心血管事件及动脉粥样硬化性心血管病的发生比普通人群升高15～20倍，死亡率进一步增高(占尿毒症死因的45%～60%)。

(1)高血压和左心室肥厚：大部分患者存在不同程度的高血压，多由于水钠潴留、肾素-血管紧张素增高和(或)某些舒张血管的因子产生不足所致。高血压可引起动脉硬化、左心室肥厚和心力衰竭。贫血以及血液透析动静脉内瘘的使用，会引起心高搏出量状态，加重左心室负荷和左心室肥厚。

(2)心力衰竭：随着肾功能的不断恶化，心力衰竭患病率明显增加，至尿毒症期可达65%～70%。其原因多与水钠潴留、高血压及尿毒症心肌病变有关。发生急性左心衰竭时可出现呼吸困难、不能平卧、肺水肿等症状，但一般无明显发绀。

(3)尿毒症性心肌病：可能与代谢废物的潴留及贫血等因素有关，部分患者可伴有冠状动脉粥样硬化性心脏病。各种心律失常的出现，与心肌损伤、缺氧、电解质紊乱、尿毒症毒素蓄积等有关。

(4)心包病变：心包积液在慢性肾衰竭患者中常见，其原因多与尿毒症毒素蓄积、低蛋白血症、心力衰竭等有关，少数情况下也可能与感染、出血等因素有关。轻者可无症状，重者可有心音低钝、遥远，少数情况下还可有心脏压塞。心包炎可分为尿毒症性和透析相关性；前者

已较少见，后者的临床表现与一般心包炎相似，心包积液多为血性。

(5)血管钙化和动脉粥样硬化：由于高磷血症、钙分布异常和“血管保护性蛋白”(如胎球蛋白A)缺乏而引起的血管钙化，在慢性肾衰竭心血管病变中起着重要作用。动脉粥样硬化往往进展迅速，血液透析患者的病变程度较非透析患者为重。除冠状动脉外，脑动脉和全身周围动脉也可发生动脉粥样硬化和钙化。

4. 呼吸系统症状

体液过多或酸中毒时均可出现气短、气促，严重酸中毒可致呼吸深长(库斯莫尔呼吸)。体液过多、心功能不全可引起肺水肿或胸腔积液。由尿毒症毒素诱发的肺泡毛细血管渗透性增加、肺充血，可引起“尿毒症肺水肿”，此时肺部X线检查可出现“蝴蝶翼”征。

5. 胃肠道症状

消化系统症状通常是CKD最早的表现。主要表现有食欲缺乏、恶心、呕吐、口腔有尿味。消化道出血也较常见，发生率比正常人明显增高，多是由胃黏膜糜烂或消化性溃疡所致。

6. 血液系统表现

主要为肾性贫血、出血倾向和血栓形成倾向。多数患者均有轻至中度贫血，主要由于肾组织分泌促红细胞生成素(EPO)减少所致，故称为肾性贫血；同时与缺铁、营养不良、红细胞寿命缩短、胃肠道慢性失血、炎症等因素有关。晚期慢性肾衰竭患者有出血倾向，多与血小板功能降低有关，部分患者也可有凝血因子活性降低。有轻度出血倾向者可出现皮下或黏膜出血点、瘀斑，重者则可发生胃肠道出血、脑出血等。血栓形成倾向指透析患者动静脉瘘容易阻塞，可能与抗凝血酶Ⅲ活性下降、纤维溶解不足有关。

7. 神经肌肉系统症状

早期可有疲乏、失眠、注意力不集中，其后会出现性格改变、抑郁、记忆力减退、判断力降低。尿毒症严重时常有反应淡漠、谵妄、惊厥、幻觉、昏迷、精神异常等表现，即“尿毒症脑病”。周围神经病变也很常见，以感觉神经障碍为著，最常见的是肢端袜套样分布的感觉丧失，也可有肢体麻木、烧灼感或疼痛感，深反射迟钝或消失，并可有神经肌肉兴奋性增加(如肌肉震颤、痉挛、不宁腿综合征)，以及肌萎缩、肌无力等。初次透析患者可发生透析失衡综合征，表现为恶心、呕吐、头痛，重者可出现惊厥。

8. 内分泌功能紊乱

其主要表现有：①肾脏本身内分泌功能紊乱：如1,25-$(OH)_2D_3$不足、EPO缺乏和肾内肾素-血管紧张素Ⅱ过多；②糖耐量异常和胰岛素抵抗：与骨骼肌及外周器官摄取糖能力下降、酸中毒、肾脏降解小分子物质能力下降有关；③下丘脑-垂体内分泌功能紊乱：催乳素、促黑色素激素、促黄体生成激素、促卵泡激素、促肾上腺皮质激素等水平增高；④外周内分泌腺功能紊乱：大多数患者均有继发性甲旁亢(血PTH升高)，部分患者(约1/4)有轻度甲状腺素水平降低；其他如性腺功能减退等，也相当常见。

9. 骨骼病变

慢性肾脏病患者存在钙、磷等矿物质代谢及内分泌功能紊乱[如PTH升高、1,25-$(OH)_2D_3$不足等]，导致矿物质异常、骨病、血管钙化等临床综合征，称为慢性肾脏病-矿物质和骨异常(CKD-mineral and bone disorder，CKD-MBD)。慢性肾衰竭出现的骨矿化和代谢异常称为肾性骨营养不良，包括高转化性骨病、低转化性骨病和混合性骨病，以高转化性骨病最多见。在非透析患者中骨骼X线发现异常者约为35%，而出现骨痛、行走不便和自发性骨折者相当少见(<10%)。但骨活检约90%可发现异常，故早期诊断要靠骨活检。

(1)高转化性骨病:主要由于 PTH 过高引起,破骨细胞过度活跃引起骨盐溶解、骨质重吸收增加,骨胶原基质破坏,而代以纤维组织,形成纤维囊性骨炎,易发生肋骨骨折。X 线检查可见骨骼囊样缺损(如指骨、肋骨)及骨质疏松(如脊柱、骨盆、股骨等处)的表现。

(2)低转化性骨病:主要包括骨软化症和骨再生不良。骨软化症主要由于骨化三醇不足或铝中毒引起骨组织钙化障碍,导致未钙化骨组织过分堆积,成人以脊柱和骨盆表现最早且突出,可有骨骼变形。骨再生不良主要与血 PTH 浓度相对偏低、某些成骨因子不足而不能维持骨的再生有关;透析患者如长期过量应用活性维生素 D、钙剂或透析液钙含量偏高,则可能使血 PTH 浓度相对偏低。

(3)混合型骨病:是指以上两种因素均存在,兼有纤维性骨炎和骨软化的组织学特点。

(4)透析相关性淀粉样变骨病(DRA):只发生于透析多年以后,可能是由于 β_2-微球蛋白淀粉样变沉积于骨所致,X 线片在腕骨和股骨头有囊肿性变,可发生自发性股骨颈骨折。

(二)诊断

慢性肾衰竭诊断并不困难,主要依据病史、肾功能检查及相关临床表现。但其临床表现复杂,各系统表现均可成为首发症状,因此临床医师应当十分熟悉慢性肾衰竭的病史特点,仔细询问病史和查体,并重视肾功能的检查,以尽早明确诊断,防止误诊。对既往病史不明,或存在近期急性加重诱因的患者,须与急性肾损伤鉴别,是否存在贫血、低钙血症、高磷血症、血 PTH 升高、肾脏缩小等有助于本病与急性肾损伤鉴别。如有条件,可尽早行肾活检以尽量明确导致慢性肾衰竭的基础肾脏病,积极寻找引起肾功能恶化的可逆因素,延缓慢性肾脏病进展至慢性肾衰竭。

(三)鉴别诊断

慢性肾衰竭与肾前性氮质血症的鉴别并不困难,在有效血容量补足 48～72 小时后,肾前性氮质血症患者肾功能即可恢复,而慢性肾衰竭肾功能则难以恢复。

慢性肾衰竭与急性肾损伤的鉴别,多数情况下并不困难,往往根据患者病史即可作出鉴别。在患者病史欠详细时,可借助影像学检查(如 B 超、CT 等)或肾图检查结果进行分析,如双肾明显缩小(糖尿病肾病、肾脏淀粉样变性、多囊肾、双肾多发囊肿等疾病肾脏往往不缩小),或肾图提示慢性病变,则支持慢性肾衰竭的诊断。

但须注意,慢性肾脏病有时可发生急性加重或伴发急性肾损伤。如慢性肾衰竭本身已相对较重,或其病程加重过程未能反映急性肾损伤的演变特点,则称之为“慢性肾衰竭急性加重”(acute progression of chronic renal failure)。如果慢性肾衰竭较轻,而急性肾损伤相对突出,且其病程发展符合急性肾损伤演变过程,则可称为“慢性肾衰竭基础上急性肾损伤”,其处理原则基本与急性肾损伤相同。

三、预防与治疗

(一)早期防治对策和措施

早期诊断,积极有效治疗原发疾病,避免和纠正造成肾功能进展、恶化的危险因素,是慢性肾衰竭防治的基础,也是保护肾功能和延缓慢性肾脏病进展的关键。

CKD 的防治是系统性、综合性的,同时也需要个体化对策。对慢性肾脏病患者开展长期随访和管理,有针对性地对患者进行治疗、延缓 CKD 进展。首先要提高对慢性肾脏病的警觉,重视询问病史、查体和肾功能的检查,即使对正常人群,也需每年筛查一次,努力做到早期诊断。同时,对已有的肾脏疾患或可能引起肾损害的疾患(如糖尿病、高血压等)进行及时、有效的治疗，并需每年定期检查尿常规、肾功能等至少2次，以早期发现慢性肾脏病。

对诊断为慢性肾脏病的患者，要采取各种措施延缓慢性肾衰竭发生，防止进展至终末期肾病。其基本对策是：①坚持病因治疗：如对高血压、糖尿病肾病、肾小球肾炎等，坚持长期合理治疗；②避免和消除肾功能急剧恶化的危险因素；③阻断或抑制肾单位损害渐进性发展的各种途径，保护健存肾单位，对患者血压、血糖、尿蛋白定量、血肌酐上升幅度、GFR下降幅度等指标，都应当控制在"理想范围"（表4-6）。

表4-6 CKD-CRF患者血压、蛋白尿、血糖、HbA1c、GFR或血清肌酐变化的治疗目标

项目	目标
血压	
CKD 1～5期（尿白蛋白/肌酐≥30 mg/g）	<130/80 mmHg
CKD 1～5期（尿白蛋白/肌酐<30 mg/g）	<140/90 mmHg
血糖（糖尿病患者）	空腹5.0～7.2 mmol/L，睡前6.1～8.3 mmol/L
HbA1c（糖尿病患者）	<7%
蛋白尿	<0.5 g/24 h
GFR下降速度	<4 mL/（min·year）
血清肌酐升高速度	<50 μmol/（L·year）

1.及时、有效地控制血压

24小时持续、有效地控制血压，对保护靶器官具有重要作用。目前认为CKD患者血压控制目标需在130/80 mmHg以下。但须注意降压治疗的个体化，避免因过度降压带来的不良反应。

2.ACEI和ARB的应用

ACEI和ARB类药物具有良好的降压作用，还有其独特的减少肾小球高滤过、减轻蛋白尿的作用，主要通过扩张出球小动脉实现，同时也有抗氧化、减轻肾小球基底膜损害、减少系膜基质沉积等作用。此外，ACEI和ARB类药物还能减少心肌重塑，降低心血管事件的发生率。但应注意双侧肾动脉狭窄、血肌酐>256 μmol/L、明显血容量不足的情况下应慎用此类药物。

3.严格控制血糖

严格控制血糖，使糖尿病患者空腹血糖控制在5.0～7.2 mmol/L（睡前6.1～8.3 mmol/L），糖化血红蛋白（HbA1c）<7%，可延缓慢性肾脏病进展。

4.控制蛋白尿

尽可能将蛋白尿控制在<0.5 g/24 h，或明显减轻微量白蛋白尿，均可改善疾病长期预后，包括延缓病程进展和提高生存率。

5.其他

积极纠正贫血、应用他汀类药物、戒烟等，可能对肾功能有一定保护作用。

（二）营养治疗

限制蛋白饮食是治疗的重要环节，能够减少含氮代谢产物生成，减轻症状及相关并发症，甚至可能延缓病情进展。CKD 1～2期患者，无论是否有糖尿病，推荐蛋白摄入量0.8～1 g/（kg·d）。从CKD 3期起至没有进行透析治疗的患者，推荐蛋白摄入量为0.6～0.8 g/（kg·d）。血液透析及腹膜透析患者蛋白质摄入量为1.0～1.2 g/（kg·d）。在低蛋白饮食中，约50%的蛋白质应为高生物价蛋白，如蛋、瘦肉、鱼、牛奶等。如有条件，在低蛋白饮食

0.6 g/(kg·d)的基础上,可同时补充适量 0.075～0.12 g/(kg·d)α-酮酸制剂。

无论应用何种饮食治疗方案,都必须摄入足量热量,一般为 125.6～146.5 kJ/(kg·d)[30～35 kcal/(kg·d)],此外还须注意补充维生素及叶酸等营养素以及控制钾、磷等的摄入。磷摄入量一般应<800 mg/d。

(三)慢性肾衰竭及其并发症的药物治疗

1.纠正酸中毒和水电解质平衡紊乱

(1)纠正代谢性中毒:主要为口服碳酸氢钠,轻者 1.5～3.0 g/d 即可;中、重度患者 3～15 g/d,必要时可静脉输入。可将纠正酸中毒所需碳酸氢钠总量分 3～6 次给予,在 48～72 小时或更长时间后基本纠正酸中毒。对有明显心力衰竭的患者,要防止碳酸氢钠输入量过多,输入速度宜慢,以免心脏负荷加重。

(2)水钠平衡紊乱的防治:为防止出现水钠潴留须适当限制钠摄入量,指南推荐钠摄入量不应超过 6～8 g/d。有明显水肿、高血压者,钠摄入量限制在 2～3 g/d(氯化钠摄入量 5～7 g/d),个别严重病例可限制为 1～2 g/d(氯化钠 2.5～5 g/d)。也可根据需要应用袢利尿剂(呋塞米、布美他尼等,呋塞米每次 20～200 mg,每日 2～3 次);噻嗪类利尿剂及保钾利尿剂对中、重度 CRF 患者避免应用,因此时疗效甚差,并可致血钾、尿酸升高及药物蓄积。对严重肺水肿、急性左心衰竭者,常须及时给予血液透析或连续性肾脏替代治疗(CRRT),以免延误治疗时机。

对轻、中度低钠血症,一般不必积极处理,而应分析其不同原因,只对真性缺钠者谨慎补充钠盐。对严重缺钠的低钠血症者,也应有步骤地逐渐纠正低钠状态。对"失钠性肾炎"患者,因其肾脏失钠较多,故需要积极补钠,但这种情况比较少见。

(3)高钾血症的防治:首先应积极预防高钾血症的发生。CKD 3 期以上的患者应适当限制钾摄入。当 GFR<10 mL/min 或血清钾水平>5.5 mmol/L 时,则应更严格地限制钾摄入。

2.高血压的治疗

对高血压进行及时、合理的治疗,不仅是为了控制高血压的症状,也是为了保护心、肾、脑等靶器官。一般非透析患者应控制血压在 130/80 mmHg 以下,维持透析患者血压不超过 140/90 mmHg。ACEI、ARB、钙通道阻滞剂(CCB)、袢利尿剂、β 受体阻滞剂、血管扩张剂等均可应用,以 ACEI、ARB、CCB 应用较为广泛。有研究分析显示,ACEI 及 ARB 均可显著降低患者肾衰竭的发生率,ACEI 还可以降低患者全因死亡率。ACEI 及 ARB 有使血钾升高及一过性血肌酐升高的可能,在使用过程中,应注意观察血钾和血肌酐水平的变化,在肾功能重度受损的人群中尤其应慎用。鉴于上述潜在风险,国际指南目前尚不推荐将 ACEI 和 ARB 联合使用。

3.贫血的治疗

如排除失血、造血原料缺乏等因素,透析患者血红蛋白(Hb)<100 g/L 可考虑开始应用重组人促红细胞生成素(rHuEPO)治疗,避免 Hb 下降至 90 g/L 以下;非透析患者若 Hb<100 g/L,建议基于 Hb 下降率、评估相关风险后,个体化决定是否开始使用 rHuEPO 治疗。一般开始用量为每周 80～120 U/kg,分 2～3 次(或每次 2000～3000 U,每周 2～3 次),皮下或静脉注射,并根据患者 Hb 水平、Hb 升高速率等调整剂量;以皮下注射更为理想,既可达到较好疗效,又可节约用量的 1/4～1/3。对非透析患者,目前趋向于小剂量 rHuEPO 疗法

(2000～3000 U,每周1～2次),疗效佳,不良反应小。Hb上升至110～120 g/L即达标,不建议维持Hb>130 g/L。在维持达标的前提下,每个月调整用量1次,适当减少rHuEPO用量。个别透析患者对rHuEPO低反应,应当首先分析影响rHuEPO疗效的原因,有针对性地调整治疗方案。新型缺氧诱导因子脯氨酰羟化酶抑制剂roxadustat是一种口服纠正贫血的药物,为肾性贫血患者提供了新的剂型选择。

缺铁是影响rHuEPO疗效的重要原因。根据铁贮备、利用等指标评估,可分为绝对缺铁与功能性缺铁两大类。在应用rHuEPO时,应同时监测血清铁蛋白(SF)、转铁蛋白饱和度(TSAT),重视补充铁剂。口服铁剂有琥珀酸亚铁、硫酸亚铁等,但部分透析患者口服铁剂吸收较差,常需经静脉途径补充铁,常用为蔗糖铁。最新研究也指出,CKD 3～5期的非透析患者也可能需要静脉途径补充铁剂。

除非存在需要快速纠正贫血的并发症(如急性出血、急性冠脉综合征等),慢性肾衰竭贫血患者通常不建议输注红细胞治疗。因其不仅存在输血相关风险,而且可导致致敏状态而影响肾移植疗效。

4.低钙血症、高磷血症和肾性骨营养不良的治疗

对明显低钙血症患者,可口服1,25-$(OH)_2D_3$(骨化三醇),0.25 μg/d,连服2～4周;如血钙和症状无改善,可将用量增加至0.5 μg/d;血钙纠正后,非透析患者不推荐常规使用骨化三醇。凡口服骨化三醇的患者,治疗中均需要监测血钙、磷、PTH浓度,使维持性透析患者血iPTH保持在150～300 pg/mL。对于iPTH明显升高(>500 pg/mL)时,如无高磷、高钙血症,可考虑行骨化三醇冲击治疗;新型拟钙剂西那卡塞对于继发性甲状旁腺功能亢进有较好的治疗作用,可用于合并高磷、高钙血症的患者;iPTH极度升高(>1000 pg/mL)时需警惕甲状旁腺腺瘤的发生,须借助超声、SPECT甲状旁腺造影等检查协助诊断,必要时行外科手术切除。

GFR<30 mL/min时,除限制磷摄入外,可应用磷结合剂口服,如碳酸钙(含钙40%)、醋酸钙(含钙25%)、司维拉姆、碳酸镧等,餐中服用效果最好。应尽可能限制含钙磷结合剂的使用,防止转移性钙化的发生。司维拉姆、碳酸镧为新型不含钙的磷结合剂,可有效降低血磷水平而不增加血钙水平。

5.防治感染

感染是导致慢性肾衰竭患者死亡的另一主要病因。平时应注意预防各种病原体感染。抗生素的选择和应用原则与一般感染相同,但剂量需要根据GFR水平调整。在疗效相近的情况下,应选用肾毒性最小的药物。

6.高脂血症的治疗

非透析患者与一般高血脂患者治疗原则相同,应积极治疗,但应警惕降脂药物所致肌病。对于50岁以上的非透析慢性肾脏病患者,即使血脂正常,仍可考虑服用他汀类药物预防心血管疾病。对维持透析患者,高脂血症的标准宜放宽,血胆固醇水平保持在6.5～7.8 mmol/L(250～300 mg/dL),血甘油三酯水平保持在1.7～2.3 mmol/L(150～200 mg/dL)为宜。而对于透析患者,一般不建议预防性服用他汀类药物。

7.口服吸附疗法和导泻疗法

口服氧化淀粉、活性炭制剂或大黄制剂等,均是应用胃肠道途径增加尿毒症毒素的排出。这些疗法主要应用于非透析患者,对减轻氮质血症起到一定辅助作用,但不能依赖这些疗法

作为治疗的主要手段，同时需注意并发营养不良，以免加重电解质紊乱、酸碱平衡紊乱。

8. 其他

①糖尿病肾衰竭患者随着 GFR 下降，因胰岛素灭活减少，需相应调整胰岛素用量，一般应逐渐减少；②高尿酸血症：有研究显示，别嘌醇治疗高尿酸血症有助于延缓肾功能恶化，并减少心血管疾病风险，但需大规模循证医学证据证实；③皮肤瘙痒：口服抗组胺药物，控制高磷血症及强化透析，对部分患者有效。

（四）肾脏替代治疗

对于 CKD 4 期以上或预计 6 个月内需要接受透析治疗的患者，建议进行肾脏替代治疗准备。肾脏替代治疗时机目前尚不确定。通常对于非糖尿病肾病患者，当 GFR＜10 mL/min 并有明显尿毒症症状和体征，则应进行肾脏替代治疗。对糖尿病肾病患者，可适当提前至 GFR＜15 mL/min 时安排肾脏替代治疗。肾脏替代治疗包括血液透析、腹膜透析和肾脏移植。血液透析和腹膜透析疗效相近，各有优缺点，临床上可互为补充。但透析疗法仅可部分替代肾脏的排泄功能（对小分子溶质的清除，仅相当于正常肾脏的 10%～15%），也不能代替肾脏内分泌和代谢功能，开始透析患者仍须积极纠正肾性高血压、肾性贫血等。肾移植是目前最佳的肾脏替代疗法，成功的肾移植可恢复正常的肾功能（包括内分泌和代谢功能）。

第五章　血液系统疾病

第一节　缺铁性贫血

当机体对铁的需求与供给失衡，导致体内储存铁耗尽，继之红细胞内铁缺乏，不能满足正常红细胞生成的需要，最终引起缺铁性贫血（IDA）。缺铁性贫血是铁缺乏症的最终阶段，表现为小细胞低色素性贫血。膳食中铁不足是婴儿及儿童铁缺乏症最常见的病因；月经失血或妊娠是青年妇女最常见的病因；高龄人群主要由慢性失血引起。铁缺乏症与缺铁性贫血在全球是最常见的营养性和血液性疾病，全世界受累人群约 20 亿。哺乳期妇女发病率很高。在多数发展中国家，约有 2/3 的儿童和育龄期妇女缺铁，其中 1/3 患有缺铁性贫血。发达国家中也有约 20%的育龄妇女和 40%的孕妇患缺铁性贫血。

一、病因和发病机制

铁的吸收和排泄保持动态平衡，如出现负铁平衡的情况则可导致缺铁。缺铁是一个渐进的过程。缺铁早期称为铁耗减阶段。此期的特点是铁储备降低而血清铁正常。如缺铁继续发展则进入隐性缺铁期，其特点为铁储备耗竭，但血红蛋白仍在正常范围。缺铁性贫血是缺铁进展的最终表现。

1. 铁摄入不足和需求增加

饮食中的含铁量大致与其所含热量相关。以混合饮食为例，维持铁平衡，成年男性应摄入 5～10 mg 铁，女性应摄入 7～20 mg 铁。如无吸收障碍或需求增加，饮食因素并非缺铁主因。育龄妇女因月经、妊娠及哺乳，铁需求量增加，每次月经丢失 20～40 mg 的铁，胎儿体重每增加 1000 g 需母体供给 80 mg 的铁，哺乳期每日丢失 0.5～1.0 mg 的铁，如饮食供给不足，则易造成缺铁性贫血。婴幼儿生长迅速而铁储备量较少，作为主食的各种乳类（包括乳汁）均含铁甚少，如喂养不合理也易发生缺铁性贫血。

2. 铁吸收障碍

饮食中铁的生物利用度变化颇大。除血红素铁外，其他铁形式均需转变为亚铁形式才能被吸收。铁的转变和吸收受诸多因素（如肠道环境、饮食内容和还原物质）的影响。胃酸有助于二价铁和食物铁的吸收。胃酸缺乏、胃切除术后、慢性萎缩性胃炎及其他胃肠道疾病可造成铁吸收障碍，从而引起缺铁性贫血。

3. 铁丢失过多

慢性失血是缺铁性贫血最常见的病因。失血 1 mL 丢失铁 0.5 mg。慢性失血的原因众多，包括消化道出血、反复鼻出血、月经过多、频繁献血、出血性疾病等。消化道是慢性失血的好发部位，如消化性溃疡、胃肠道恶性肿瘤、胃肠道憩室、痔、肠息肉、溃疡性结肠炎及钩虫病等。消化道慢性失血有时表现隐匿或部位难以确定，应尽力查找。慢性或反复的血管内溶血，如阵发性睡眠性血红蛋白尿症、人造心脏瓣膜和疟疾时，铁随血红蛋白尿排出，从而造成缺铁。缺铁性贫血除血红蛋白合成减少外，铁依赖性酶类的活性也降低。其他微量元素如铜有助于铁的吸收，故铜缺乏可加重缺铁。

二、病理生理

(1)铁为人体必需的微量元素。人体内铁总量为 3～5 g(男性约为 50 mg/kg，女性为 40 mg/kg)，其中 62.1%为血红蛋白铁，31.0%为储存铁，4%为肌红蛋白铁。

(2)人体内铁主要来自食物，在十二指肠和空肠上段黏膜吸收。食物中的铁只有 10%被吸收，成人每天应在食物中摄取 1～2 mg 铁。

(3)黏膜吸收的铁进入血液与转铁蛋白结合，随血液进入骨髓及全身组织以用于细胞活动。

(4)多余的铁以铁蛋白和含铁血黄素形式储存于骨髓、肝和脾的单核-巨噬细胞中以备用。

(5)正常人每日自胃肠道、泌尿道及皮肤上皮细胞丢失的铁约 1 mg，育龄妇女每日排出铁 1.5～2 mg，妊娠期全程约丢失铁 2 mg/d。每 100 g 血红蛋白(Hb)约含铁 340 mg。

(6)成人男性每日铁的需要量约 1 mg；育龄妇女及发育期青少年铁的需要较多，为 1.5～2 mg/d；哺乳期需增加铁 0.5～1 mg/d；月经周期及量正常的妇女，约需铁 1.5 mg/d。

(7)每日摄入铁和消耗铁达到平衡，此平衡丧失可引起缺铁，继之红细胞内铁减少，最终出现 IDA。

三、诊断

(一)临床表现

1.症状与体征

缺铁性贫血的初始症状很隐匿，病程进展缓慢，患者可以很好地适应这种状态，而可能使治疗延误。

(1)全身表现：头晕、头痛、面色苍白、乏力、易倦、心悸、活动后气短、眼花及耳鸣等。其中疲劳最常见，即使是潜在的铁缺乏(缺铁但不贫血)也可导致疲劳。

(2)组织缺铁的表现：发育迟缓、体力下降、智力低下、容易兴奋、注意力不集中、烦躁、易怒或淡漠、异食癖和缺铁性吞咽困难(普卢默-文森综合征)。

(3)对生长的影响：铁缺乏可以影响婴儿的生长，纠正后可以恢复。

(4)对神经、肌肉系统的影响：即使是轻度的缺铁性贫血，也可以影响肌肉的性能。运动最大负荷量、心率、血浆乳酸水平都和贫血的程度成反比。在铁缺乏时，机体抵御寒冷的能力会下降。偶尔有些患者有神经痛、麻木感。

(5)对上皮组织的影响：长时间的铁缺乏可以造成上皮组织结构或功能的特征性缺陷，特别是指甲、舌咽、口腔、胃肠。在缺铁的患者中，指甲会变脆、易碎或出现纵脊，这些表现不特异，更具特征性的表现是指甲变扁、变平，最终产生凹面，形成“匙状甲”。口腔改变以舌乳头萎缩最常见，表现为舌灼痛，可自发或者在进食时发生，占舌 2/3 的丝状乳头最先萎缩并完全消失，严重者菌状乳头也可受累，使舌面完全光滑呈白色蜡状。这些通常在给予铁剂治疗 1～2 周后得到逆转；还可出现口角炎，表现为口角溃疡或皲裂，但在缺铁时不太特异，也可发生在维生素 B_2 和维生素 B_6 缺乏时。

(6)免疫异常和感染：铁缺乏和感染的关系很复杂。铁缺乏至少可以导致免疫应答的两个异常：淋巴细胞介导的免疫缺陷和巨噬细胞吞噬细菌的能力下降。细胞免疫缺陷的证据包括 T 细胞数量下降多达 35%，辅助性 T 细胞和抑制性 T 细胞都受到影响。

(7)对骨骼系统的影响：在长期缺铁性贫血的儿童中可以发现颅骨类似于地中海贫血或慢性溶血性贫血的改变，板障变厚，外板变薄。另外，长骨的改变值得注意，尤其是掌骨和趾骨，髓质扩张，皮质变薄。这种改变可能是由于骨发育时红髓扩张导致。

(8)体征：皮肤、黏膜苍白，毛发干燥，指甲扁平、失去光泽、易碎裂，反甲或脾大。

2. 实验室检查

确诊铁缺乏须依靠多项实验室检查(表 5-1)。其中测定血清铁、铁蛋白和总铁结合力最重要，其他检查包括测定骨髓铁、红细胞游离原卟啉和血清转铁蛋白受体。

表 5-1　铁缺乏的实验室检查

项目	储铁缺乏	缺铁性红细胞生成	缺铁性贫血
血红蛋白	正常	轻度降低	显著降低(红细胞呈小细胞低色素性)
贮存铁	＜100 mg(0～+)	0	0
SI(μg/dL)	正常	＜60	＜40
TIBC(μg/dL)	360～390	＞390	＞410
PST(%)	20～30	＜15	＜10
SF(μg/dL)	＜20	＜12	＜12
铁粒幼红细胞(%)	40～60	＜10	＜10
FEP(μg/dL)	30	＞100	＞200

注：SI. 血清铁；TIBC. 总铁结合力；PST. 转铁蛋白饱和度；SF. 血清铁蛋白；FEP. 红细胞游离原卟啉。

(1)血常规：①小细胞低色素性贫血(平均红细胞体积＜80 fl，平均红细胞血红蛋白浓度＜32%)；②血涂片示红细胞染色浅淡，中心淡染区扩大并和贫血程度成正比，重则为环形，网织红细胞正常；红细胞大小不等，这是铁缺乏的重要早期信号。铁剂治疗效果通过网织红细胞、血红蛋白含量的变化在 4 日内就可以看出来，比血液学的其他指标都要早。网织红细胞正常或轻度增多，网织红细胞的血红蛋白含量是铁缺乏的一个早期敏感指标；③白细胞数量一般正常，但患病时间长者可轻度减少。新近的大出血患者中性粒细胞可轻度增高，偶尔可以在外周血中发现中幼粒细胞；④血小板计数正常，也可增加至正常水平的 2 倍，铁剂治疗后恢复正常。

(2)骨髓象：有核细胞增生明显活跃；幼红细胞增多，早幼红和中幼红比例增高，染色质颗粒致密，胞浆少；成熟红细胞中心浅染区扩大；粒系、巨核系多正常。铁染色：铁粒幼细胞极少或消失，细胞外铁缺少。

(3)血清铁(SI)和总铁结合力(TIBC)：血清铁降低，＜8.95 μmol/L(50 μg/dL)，总铁结合力增高，＞64.44 μmol/L(360 μg/dL)，故转铁蛋白饱和度降低，＜15%。

(4)血清铁蛋白(SF)：血清铁蛋白降低，＜12 μg/L。尽管血清铁蛋白并不总是和铁的储备呈线性关系，但血清铁蛋白水平是反应储存铁的单个的最好指标，是在无并发症时低于 12 μg/L。在感染或炎症性疾病如类风湿关节炎，血清铁蛋白通常较高，但通常低于 50 μg/L。所有铁缺乏的血清检验中，血清铁蛋白测定最重要，低血清铁蛋白可以肯定铁缺乏。但此检验灵敏度较低，测出的值在正常范围内并不能排除铁缺乏。

(5)红细胞游离原卟啉(FEP)：红细胞游离原卟啉(FEP)增高，＞4.5 μg/gHb，表示血红素的合成有障碍，见于缺铁或铁利用障碍（如慢性疾病）。

（6）转铁蛋白受体（sTfR）：根据铁需要量调节，与缺铁的程度呈正相关，在储存铁耗竭时迅速降低，不受年龄、性别、妊娠、炎症、感染、肝病等的影响，是储存铁耗竭的最敏感指标。有助于鉴别缺铁性贫血和由慢性疾病引起的贫血。特别是转达铁蛋白受体片段和血清铁蛋白的比值大小为 1.5，说明当前铁缺乏，<1.5 极有可能是因慢性炎症性贫血所致。

（二）诊断标准

1. 国内诊断标准

缺铁可分为 3 个阶段：储铁缺乏（ID）、缺铁性红细胞生成（IDE）及缺铁性贫血（IDA），三者总称为铁缺乏症。1988 年，洛阳全国小儿血液病学术会议通过了小儿缺铁性贫血的诊断标准，而国内成人尚缺乏公认的诊断标准，张之南在《血液病诊断及疗效标准》（第 3 版）中综合国内文献制订缺铁性贫血的诊断标准如下。

（1）小细胞低色素性贫血：男性 Hb<120 g/L，女性 Hb<110 g/L，孕妇<100 g/L；MCV<80 fL，MCH<27 pg，MCHC<0.32；红细胞形态可有明显低色素表现。

（2）有明确的缺铁病因和临床表现。

（3）血清（血浆）铁<8.95 μmol/L（50 μg/dL），总铁结合力>64.44 μmol/L。国内诊断缺铁的血清铁标准也有采用血清铁<10.7 μmol/L，总铁结合力>62.7 μmol/L。

（4）运铁蛋白饱和度<0.15。

（5）骨髓铁染色显示骨髓小粒可染铁消失，铁粒幼红细胞<15%。

（6）红细胞游离原卟啉（FEP）>0.9 μmol/L，或血液锌原卟啉（ZPP）>0.96 μmol/L，或 FEP/Hb>4.5 μg/gHb。

（7）血清铁蛋白（SF）<12 μg/L。国内诊断缺铁的血清铁蛋白标准也有采用<14 μg/L，或<16 μg/L。但一般都主张将 SF<12 μg/L 作为储铁耗尽，<20 μg/L 表示储铁减少。

（8）血清可溶性运铁蛋白受体（sTfR）浓度>26.5 nmol/L。

（9）铁剂治疗有效。

符合第 1 条和第 2～第 9 条之中任何两条以上者，可诊断为缺铁性贫血。

2. 国外诊断标准

国外诊断标准都是按照 WHO 制订的标准。

（1）血清铁<8.95 μmol/L（50 μg/dL）。

（2）运铁蛋白饱和度<0.15。

（3）血清铁蛋白（SF）<12 μg/L。

（4）红细胞原卟啉>1.26 μmol/L（70 μg/dL）。

（三）鉴别诊断

1. 地中海贫血

常有家族史；有溶血性贫血表现（黄疸、网织红细胞计数增高）；血涂片示靶形红细胞增多；血清铁、转铁蛋白饱和度增高；骨髓可染色铁增多；血红蛋白电泳常有异常。

2. 慢性病贫血

常伴有肿瘤或感染疾病，血清铁蛋白增多，骨髓铁粒幼细胞数量减少，含铁血黄素颗粒增加（表 5-2）。

表 5-2　慢性病贫血与缺铁性贫血的鉴别

病名	血清铁(μmol/L)	总铁结合力(μmol/L)	转铁蛋白饱和度	转铁蛋白受体	骨髓
缺铁性贫血	<8.95	>64.44	<15%	↑	↓或消失
慢性病贫血	低于正常	正常或降低	正常或降低	↓	↑

3. 铁粒幼细胞贫血

好发于老年人，常为小细胞正色素性贫血，血清铁增高，总铁结合力正常，转铁蛋白饱和度、铁蛋白及骨髓中铁粒幼细胞或环形铁粒幼细胞增多。

四、治疗

1. 病因治疗

查明病因治疗原发病极为重要。如妇女月经过多，应调理月经；寄生虫感染者应采用驱虫治疗；消化性溃疡者应采用抑酸治疗。

2. 补充铁剂

治疗性铁剂有无机铁和有机铁两类。无机铁以硫酸亚铁为代表，有机铁包括右旋糖酐铁、葡萄糖酸亚铁、富马酸亚铁、山梨醇铁和琥珀酸亚铁等。有机铁的不良反应较无机铁轻。

(1)口服铁剂：口服铁剂方便、安全，是治疗本病首选的方法。成人治疗剂量以每日 150～200 mg 元素铁为宜。铁剂种类很多，常用的铁剂如下：硫酸亚铁 0.3～0.6 g，每日 3 次，右旋糖酐铁 50 mg，每日 2～3 次；富马酸亚铁 0.2～0.4 g，每日 3 次；琥珀酸亚铁每日 200～400 mg；多糖铁复合物(每胶囊含铁 150 mg)每日 1～2 次。对于铁缺乏的儿童，理想剂量为每千克体重1.5～2.0 mg 元素铁。口服铁剂在空腹时更容易吸收，但对胃肠道刺激较大，所以一般嘱患者在餐后立即服用。橘子汁、肉、禽、鱼类可以帮助吸收，谷类、茶、牛奶减缓吸收。服铁剂治疗有效的表现是外周血网织红细胞增多，高峰出现在 5～10 日，2 周后血红蛋白浓度上升，一般贫血在治疗 2 个月左右恢复正常。铁剂治疗应在血蛋白浓度恢复正常后至少持续 4 个月，待铁蛋白正常后停药。如治疗 3 周后无反应，应检查诊断是否正确，有无活动性出血，是否按医嘱服药，有无干扰铁吸收和利用的因素存在(如存在慢性炎症等)。

(2)注射铁剂：有胃肠道疾病口服铁剂不能耐受或口服铁剂后加重原发病者可选用。常用右旋糖酐铁，为氢氧化高铁与右旋糖酐的高分子复合物。国外有制剂可肌内或静脉注射，每毫升含铁 50 mg。目前临床上常用蔗糖铁，每次 200 mg 静脉滴注，每周 1 次。需补铁量(mg)=[需要达到的血红蛋白浓度(g/L)－患者血红蛋白浓度]×体重(kg)×0.33。

五、注意事项

1. 医患沟通

如诊断明确，应告知患者或其亲属缺铁性贫血的特点、发生原因、常规治疗药物与疗程、疗效，鼓励患者口服补充铁剂，告知如何减轻铁剂对胃的刺激，以及服用铁剂后出现黑便是正常反应。同时，应嘱咐患者定期来院复诊，以了解治疗效果。

2. 经验指导

(1)缺铁性贫血的预防重点应放在婴幼儿、孕妇、青少年、经常献血者、月经过多的妇女以及长期接受大剂量阿司匹林治疗的患者。仍然母乳喂养的 6 个月的婴儿应给予铁剂 1 mg/(kg · d)，不用母乳喂养的铁的摄入应增加，直到满 1 岁。对青少年，应纠正偏食，检查寄生虫感染；对孕妇可补充铁剂；对月经过多的妇女应积极治疗。

(2)预后主要取决于原发病是否能彻底治疗。治疗原发病或纠正偏食习惯及制止出血后，补充铁剂可使血红蛋白较快地恢复正常。

(3)红细胞分布宽度(RDW)在缺铁性贫血患者中常明显增高；在难以开展骨髓细胞内外铁与铁蛋白检测的基层单位，依据红细胞分布宽度＞15%、结合红细胞平均体积(MCV)＜80fL，也可初步诊断为缺铁性贫血。同时，在铁剂治疗有效后的初期，红细胞分布宽度也可升高，因此，红细胞分布宽度也能间接反映治疗是否有效。

(4)老年男性或绝经期妇女出现缺铁性贫血时，应警惕其为胃肠道肿瘤的首发表现，临床上一般不应匆忙给予铁剂治疗，而应进行必要的胃肠道检查。

(5)在铁剂的补充上，口服方式安全而高效，应列为首选。铁剂种类繁多，对既往有严重消化道不适的患者，应尽量选用对消化道刺激反应较轻的剂型，如中药制剂健脾生血颗粒、生血宁。同时应注意，铁剂应与维生素C同服而有利于铁的吸收；饮茶影响铁的吸收，应避免同服。

(6)为提高疗效，应鼓励患者在铁剂治疗的同时，多摄入含铁丰富的食物，含铁量较高的食物包括香菇、紫菜、木耳、海带、动物肝脏和血。

第二节　巨幼细胞贫血

巨幼细胞贫血(megaloblastic anemia，MA)是指由于叶酸和(或)维生素 B_{12} 缺乏或其他原因引起的细胞核脱氧核糖核酸(DNA)合成障碍所致的贫血。其特点是骨髓呈现典型的巨幼变。在我国，因叶酸缺乏所致的巨幼细胞贫血较为多见，以山西、陕西、河南及山东等地多发，以叶酸缺乏最为常见，维生素 B_{12} 缺乏少见，恶性贫血更为少见；而在欧美，维生素 B_{12} 缺乏及体内产生内因子抗体所致的恶性贫血较多见。

一、病因与发病机制

1. 病因

主要是叶酸和维生素 B_{12} 缺乏所致。

(1)叶酸缺乏的病因：①摄入量不足；②需要量增加；③药物影响，如甲氨蝶呤、乙胺嘧啶、苯妥英钠、苯巴比妥及柳氮磺吡啶均可影响叶酸吸收。

(2)维生素 B_{12} 缺乏的病因：多与胃肠道疾病或功能紊乱有关。①摄入减少，绝对素食者和老年人、萎缩性胃炎容易有维生素 B_{12} 摄入减少；②内因子缺乏，主要见于恶性贫血和全胃切除术后；③回肠疾病或细菌、寄生虫感染、外科手术后的盲袢综合征等均可影响维生素 B_{12} 的吸收；④其他，如先天性转铁蛋白Ⅱ缺乏可影响维生素 B_{12} 的血浆转运和利用。

2. 发病机制

叶酸和维生素 B_{12} 都是DNA合成过程中的重要辅酶，如果缺乏，细胞核中的DNA合成速度减慢，胞浆内的RNA仍继续成熟，RNA和DNA的比例失调，造成细胞核浆发育不平衡，细胞体积大而核发育较幼稚。这种巨幼变也可发生在粒细胞和巨核细胞。巨幼变的细胞大部分在骨髓内未成熟就被破坏，被称为无效性造血。

(1)叶酸的代谢。①叶酸又称蝶酰谷氨酸，属水溶性B族维生素。性质不稳定，易被光、热分解，在空肠近端吸收。叶酸以单谷氨酸形式的5-甲基四氢叶酸存在于血浆中，半衰期为3

分钟，以多谷氨酸盐的形式在肝细胞中储存；②人体自身基本上不能合成叶酸，必须通过食物摄入；③人体内叶酸总量 5～20 mg，仅能供 4 个月之用，因此容易发生叶酸缺乏；④正常人需叶酸(50～100)μg/d，妊娠及哺乳期需(300～500)μg/d；⑤叶酸主要经过肾排泄。胆汁排出的叶酸大部分于空肠再吸收，是为肠-胆循环。

(2)维生素 B_{12}的代谢。①维生素 B_{12}又称氰钴胺，也属水溶性 B 族维生素；②人体主要从动物食品中获得维生素 B_{12}；③食物中维生素 B_{12}需与胃壁细胞分泌的内因子结合成复合物，才能在回肠末端吸收，与转铁蛋白Ⅱ结合进入门静脉，再随血进入各组织。50%存在于肝细胞；④人体维生素 B_{12}贮存量为 2～5 mg，每日需要量 1～2 μg，生长发育或妊娠期需(2～5)μg/d；⑤每日从粪便中排出维生素 B_{12} 0.5～1 μg，尿中排出 0～0.25 μg，每日从食物中摄取维生素 B_{12} 1 μg 即可维持体内平衡。正常人要耗尽储存的维生素 B_{12}需 3～4 年，不易发生维生素 B_{12}缺乏。

二、诊断

(一)临床表现

1. 贫血

起病大多缓慢，主要有乏力、疲倦、心悸、气促、头晕、眼花、耳鸣等一般性贫血的症状。部分患者可有轻度黄疸。

2. 胃肠道症状及舌表现

常有食欲缺乏、腹胀、便秘或腹泻，舌面光滑(镜面舌)、舌质绛红如瘦牛肉样(牛肉舌)等。

3. 神经系统症状

如足与手指感觉异常，表现为麻刺感、麻木以及深感觉障碍、共济失调、部分腱反射消失及锥体束征阳性、嗜睡、精神异常等。

(二)实验室检查

诊断巨幼细胞贫血的实验室方法见表 5-3。血清叶酸和维生素 B_{12}水平测定是最敏感的方法。对于疑难病例，测定血浆转钴胺蛋白水平及转钴胺饱和度、血清甲基丙二酸水平及红细胞内叶酸水平有助于诊断。测定抗壁细胞抗体、抗内因子抗体和维生素 B_{12}吸收试验(希林试验)则有助于病因诊断。

表 5-3　诊断巨幼细胞贫血的实验室方法

筛选试验
1. 血常规检查和网织红细胞计数
2. 骨髓象检查
3. 铁指标血清铁、铁蛋白和总铁结合力
4. 多叶白细胞计数
5. 血清和尿甲基丙二酸及高半胱氨酸水平维生素 B_{12}缺乏
(1)血清维生素 B_{12}水平
(2)转钴胺蛋白水平
(3)血清抗壁细胞抗体和抗内因子抗体
(4)希林试验
(5)脱氧尿苷抑制试验叶酸缺乏血清和红细胞内叶酸水平

1. 血常规

属大细胞贫血，MCV 常大于 100 fL。重症病例白细胞和血小板减少，可见巨大血小板。血涂片示红细胞大小不一，大卵圆形红细胞增多。中性粒细胞分叶过多，可有 6 叶或更多分叶，当血中 5 叶以上的中性粒细胞超过 5%或找到 6 叶以上的中性粒细胞，或计算 100 个中性粒细胞的核叶平均数超过 3.5，或 5 叶以上和 4 叶以下中性粒细胞的比例超过0.17，均具有诊断价值。网织红细胞计数正常或轻度增多。

2. 骨髓象

骨髓红系增生活跃，各系细胞均可见巨幼变。巨幼红细胞增多，巨幼红细胞占骨髓细胞总数的 30%～50%，其中巨原红细胞及巨早幼红细胞可达半数以上。可见巨大杆状核粒细胞和晚幼粒细胞。巨核细胞体积增大，分叶过多。叶酸缺乏可有环状铁粒幼细胞增多(<15%)。

3. 生化检查

血清胆红素可稍增高，血清叶酸及维生素 B_{12} 水平均可下降。正常血清叶酸浓度为 13.6～47.6 nmol/L(6～21 ng/mL)，缺乏者常低于 6.81 nmol/L(3 ng/mL)，正常红细胞叶酸浓度为 362.6～1450.2 nmol/L(160～640 ng/mL)，低于 227 nmol/L(100 ng/mL)表示缺乏。维生素 B_{12} 正常参考值为 148～664 pmol/L(200～900 pg/mL)，低于 74 pmol/L(100 ng/mL)即为缺乏。如果怀疑恶性贫血，还应进行内因子抗体测定，如内因子抗体为阳性，还应做维生素 B_{12} 吸收试验(希林试验)。

4. 维生素 B_{12} 吸收试验(希林试验)

空腹口服 ^{57}Co(钴)标记的维生素 B_{12} 0.5 μg，2 小时后肌内注射未标记的维生素 B_{12} 吸收不良，恶性贫血常在 4%以下。如吸收不良，间隔 5 日重复上述试验，且同时口服 60 mg 内因子，如排泄转为正常，则证实为内因子缺乏，否则为肠道吸收不良。如患者服用抗生素后吸收有所改善，提示肠菌过度繁殖与宿主竞争维生素 B_{12} 所致。

(三)诊断要点

根据病史及临床表现，血象呈现大细胞贫血，中性粒细胞分叶过多(5 叶者占 5%以上或有 6 叶者)就可考虑巨幼细胞贫血，骨髓细胞呈现典型的“巨幼变”就可肯定诊断。根据血清叶酸浓度<6.81 nmol/L(3 ng/mL)，红细胞叶酸浓度<227 nmol/L(100 ng/mL)应考虑为叶酸缺乏，血清维生素 B_{12}<74 pmol/L(100 mg/mL)应考虑维生素 B_{12} 缺乏。另外，血清甲基丙二酸(正常值 70～270 μmol/L)升高仅见于维生素 B_{12} 缺乏。

(四)鉴别诊断

本病应与引起全血细胞减少、大细胞贫血及骨髓有巨幼样改变的疾病相鉴别，特别是骨髓增生异常综合征中的难治性贫血、急性非淋巴细胞白血病中的红血病和红白血病、甲状腺功能减退症、肿瘤化疗后及先天性红细胞生成异常性贫血等。

1. 溶血性贫血

网织红细胞明显增高时 MCV 可增高，但巨幼细胞贫血网织细胞计数一般不超过 3%，且生化检查叶酸降低。

2. 骨髓增生异常综合征

原始及早幼粒细胞比例增加，骨髓中幼红细胞有类巨幼样改变，可见病态造血，如异常小巨核细胞，且骨髓活检发现幼稚前体细胞异常定位(ALIP)，可与巨幼细胞贫血相鉴别。

三、治疗

1. 病因治疗

治疗基础疾病，去除病因。注意改善饮食，增加新鲜蔬菜、水果的摄入。

2. 补充叶酸和维生素 B_{12}

(1)叶酸的补充：口服叶酸 5～10 mg，每日 3 次。对肠道吸收不良者也可肌内注射亚叶酸钙 5～10 mg，每日 1 次，直到血红蛋白恢复正常。妊娠妇女至少应给予叶酸每日 400 μg。如伴随有维生素 B_{12}的缺乏，单独给予叶酸会加重神经系统的表现，应同时联用维生素 B_{12}。如需紧急治疗，可在检测叶酸和维生素 B_{12}后立即同时给予两种药物。

(2)维生素 B_{12}的补充：维生素 B_{12} 100 μg 肌内注射，每日 1 次，直到血红蛋白恢复正常。对恶性贫血或全胃切除的患者需终生使用维生素 B_{12}维持治疗(每月注射 1 次)。

3. 其他辅助治疗

合并铁缺乏者及时补充铁剂，同时补充氯化钾。

四、注意事项

1. 医患沟通

(1)如诊断明确，应告知患者或其亲属巨幼细胞贫血的特点、发生原因、常规治疗药物与疗程及疗效，鼓励患者坚持治疗。指导患者进食富含叶酸及维生素 B_{12}的食物，纠正偏食及不正确的烹调习惯。同时，应嘱咐患者定期来院复诊。

(2)加强营养知识的宣教，提高群众卫生保健意识，有助于营养性巨幼细胞贫血的预防。易发人群如婴幼儿和孕妇应注意合理饮食，必要时补充叶酸。营养性巨幼细胞贫血预后良好。补充治疗及改善营养后，均能恢复。恶性贫血患者无法根治，须终身维持治疗。维生素 B_{12}缺乏合并神经系统症状者常不能完全恢复正常。

2. 经验指导

(1)诊断明确者，在查明诱发巨幼细胞贫血的原因基础上，予以药物治疗，并严密观察病情变化，重点观察治疗后的症状有无改善。治疗有效的最早现象是外周血中网织红细胞比例的增高，一般发生于治疗后 4～6 天，网织红细胞比例上升的高峰在治疗后 10 天左右，同时伴有骨髓细胞巨幼变的恢复和血红蛋白浓度上升，一般情况下 1～2 个月后血象可达正常。

(2)诊断不明确者，门诊就诊时应告知患者或其亲属有关巨幼细胞贫血常用的诊断方法，建议行相关检查以尽快明确诊断。

(3)根据患者的相关病史、体征，结合相关的检查，尤其是骨髓检查，可明确诊断。诊断明确后，即可根据引起本病的原因，予以积极的治疗，治疗应有针对性；叶酸缺乏引起者，可补充叶酸直至血象正常；恶性贫血者，应联合补充叶酸和维生素 B_{12}，且维生素 B_{12}须终身维持治疗。贫血由胃肠手术引起者，维生素 B_{12}的补充，一般也须终身维持并定期随访。

第三节　再生障碍性贫血

再生障碍性贫血(AA)是由多种病因引起的骨髓造血功能衰竭症，简称再障，是以全血细胞减少和骨髓造血功能低下为特点，主要表现为贫血、出血及感染，免疫抑制治疗有效。再障在我国发病不多，每年0.74/10万人口，占血液病中13%，其中每年有0.14/10万人口为重型再障。发病率在年龄分布上呈两个峰，15～25岁和60岁以上，发病率无性别上的差别。

一、病因与发病机制

约半数以上的患者找不到明确的病因。

1. 化学因素

包括各类可以引起骨髓抑制的药物和工业化学物品苯，还有一些抗生素、磺胺药及杀虫剂等。后者与剂量关系不大，而与个体敏感性有关。

2. 物理因素

X线、镭、放射性核素等可因阻扰DNA的复制而抑制细胞的有丝分裂，从而使造血干细胞数量减少，干扰骨髓细胞的生成。

3. 生物因素

包括病毒性肝炎及各种严重感染也能影响骨髓造血。

关于再障的发病机制，目前未有明确、全面的阐明，可能的机制如下：①造血干（祖）细胞数量和功能缺陷；②异常免疫反应损伤造血干（祖）细胞，一般认为T细胞功能异常亢进通过细胞毒性T细胞直接杀伤，和（或）淋巴因子介导的造血干细胞过度凋亡引起的骨髓衰竭是再障的主要发病机制；③骨髓造血微环境支持功能缺陷；④遗传易感性。

二、病理生理

造血组织包括骨髓、淋巴结和脾。再障的基本病变为骨髓中的红髓容量明显减少，并呈向心性萎缩过程，淋巴结和脾也明显萎缩，致使机体免疫功能低下，骨髓造血功能衰竭，外周血全血细胞减少，临床主要表现为贫血、出血和感染。

1. 造血功能异常表现

（1）骨髓增生减低，粒细胞、红细胞、巨核细胞三系造血细胞减少，非造血细胞增多。

（2）骨髓活检增生减低，脂肪细胞和非造血细胞＞50%。

（3）造血干细胞培养，如CFU-GM、BFU-E、CFU-E、CFU-M、CFU-F均减少。

（4）核素骨髓扫描显示正常造血部位明显减少。

（5）促红细胞生成素（EPO）、粒细胞集落刺激因子（G-CSF）及粒-单系集落刺激因子（GM-CSF）代偿性增高，而环核苷酸（cAMP）减少。

（6）骨髓超微结构观察到幼稚红细胞呈菊花样改变，异形红细胞明显增多。

（7）红细胞膜蛋白组分异常，与红细胞免疫功能有关的带3蛋白减少，与膜完整性有关的带7蛋白增加。

（8）HbF代偿性增高，粪卟啉及粪胆素原增高，提示有“无效性红细胞生成”，^{51}Cr标记测定红细胞寿命多缩短。

（9）铁摄入（输血等）增加，铁利用减少，红细胞游离原卟啉增加，而铁排出无增加，致血清铁、血清铁蛋白、骨髓细胞内外铁、肝脾等脏器贮存铁明显增加。

2. 免疫功能异常表现

（1）皮肤迟发超敏试验，如链激酶-链道酶（SK-SD）、结核菌素（OT）试验反应均显著减低，中性粒细胞减少，提示患者免疫功能低下。

(2)急性再障T淋巴细胞及B淋巴细胞都严重受累，提示全能造血干细胞受损。慢性再障主要是B淋巴细胞受累，说明损害主要在髓系干细胞阶段。

(3)T淋巴细胞中$CD8^{+}$细胞、Tac^{+}细胞、$HLA\text{-}DR^{+}$细胞及δTCS_{1}^{+}细胞均增高，对造血起抑制作用。

(4)干扰素-γ(IFN-γ)、肿瘤坏死因子-α(TNF-α)、白介素-2(IL-2)、巨噬细胞炎症蛋白(MIP-α)及转化生长因子-β(TGF-β)等造血负调控因子增高，也对造血功能起抑制作用。

三、诊断

(一)分型

根据患者的病情、血象、骨髓象及预后，分为重型和非重型。

从病因上可分为先天性(遗传性)和后天性(获得性)。先天性再障包括范科尼贫血、家族性增生低下性贫血及胰腺功能不全性再障。获得性再障根据是否有明确诱因分为原发性和继发性两型，前者原因不明，可能为免疫介导的，占大多数病例。临床上分为重型再生障碍性贫血(SAA)和慢性再生障碍性贫血(CAA)两种类型，两者的发病机制、免疫功能、临床表现、实验室检查及治疗原则均有不同。

(二)临床表现

1.症状及体征

(1)重型再障：起病急，进展快，病情重；少数可由非重型进展而成，贫血多呈进行性加重，常因严重出血和感染就诊。本型乏力、头晕、心悸和气短等症状明显，感染不易控制，以呼吸道感染最常见，常有高热。多部位出血表现为皮肤出血点、大片瘀斑、口腔黏膜血疱等，深部脏器出血可见呕血、咯血、便血、血尿、阴道出血、眼底出血和颅内出血，常危及患者生命。

(2)慢性再障：多是和贫血相关的非特异性症状，大多数患者在发病初期临床症状轻微，起病和进展较缓慢，病情较重型轻。本型贫血呈慢性过程，常见苍白、乏力、头晕、心悸、活动后气短等，感染相对易控制，上呼吸道感染常见，而肺炎、败血症等重症感染少见。出血倾向较轻，以皮肤、黏膜出血为主，内脏出血少见，女性患者可出现阴道出血。小儿可表现为营养不良、对玩耍缺乏兴趣、嗜睡。

2.体征

皮肤黏膜苍白，可见瘀点、瘀斑。浅表淋巴和肝脾一般不肿大。脾大偶见于多次输血后、疾病的晚期、严重感染或肝炎后再障。

(三)实验室检查

1.血象

全血细胞减少，网织红细胞百分数多<0.005，且绝对值<15×10^{9}/L。白细胞总数减低，淋巴细胞比例增高，血小板减低。

2.骨髓象

骨髓增生重度减低，骨髓穿刺物中骨髓小粒很少，脂肪滴明显增多，粒细胞、红细胞、巨核细胞明显减少且形态大致正常。淋巴细胞比例增多，非造血细胞如浆细胞、组织细胞和组织嗜碱细胞增多。

3.骨髓活检

造血组织显著减少，骨髓增生重度减低。

4. 其他检查

$CD4^+$ ∶ $CD8^+$ 细胞比值减低，Th1 ∶ Th2 比值增高；骨髓细胞染色体核型正常，骨髓铁染色示储铁增多，中性粒细胞碱性磷酸酶染色强阳性；溶血检查均为阴性。

(四)诊断标准

1. 国内诊断标准

国内诊断标准如下：①全血细胞减少，网织红细胞绝对值减少，淋巴细胞相对增多；②骨髓至少 1 个部位增生减低或重度减低(如增生活跃，须有巨核细胞明显减少及淋巴细胞相对增多)，骨髓小粒非造血细胞增多(骨髓活检示造血组织减少，脂肪组织增多)；③可除外引起全血细胞减少的其他疾病，如阵发性睡眠性血红蛋白尿、骨髓增生异常综合征、自身抗体介导的全血细胞减少、急性造血功能停滞、骨髓纤维化、急性白血病、恶性组织细胞病等。

根据以上标准诊断为再障后，再进一步分为急性再障和慢性再障。

(1)急性再障诊断标准。①临床表现：发病急，贫血呈进行性加重，常伴严重感染、内脏出血；②血象：除血红蛋白下降较快外，须具备下列诸项中的两项：a. 网织红细胞$<1\%$，绝对值$<15\times10^9/L$；b. 白细胞明显减少，中性粒细胞绝对值$<0.5\times10^9/L$；c. 血小板$<20\times10^9/L$；③骨髓象：a. 多部位增生减低，三系造血细胞明显减少，非造血细胞相对增多，如增生活跃，有淋巴细胞增多；b. 骨髓小粒中非造血细胞及脂肪细胞相对增多。

(2)慢性再障诊断标准。①临床表现：发病缓慢，以贫血表现为主，感染、出血相对较轻；②血象：血红蛋白下降速度较慢，网织红细胞、白细胞、中性粒细胞及血小板减少，但达不到急性再障的程度；③骨髓象：a. 三系或两系造血细胞减少，至少有 1 个部位增生不良，如增生活跃，则淋巴细胞相对增多，巨核细胞明显减少；b. 骨髓小粒中非造血细胞及脂肪细胞增加。

2. 国外诊断标准

国外采用 Camitta 1979 年所提出的标准，将再障分为重型与轻型。

(1)重型再障诊断标准。①骨髓细胞增生程度$<$正常的 25%；如$<$正常的 50%，则造血细胞应$<30\%$；②血象须具备下列三项中的两项：粒细胞$<0.5\times10^9/L$；网织红细胞$<1\%$；血小板$<20\times10^9/L$。若中性粒细胞$<0.2\times10^9/L$，为极重型再障。

(2)轻型再障诊断标准。①骨髓增生减低；②全血细胞减少。

(五)鉴别诊断

1. 骨髓增生异常综合征(MDS)

临床以贫血为主，或同时有出血及反复感染体征，周围血可以呈全细胞减少，骨髓象呈增生明显活跃，三系造血细胞有病态造血现象。

2. 阵发性睡眠性血红蛋白尿(PNH)

临床上常有反复发作的血红蛋白尿(酱油色尿)及黄疸、脾大。酸溶血试验、糖水试验及尿含铁血黄素试验均为阳性。

3. 恶性组织细胞病

多有高热，出血严重，晚期可有肝大、黄疸。骨髓中有异常的组织细胞。

4. 脾功能亢进

脾大，网织红细胞增加，骨髓增生活跃，中性粒细胞减少可能伴有轻度核左移。

5. 骨髓增生异常综合征(MDS)中的难治性贫血(RA)

可有全血细胞减少(或一系或二系细胞减少)。但骨髓增生活跃，呈现典型的病态造血及染色体改变，巨核细胞不减少。

四、治疗

1. 一般治疗

去除任何可疑病因，注意个人卫生，预防感染。重型再障者隔离护理，住层流洁净病房。成分输血，但如考虑造血干细胞移植，应避免输血。血小板减低且有危及生命的出血时，应输注采自单个供血者的血小板悬液。

2. 造血干细胞移植

是目前重型再障主要的、疗效最好的治疗方法，对于年龄＜45 岁，尤其是＜25 岁的年轻急性再障患者，如有 HLA 匹配的相关供髓者，应积极争取进行干细胞移植。

3. 免疫抑制剂

(1)抗淋巴细胞球蛋白(ALC)或抗胸腺细胞球蛋白(ATC)：目前是一些不适合做造血干细胞移植治疗的重型再障患者的主要治疗措施。

(2)环孢素(CsA)：一般剂量为 2～5 mg/(kg·d)，分 2～3 次口服，6 个月后减量维持。环孢素是一种有效的免疫抑制剂，现已成功用于治疗多种自身免疫性疾病，口服环孢素一般每日 2 次，剂量维持在血清水平 100～250 ng/mL(放射免疫法测定)。血液学反应需要几周至几个月的时间，一般推荐初步试验 3～6 个月。定期测量血环孢素的水平，以确保充足的免疫抑制，并避免毒性反应。环孢素的不良反应包括高血压、氮质血症、多毛、牙龈肥大。长期使用可导致慢性、不可逆的肾毒性的发生。环孢素可导致暂时性的免疫缺陷和机会感染的易感性，特别是结合其他药物使用时。

(3)大剂量丙种球蛋白：0.2～0.4 g/(kg·d)，静脉滴注，连用 5 日。以后每日 1 次，共 4 次。

(4)造血细胞生长因子：GM-CSF 或 G-CSF，150～300 μg，皮下注射，每日 1 次或 2～3 次/周。促红细胞生成素(EPO)，3000 U，皮下注射，每日 1 次或每周 3 次。

(5)雄激素：在再生障碍性贫血的治疗中不起主要作用，可在免疫治疗失败后考虑应用。对慢性再障有一定效果。司坦唑醇 2～4 mg，每日 3 次；或十一酸睾酮 40～80 mg，每日 3 次；或丙酸睾酮 50～100 mg/d，肌内注射。雄激素的治疗有多种不良反应，如男性化、多毛、痤疮、液体潴留和精神改变。肝功能异常一般可在停用雄激素后逆转。儿童可耐受高剂量的雄激量超过 1 年，并且对生长发育无明显的影响。

五、注意事项

1. 医患沟通

如诊断明确，应告知患者或其亲属再障的特点、发生原因、常规治疗药物与疗程及疗效，正确认识疾病，鼓励患者坚持长期治疗，不必恐慌，不要轻易放弃。同时，应嘱咐患者定期来院复诊。要规则服药，避免使用保泰松等解热镇痛药。如为重型再障，则可能出现颅内出血等危及患者生命的情况，治疗效果也不理想，必须与患者家属讲明。须行骨髓移植治疗的，应由患者或其直系亲属签署知情同意书。嘱患者不要接触苯及含苯化合物，不要接触农药，注意劳动防护，避免接触放射线。

2.经验指导

(1)对病程多年、疗效不佳的再障患者,应注意检查其溶血筛选、免疫全套和狼疮全套、染色体核型分析,必要时甚至应做骨髓活检,以排除再障是否为继发性,是否为再障-阵发性睡眠性血红蛋白综合征,是否将骨髓增生异常综合征误诊为本病。

(2)告知患者及其家属,再障的治疗以长疗程、综合治疗为原则。

(3)告知患者应做好个人的护理,以配合治疗。具体措施包括:①清洁皮肤,避免感染;②饭后刷牙,4%苏打水(碳酸氢钠水溶液)及0.1%雷夫奴尔漱口;③保持大便通畅,必要时应用缓泻药;④粒细胞$<0.5\times10^9$/L者,应于空气层流室隔离护理。

(4)应掌握好输血指征:①血红蛋白<60 g/L或有心功能代偿不全时输全血或红细胞;②血小板$<20\times10^9$/L或有出血者输血小板。

(5)再障的预后根据分型、骨髓衰竭的程度、患者的年龄及治疗的早晚而定。重型再障近年来已有多种治疗方法,但总的效果不够满意,1/3~1/2的患者于数月至1年内死亡。死亡原因为脑出血和重症感染。慢性再障治疗后约80%的患者病情缓解,但仍有不少患者病情迁延不愈,少数患者能完全恢复。

(6)再障中有些病例是可以预防的。如在有关化学和放射性物质的工业、农业生产中,加强防护措施,严格规范操作流程。对某些损害造血系统的药物认识其严重性,慎用或不用。防止有害物质污染环境,防御化学战争及核爆炸等。

第四节　白细胞减少症

白细胞减少症(leukopenia)是指外周血白细胞计数$<4\times10^9$/L。白细胞减少都是由于中性粒细胞减少所造成。外周血中粒细胞绝对值低于1.5×10^9/L称为粒细胞减少症,常使患者对细菌和真菌感染的易感性增加。

一、病因

1.感染

细菌感染、病毒感染、立克次体及原虫感染等。

2.理化因素

物理因素如电离辐射,化学因素如苯、二甲苯、其他化学溶剂和药物等。

3.血液病

如白血病、再障、恶性组织细胞增多症、骨髓增生异常综合征等。

4.结缔组织病

系统性红斑狼疮。

5.内在缺陷

遗传性粒细胞及周期性粒细胞减少症。

6.过敏性疾病

异性蛋白或抗生素引起的过敏性休克。

7.原因不明

如慢性获得性白细胞减少。

8. 其他

脾肿大、门静脉高压症、费尔蒂综合征、晚期骨髓纤维化、脾功能亢进等。

二、发病机制

1. 白细胞生成减少

(1)造血组织减少:再生障碍性贫血。

(2)骨髓被肿瘤细胞浸润,同时可伴纤维组织增生。

(3)放疗和化疗抑制骨髓粒细胞生成。

(4)粒细胞无效造血:巨幼细胞贫血、骨髓增生异常综合征。

(5)病毒感染抑制骨髓造血。

2. 白细胞破坏过多

(1)免疫性:系统性红斑狼疮、新生儿同种免疫性粒细胞减少症、药物性免疫性粒细胞减少等。

(2)非免疫性:恶性组织细胞增生症、脾功能亢进、严重败血症等。

(3)分布异常:假性白细胞减少,见于异体蛋白反应及内毒素血症。

(4)释放障碍:罕见,见于惰性白细胞综合征。

三、诊断

(一)临床表现

起病较缓慢,少数患者可无症状,检查血象时才发现。多数患者可有头晕、乏力疲困、食欲减退及低热等表现。有的患者可反复感染,如口腔炎、上呼吸道感染、支气管炎、肺炎等。有的患者无反复感染表现。同期性粒细胞减少症表现为每隔 3 周左右发生一次粒细胞减少,每次 3～5 日,发作时有粒细胞减少症的症状。

(二)实验室检查

1. 血象

红细胞和血小板计数视原发病而定。白细胞计数$<4\times10^9/L$,可伴不同程度的粒细胞减少,淋巴细胞相对增多。胞浆中可见中毒颗粒。

2. 骨髓象

生成减少所致者,骨髓多呈粒系受抑;破坏增多所致者,粒系增生活跃,粒细胞系统呈成熟障碍。

3. 骨髓培养

再生障碍性贫血时,粒细胞-单核细胞集落生成单位(CFU-GM)、红细胞集落生成单位(CFU-E)等均明显减低;骨髓增生异常综合征时,常显示 CFU-GM 等集落数减少而集簇增加。

4. 肾上腺素试验

可证实有无分布异常,如为阳性即可诊断为假性白细胞减少。

5. 血清溶菌酶测定

如溶菌酶滴度升高提示中性粒细胞或单核细胞破坏过多。

(三)诊断与鉴别诊断

根据患者临床表现及血象、骨髓象，诊断并不困难。但要注意，由于白细胞生理性变异较大，必须反复定期复查血象方可确定。并注意详细询问病史，尤其是感染史、用药史、化学药物及放射线接触史等。注意与低增生性白血病、再生障碍性贫血相鉴别。这两种疾病常伴有贫血及血小板减少，骨髓检查最具鉴别价值。

四、治疗

1. 病因治疗

因药物所致者立即停药，巨幼细胞贫血给予叶酸及维生素 B_{12} 治疗。

2. 对症治疗

病因不明，有反复感染者，应及时控制感染，并注意预防感染。

3. 可试用促白细胞生成药

①利血生：10～20 mg，每日 3 次；②维生素 B_4：10～20 mg，每日 3 次；③鲨肝醇：20～25 mg，每日 3 次；④碳酸锂：0.25 g，每日 3 次；⑤肾上腺皮质激素：可用于免疫介导所致白细胞减少，剂量为 1 mg/(kg·d)，白细胞升高可试行减量，维持正常水平时可停药。

五、注意事项

1. 医患沟通

如诊断明确，应告知患者或其亲属白细胞减少症的病因及特点、发生原因、常规治疗药物与疗程及疗效。如需使用粒细胞集落刺激因子(G-CSF)等药物，由于费用较高，应事先与患者及亲属讲明。

2. 经验指导

(1)因白细胞正常的生理波动以及检测技术上的原因，应定期反复检查血象和白细胞分类，以免因一次检测的误差而导致误诊和治疗的不及时。

(2)白细胞减少症的诊断并不困难，但值得注意的是，在白细胞减少症的恢复期，由于骨髓代偿性增生，可导致未完全成熟的幼稚白细胞提前释放入血，而易被误诊为白血病，此点尤应为年轻的内科医师所重视。

(3)对于经济困难的患者，可考虑用糖皮质激素(如地塞米松)或用大剂量维生素 B_6 静脉滴注，也可取得较好的疗效。如为免疫因素引起的白细胞减少症，而一般升高白细胞药物治疗无效的可选用糖皮质激素，如泼尼松 10～20 mg，每日 3 次，口服，应用 4 周后无效的，应停药。

(4)如疑有感染，应行胸部 X 线检查，反复行咽拭子、血、尿、便等培养及药敏试验，以便明确感染的性质和部位；即使病因未明，也应以足量的广谱抗生素做经验性治疗，待病原体及药敏明确后再调整抗生素，一般可应用氨基糖苷类和 β-内酰胺类抗生素联合治疗，考虑合并真菌感染者应及时加用氟康唑或两性霉素 B。

第五节　粒细胞缺乏症

粒细胞缺乏症(agranulocytosis)是由不同病因引起的中性粒细胞缺乏的一组综合征。中性粒细胞绝对值低于$1.5\times10^9/L$时称为粒细胞减少。当中性粒细胞绝对值低于$0.5\times10^9/L$时，称为粒细胞缺乏症。常伴严重感染，病情危重，是内科急症之一。

一、病因

1. 原发性

病因不明。

2. 继发性

①药物：保泰松、吲哚美辛、半合成青霉素、磺胺、甲巯咪唑、硫氧嘧啶、氯丙嗪、免疫抑制剂等；②离子射线辐射；③血液病：重型再障、急性白血病等。

二、发病机制

1. 粒细胞生成受抑制

见于应用免疫抑制剂及受离子射线照射。

2. 免疫机制

多数患者有既往服用药物史，当再次服用时，出现免疫反应导致粒细胞破坏，方式如下：①药物吸附于中性粒细胞表面，产生抗粒细胞抗体；②药物或药物代谢产物与中性粒细胞膜结合，诱发针对上述抗原的抗体，继之活化补体，杀灭粒细胞；③诱生自身抗体。

3. 其他

药物引起的高敏反应，与患者特异质有关。既往有结缔组织病、过敏和药物不良反应的年老女性易发生。

三、诊断

(一)临床表现

(1)早期粒细胞减少时可有头晕、乏力等症状。

(2)出现粒细胞缺乏时，突然高热、寒战、头痛，常见急性咽炎、扁桃体炎，具有特征性的黏膜坏死、肺炎等。

(3)有时出现皮肤、直肠、肛门及阴道感染，严重者出现败血症，甚至引起感染性休克，危及生命。

(4)粒细胞缺乏时感染不易控制，常引起感染中毒性休克，最后全身衰竭而死亡。

(5)体征视感染部位而定，全身感染可有肝脾肿大；部分患者可呈中毒性肝炎伴黄疸、皮疹等，局部炎症常伴有相关部位的淋巴结肿大。

(二)实验室检查

1. 血象

①红细胞及血红蛋白，早期多正常；②白细胞计数明显减少，常$<2\times10^9/L$，中性粒细胞绝对值$<0.5\times10^9/L$甚至缺如，淋巴细胞或单核细胞可相对或绝对增高，中性粒细胞胞浆中可见中毒颗粒及空泡；③血小板计数早期正常，并发败血症时常降低。

2. 骨髓检查

①粒细胞严重受抑制中幼粒细胞缺如，仅见少量原始及早幼粒细胞，红系及巨核系多正常；②由免疫介导的粒细胞缺乏，可见粒系成熟障碍。

3. 血清溶菌酶测定

中性粒细胞破坏过多时水平增高，粒细胞成熟障碍时常降低。

4. 骨髓培养

粒细胞-单核细胞集落生成单位（CFU-GM）等集落数明显减少，爆裂型红细胞集落生成单位（BFU-E）、红细胞集落生成单位（CFU-E）及巨核系集落形成细胞（CFU-MK）多正常。

（三）诊断

外周血中性粒细胞绝对值$<0.5\times10^{9}/L$，有造成粒细胞缺乏的病因，即可诊断。

（四）鉴别诊断

1. 急性再障

除有粒细胞缺乏外，尚有严重贫血及血小板减少、出血等表现，骨髓检查示三系均增生低下。

2. 低增生性白血病

外周血常示粒细胞缺乏，血象示全血细胞减少。骨髓检查可见原始细胞>20%，红系及巨核系严重受抑。

四、治疗

（1）去除病因。

（2）严密消毒隔离措施。

（3）积极控制感染。寻找病原菌并做药敏试验，根据结果选择敏感药物。

（4）加强支持治疗。注意水电解质平衡，应用丙种球蛋白增强免疫功能。

（5）应用集落刺激因子提升粒细胞。

（6）应用肾上腺皮质激素。在有效控制感染的前提下，对药物引起的粒细胞缺乏患者，短期应用可改善中毒症状，抑制免疫反应，待粒细胞回升即可停用。

五、注意事项

1. 医患沟通

应告知患者及家属患者必须住院治疗，并应告知患者及家属本病病情十分凶险，治疗费用高，如不及时治疗，患者可死于败血症、中毒性休克；但如积极治疗且措施得当，预后可能较好，以使患者及家属能理解、配合。如须使用粒细胞集落刺激因子（G-CSF）等药物，由于费用较高，应事先与患者及亲属讲明。

2. 经验指导

（1）在服用可能引起粒细胞减少的药物及密切接触放射线、苯或其他有害物质时应定期进行血液检查，以便及时诊断和治疗。

（2）急性粒细胞缺乏症病死率高，随着抗生素的应用，病死率明显下降。年老、全身衰竭、黄疸或者合并严重感染者病死率高。积极治疗 10 日仍无明显好转者预后较差，骨髓中尚保留少量幼稚细胞比完全缺乏者恢复快。外周血单核细胞持续存在并有增多趋势，提示疾病的好转。

（3）粒细胞缺乏症的诊断并不困难，但值得注意的是，在粒细胞缺乏症的恢复期，由于骨髓代偿性增生，可导致未完全成熟的幼稚白细胞提前释放入血，而易被误诊为白血病，此点应为年轻的内科医生所重视。

(4)对急性粒细胞缺乏者在采取严密消毒隔离措施的同时,应及早使用造血生长因子治疗,大多数的患者反应良好,粒细胞可很快上升,一般应待粒细胞计数升至$(2\sim3)\times10^9$/L后方可考虑停药。

(5)如疑有感染,应行胸部X线检查,反复行咽拭子、血、尿、便等培养及做药敏试验,以便明确感染的性质和部位;即使病因未明,也应以足量的广谱抗生素做经验性治疗,待病原体及药敏明确后再调整抗生素。一般可应用氨基糖苷类和β-内酰胺类抗生素联合治疗,考虑合并真菌感染者应及时加用氟康唑或两性霉素B。

(6)在服用可能引起粒细胞减少的药物及密切接触放射线、苯或其他有害物质时应定期进行血液检查,以便及时诊断和治疗。

第六章　内分泌和代谢性疾病

第一节　甲状腺功能亢进症

甲状腺毒症(thyrotoxicosis)是指血液循环中甲状腺激素过多,引起以神经、循环、消化等系统兴奋性增高和代谢亢进为主要表现的一组临床综合征。根据甲状腺的功能状态,甲状腺毒症可分为甲状腺功能亢进类型和非甲状腺功能亢进类型(表 6-1)。甲状腺功能亢进症(hyperthyroidism,简称甲亢)是指甲状腺腺体本身产生甲状腺激素过多而引起的甲状腺毒症,其病因包括毒性弥漫性甲状腺肿(Graves 病)、毒性结节性甲状腺肿和甲状腺自主高功能腺瘤(Plummer hyperthyroidism)等。本节主要讨论 Graves 病。非甲状腺功能亢进类型包括破坏性甲状腺毒症和服用外源性甲状腺激素。由于甲状腺滤泡被炎症(例如亚急性甲状腺炎、无痛性甲状腺炎、产后甲状腺炎等)破坏,滤泡内储存的甲状腺激素过量进入循环引起的甲状腺毒症称为破坏性甲状腺毒症。该组疾病甲状腺的功能并不亢进。根据甲状腺功能亢进的程度,还可以分为临床甲亢(clinical hyperthyroidism)和亚临床甲亢(subclinical hyperthyroidism)。我国临床甲亢的患病率为 0.8%,其中 80%以上是由 Graves 病引起的。

表 6-1　甲状腺毒症的常见原因

甲状腺功能亢进症	非甲状腺功能亢进类型
1. 毒性弥漫性甲状腺肿(Graves 病)	1. 亚急性甲状腺炎
2. 毒性结节性甲状腺肿	2. 无痛性甲状腺炎
3. 甲状腺自主高功能腺瘤(普卢默甲亢)	3. 桥本甲状腺炎
4. 碘致甲状腺功能亢进症(碘甲亢,IIH)	4. 产后甲状腺炎(postpartum thyroiditis,PPT)
5. 桥本甲状腺毒症(Hashitoxicosis)	5. 外源甲状腺激素
6. 新生儿甲状腺功能亢进症	6. 异位甲状腺激素产生(卵巢甲状腺肿等)
7. 垂体促甲状腺激素腺瘤	

一、病因和发病机制

1825 年,英格兰医生 Parry 首次报道;1835 年,爱尔兰内科医生 Graves 再次报道本病;1840 年德国医生 Basedow 再次报道本病。国际上多称本病为 Graves 病,欧洲大陆称此病为 Basedow 病。

Graves 病(简称 GD)是器官特异性自身免疫病之一。它与自身免疫性甲状腺炎、Graves 眼病同属于自身免疫性甲状腺病(autoimmune thyroid diseases,AITD)。AITD 的共同自身免疫特征包括:①血清存在针对甲状腺的自身抗体,包括甲状腺过氧化物酶抗体(thyroid peroxidase antibody,TPOAb),甲状腺球蛋白抗体(thyroglobulin antibody,TgAb)和促甲状腺激素受体抗体(thyroid stimulating hormone receptor antibody,TRAb);②甲状腺内不同程度的淋巴细胞浸润;③循环和甲状腺存在针对甲状腺抗原的 T 细胞;④伴发 1 型糖尿病、艾迪生病、系统性红斑狼疮等自身免疫病。

Graves 病的特征性自身抗体是 TRAb。其中包括促甲状腺激素受体刺激性抗体(thyroid stimulating hormone receptor stimulating antibody,TSAb)、促甲状腺激素刺激阻断性抗体(thyroid stimulating hormone stimulation blocking antibody,TSBAb)。TSAb 是 Graves 病甲亢的致病抗体,存在于 90%以上的患者。TSAb 与促甲状腺激素(TSH)竞争性地结合于 TSH 受体(TSHR)α 亚单位,激活腺苷酸环化酶信号系统,导致甲状腺滤泡上皮细胞增生,产生过量的甲状腺激素。TSH 对 TSHR 的刺激受到下丘脑-垂体-甲状腺轴的负反馈调节,保持甲状腺激素产生的平衡。但是 TSAb 对 TSHR 的刺激没有这种调节机制,所以出现甲状腺功能亢进症。TSBAb 的作用与 TSAb 相反,它阻断 TSH 与 TSHR 的结合,引起甲状腺功能减退症。Graves 病两个抗体的滴度可以相互变化,占优势的抗体决定其甲状腺功能。甲状腺自身抗体的临床意义见表 6-2。

表 6-2 甲状腺自身抗体的临床意义

名称	缩写	临床意义
甲状腺过氧化物酶抗体	TPOAb	90%桥本甲状腺炎阳性,提示自身免疫
甲状腺球蛋白抗体	TgAb	60%桥本甲状腺炎阳性,提示自身免疫
TSH 受体抗体	TRAb	90%初发 Graves 病阳性,针对 TSH 受体
甲状腺刺激性抗体	TSAb	TRAb 亚型。刺激甲状腺激素产生
甲状腺刺激阻断性抗体	TSBAb	TRAb 亚型。阻断甲状腺激素产生

TSH 受体(TSHR)是 G-蛋白偶联受体家族的一种,由 744 个氨基酸组成,分子量为 84 kDa。基因位于 14q31 区。TSHR 是一个跨膜糖蛋白,分为 α 亚单位(细胞膜外段)、β 亚单位(细胞内段)和连接肽(跨细胞膜段)。TSHR 分子裂解,α 亚单位 A 进入循环形成 GD 的抗原多肽。在机体免疫耐受机制破坏后,TSHRα 亚单位刺激 B 细胞产生 TRAb。

Graves 病有显著的遗传倾向。发病一致率单卵孪生子是 30%~35%,双卵孪生子是 2%~5%,说明本病受到遗传、环境和表观遗传等多种因素的影响。外部因素包括感染、碘摄入量和环境毒素;内部因素包括 *HLA*、*CTLA4*、*PTPN22*、*CD40*、*IL-2R*、*FCRL3*、*Tg* 和 *TSHR* 等基因多态性以及应激、妊娠、性别、染色体失活偏移等。

GD 患者的甲状腺呈不同程度的弥漫性肿大。甲状腺滤泡上皮细胞增生,呈高柱状或立方状,滤泡腔内的胶质减少或消失,滤泡间可见不同程度的与淋巴组织生发中心相关的淋巴细胞浸润。这些淋巴细胞以 T 细胞为主,伴少数的 B 细胞和浆细胞。

二、临床表现

1. 症状

甲亢症状和体征的严重程度与病史长短、激素升高的程度和患者年龄等因素相关。症状主要有:易激动、烦躁失眠、心悸、乏力、怕热、多汗、消瘦、食欲亢进、大便次数增多或腹泻、女性月经稀少。可伴发周期性瘫痪(亚洲、青壮年男性多见)和近端肌肉进行性无力、萎缩,后者称为甲亢性肌病,以肩胛带和骨盆带肌群受累为主。Graves 病有 1%伴发重症肌无力。

2. 体征

GD大多数患者有程度不等的甲状腺肿大。甲状腺肿为弥漫性，质地中等(病史较久或食用含碘食物较多者可坚韧)，无压痛。甲状腺上、下极可以触及震颤，闻及血管杂音。也有少数的病例甲状腺不肿大，特别是老年患者；结节性甲状腺肿伴甲亢可触及结节性肿大的甲状腺；甲状腺自主性高功能腺瘤可扪及孤立结节。心血管系统表现有心率增快、心脏扩大、心力衰竭、心律失常、心房颤动、脉压增大等。少数病例下肢胫骨前皮肤可见黏液性水肿。

3. 眼部表现

眼部表现分为两类：一类为单纯性突眼，病因与甲状腺毒症所致的交感神经兴奋性增高有关；另一类为浸润性突眼即 Graves 眼病。单纯性突眼包括下述表现：眼球轻度突出，眼裂增宽，瞬目减少。浸润性突眼眼球明显突出，超过眼球突度参考值上限的 3 mm 以上(中国人群突眼度女性为 16 mm；男性为 18.6 mm)。

三、特殊的临床表现和类型

1. Graves 眼病(Graves ophthalmopathy，GO)

GO 又称甲状腺相关性眼病(thyroid-associated ophthalmopathy，TAO)或浸润性突眼，25%～50%的 GD 患者伴有不同程度的 GO。与 GD 不同，GO 多见于男性。单眼受累的病例占 GO 的 10%～20%。甲亢与突眼发生顺序的关系是：43%两者同时发生，44%甲亢先于突眼发生。5%的 GO 患者以眼病为主，称为甲状腺功能正常型 GO(euthyroid Graves ophthalmopathy，EGO)。EGO 患者可能存在亚临床甲亢和 TRAb 等甲状腺自身抗体阳性者。

GO 的病理基础是眶后淋巴细胞浸润，眶后成纤维细胞分泌大量黏多糖和糖胺聚糖(glycosaminoglycan，GAG)在组织沉积，透明质酸增多，导致眼外肌和脂肪肿胀损伤，引起突眼。IGF-1、IFN-γ、IL-1 等细胞因子参与发病。眼外肌组织可见淋巴细胞浸润，主要是 T 细胞。目前较为被接受的是“共同抗原”学说，即 TSH 受体是 GD 和 GO 的共同抗原。有证据表明，眶后的成纤维细胞和脂肪细胞表面存在 TSH 受体。大多数 GO 患者存在高滴度的 TRAb。到目前为止，尚无法证实存在针对眶后组织的特异性自身抗体。

患者自诉有眼内异物感、胀痛、畏光、流泪、复视、斜视、视力下降，查体见眼睑肿胀，结膜充血水肿，眼球活动受限，严重者眼球固定。眼睑闭合不全、角膜外露而形成角膜溃疡、全眼炎，甚至失明。GO 的临床病情评估标准见表 6-3。GO 临床活动程度(clinical assessment score，CAS)评估标准见表 6-4。CAS≥3 分即判断 GO 活动。

表 6-3　Graves 眼病病情评估

分级	眼睑挛缩	软组织受累	突眼*	复视	角膜暴露	视神经
轻度	<2 mm	轻度	<3 mm	无或一过性	无	正常
中度	≥2 mm	中度	≥3 mm	非持续性	轻度	正常
重度	≥2 mm	重度	≥3 mm	持续性	轻度	正常
威胁视力	≥2 mm	重度	≥3 mm	持续性	严重	压迫

注：* 指超过参考值的突度。中国人群眼球突出度参考值：女性为 16 mm；男性为 18.6 mm。

表 6-4 Graves 眼病临床活动状态评估(CAS)

序号	项目	本次就诊	与上次就诊比较	评分
1	球后疼痛>4 周	√		1
2	眼运动时疼痛>4 周	√		1
3	眼睑充血	√		1
4	结膜充血	√		1
5	眼睑肿胀	√		1
6	复视(球结膜水肿)	√		1
7	泪阜肿胀	√		1
8	突眼度增加>2 mm		√	1
9	任一方向眼球运动减少 5°		√	1
10	视力表视力下降≥1 行		√	1

注:CAS≥3 分即为 GO 活动。

2. 胫前黏液性水肿(pretibial myxedema)

胫前黏液性水肿也称为 Graves 皮肤病变。见于少数 GD 患者,白种人多见。多发生在胫骨前下 1/3 部位,也见于足背、踝关节、肩部、手背或手术瘢痕处,偶见于面部,皮损大多为对称性。早期皮肤增厚、变粗,有广泛大小不等的棕红色或红褐色或暗紫色突起不平的斑块或结节,边界清楚,直径为 5～30 mm,连片时更大,皮损周围的表皮稍发亮,薄而紧张,病变表面及周围可有毳毛增生、变粗、毛囊角化,后期皮肤粗厚,如橘皮或树皮样。病理学可见肌肉组织肿胀,原因是细胞外基质的黏多糖堆积。后者是由成纤维细胞在细胞因子刺激下分泌的。肌肉纤维破坏,淋巴细胞片状浸润,主要是 T 细胞。TRAb 可能参与这个炎症过程。

3. 甲状腺危象(thyroid crisis)

过去也称为甲亢危象,是甲状腺毒症急性加重的一个综合征,发生原因与甲状腺激素大量进入循环有关。多发生于较重甲亢未予治疗或治疗不充分的患者。常见诱因有感染、手术、创伤、精神刺激等。临床表现有:高热或过高热、大汗、心动过速(>140 次/分)、烦躁、焦虑不安、谵妄、恶心、呕吐、腹泻,严重患者可有心衰、休克及昏迷等。本症的诊断主要依靠临床表现综合判断。临床高度疑似本症及有危象前兆者应按甲亢危象处理。本症的死亡率在 20%以上。

4. 甲状腺毒症心脏病(thyrotoxic heart disease)

甲状腺毒症对心脏有三个作用:①增强心脏 β 受体对儿茶酚胺的敏感性;②直接作用于心肌收缩蛋白,增强心肌的正性肌力作用;③继发于甲状腺激素导致的外周血管扩张,阻力下降,心脏输出量代偿性增加。上述作用导致心动过速、心脏排出量增加、心房颤动和心力衰竭。心力衰竭分为两种类型,一类是心动过速和心脏排出量增加导致的心力衰竭,主要发生在年轻甲亢患者;此类心力衰竭非心脏泵衰竭所致,而是由于心脏高排出量后失代偿引起,称为“高排出量型心力衰竭”;甲亢控制,心力衰竭可以恢复。另一类是诱发和加重已有或潜在的缺血性心脏病发生的心力衰竭,多发生在老年患者。此类心力衰竭是心脏泵衰竭。本病的心律失常多是室上性的。心房颤动发生在 2%～20%的甲亢患者。不能解释的心房颤动有 15%是由本病引起的,也是影响心脏功能的因素之一。本病患者发生心力衰竭时,30%～50%与心房颤动并存。甲状腺毒症纠正后,心房颤动可以消失。

5. 淡漠型甲亢(apathetic hyperthyroidism)

多见于老年患者。起病隐匿,高代谢症状不典型,眼征和甲状腺肿均不明显。主要表现为明显消瘦、心悸、乏力、头晕、晕厥、神经质或神志淡漠、腹泻、厌食。可伴有心房颤动、肌肉震颤和肌病等体征,70%的患者无甲状腺肿大。临床上患者常因明显消瘦而被误诊为恶性肿瘤,因心房颤动被误诊为冠心病,所以老年人不明原因的突然消瘦、新发生心房颤动时应考虑本病。

6. T_3 型甲状腺毒症

T_3 型甲状腺毒症(T_3 thyrotoxicosis)是由于甲状腺功能亢进时产生三碘甲腺原氨酸(T_3)和甲状腺素(T_4)的比例失调,T_3 产生量显著多于 T_4 所致,发生的机制尚不清楚。Graves 病、毒性结节性甲状腺肿和自主高功能性腺瘤都可以发生 T_3 型甲亢,碘缺乏地区甲亢的 12%为 T_3 型甲亢,老年人多见。实验室检查总甲状腺素(TT_4)、游离甲状腺素(FT_4)正常,总三碘甲腺原氨酸(TT_3)、游离三碘甲腺原氨酸(FT_3)升高,TSH 减低,^{131}I 摄取率增加。

7. 妊娠期一过性甲状腺毒症

妊娠一过性甲状腺毒症(gestational transient thyrotoxicosis,GTT)是由于高浓度绒毛膜促性腺激素(HCG)刺激 TSH 受体所致。在妊娠 7～11 周发病,14～18 周缓解。临床常伴有妊娠剧吐。无甲状腺肿,无眼征,血清 HCG 浓度升高,病程自限。

四、实验室和其他检查

1. 促甲状腺激素(TSH)

血清 TSH 浓度的变化是反映甲状腺功能最敏感的指标。血清 TSH 测定技术经历了放射免疫法(RIA)、免疫放射法(IRMA)后,目前已经进入第三代和第四代测定方法,即敏感 TSH(sTSH,检测限达到 0.005 mU/L)。sTSH 成为筛查甲亢的第一线指标,甲亢时的 TSH 通常<0.1 mU/L。sTSH 使得诊断亚临床甲亢成为可能,因为后者甲状腺激素水平正常,仅有 TSH 水平的改变。传统的^{131}I 摄取率和促甲状腺素释放素(TRH)刺激试验诊断不典型甲亢的方法已经被 sTSH 测定所取代。

2. 血清总甲状腺素(TT_4)

该指标稳定、重复性好,是诊断甲亢的主要指标之一。T_4 全部由甲状腺产生,每天产生 80～100 μg。血清中 99.96%的 T_4 以与蛋白结合的形式存在,其中 80%～90%与甲状腺结合球蛋白(TBG)结合。TT_4 测定的是这部分结合于蛋白的激素,所以血清 TBG 量和蛋白与激素结合力的变化都会影响测定的结果。例如妊娠、雌激素、急性病毒性肝炎、先天因素等可引起 TBG 升高,导致 TT_4 增高;雄激素、糖皮质激素、低蛋白血症、先天因素等可以引起 TBG 降低,导致 TT_4 减低。伴有其他严重疾病时,外周 T_4 向 T_3 转换被抑制,所以仅表现为 T_4 增高,临床称为 T_4 型甲状腺毒症(T_4 thyrotoxicosis)。服用胺碘酮引起碘致甲亢和大剂量普萘洛尔也可以出现这种情况。

3. 血清总三碘甲腺原氨酸(TT_3)

血清中 20%的 T_3 由甲状腺产生,80%在外周组织由 T_4 转换而来。大多数甲亢时血清 TT_3 与 TT_4 同时升高。TT_3 增高可以先于 TT_4 出现。T_3 型甲状腺毒症时仅有 TT_3 增高,常见于老年患者。

4. 血清游离甲状腺激素

包括游离甲状腺素(FT_4)、游离三碘甲腺原氨酸(FT_3)。游离甲状腺激素是实现该激素生物效应的主要部分。尽管 FT_4 仅占 TT_4 的 0.025%,FT_3 仅占 TT_4 的 0.35%,但它们与甲状腺激素的生物效应密切相关,所以是诊断临床甲亢的主要指标。但因血中 FT_4、FT_3 含量甚微,测定的稳定性不如 TT_4、TT_3。

5. ^{131}I 摄取率

诊断甲亢的传统方法,目前已经被 sTSH 测定所代替。^{131}I 摄取率正常值(盖革计数管测定)为 3 小时 5%～25%,24 小时 20%～45%,高峰在 24 小时出现。甲亢时^{131}I 摄取率表现为总摄取量增加,摄取高峰前移,在 3～6 小时出现。本方法现在主要用于甲状腺毒症病因的鉴别:甲状腺功能亢进类型的甲状腺毒症血清甲状腺激素水平增高,同时^{131}I 摄取率也增高。但是甲状腺炎症所致甲状腺毒症(例如亚急性甲状腺炎、无痛性甲状腺炎)虽然血清甲状腺激素水平增高(炎症破坏甲状腺滤泡所致),但是^{131}I 摄取率减低,因为甲状腺细胞被炎症损伤,减少摄碘的能力。

6. 促甲状腺激素受体抗体(TRAb)

又称为促甲状腺激素结合抑制免疫球蛋白(TSH-binding inhibition immunoglobulin, TBII)。TRAb 的测定原理是患者血清的 TRAb 与反应体系中标记的竞争物 TSH 竞争抑制。第三代测试方法的竞争物已经由标记的针对 TSHR 的单克隆抗体替代,特异性和敏感性都显著提高。因此 TRAb 已经成为诊断 GD 的第一线指标,未治疗的 GD 患者的阳性率达到 98%。需要指出的是,TRAb 包括 TSAb 和 TSBAb,TRAb 阳性仅能反映有针对 TSH 受体抗体存在,不能反映这种抗体的功能。TSAb 阳性反映 TRAb 是刺激性的,TSBAb 则反映 TRAb 是阻断性的。但是这两种功能性抗体测定条件复杂,难以在临床常规使用。

7. 促甲状腺激素受体刺激性抗体(thyroid stimulating antibody,TSAb)

与 TRAb 相比,TSAb 反映了这种抗体不仅与 TSH 受体结合,而且产生了对甲状腺细胞的刺激功能。测定原理:目前反应体系中的靶细胞是转染了人类 TSH 受体的中国仓鼠卵巢细胞(CHO 细胞),测定指标是细胞培养液中的 cAMP 水平。TSAb 与 CHO 细胞表面的 TSH 受体结合,通过腺苷酸环化酶-cAMP 途径产生生物学效应,即 cAMP 水平增加。85%～100%的 GD 新诊断患者 TSAb 阳性,TSAb 的活性平均在 200%～300%。

8. 彩色多普勒检查

甲亢引起的甲状腺毒症血流信号增强呈片状分布,可以区别于甲状腺炎症破坏引起甲状腺毒症的影像,代替了甲状腺同位素扫描的作用。

9. 电子计算机 X 线体层显像(CT)和磁共振显像(MRI)检查

眼部 CT 和 MRI 可以排除其他原因所致的突眼,评估眼外肌受累的情况。

10. 甲状腺放射性核素检查

扫描主要用于甲亢的鉴别诊断。例如甲状腺自主高功能腺瘤,肿瘤区浓聚大量核素,肿瘤区外的甲状腺组织和对侧甲状腺无核素吸收。

五、诊断

诊断的程序包括:①甲状腺毒症的诊断:测定血清 TSH、TT_4、FT_4、TT_3、FT_3 的水平;②确定甲状腺毒症是否来源于甲状腺的功能亢进;③确定甲亢的原因,如 GD、毒性结节性甲状腺肿、甲状腺自主高功能腺瘤等。

1. 甲亢的诊断

①高代谢症状和体征；②甲状腺肿大；③血清甲状腺激素水平增高，TSH 减低。具备以上 3 项时诊断即可成立。应当注意的是，淡漠型甲亢的高代谢症状不明显，仅表现为明显消瘦或心房颤动，尤其在老年患者；少数患者无甲状腺肿大；T_3 型甲亢仅有血清 TT_3 增高。T_4 型甲亢仅有血清 TT_4 增高。

2. GD 的诊断

①甲亢诊断确立；②甲状腺弥漫性肿大（触诊和 B 超证实），少数病例可以无甲状腺肿大；③眼球突出和其他浸润性眼征；④胫前黏液性水肿；⑤TRAb、TPOAb 阳性。以上标准中，①②项为诊断必备条件，③④⑤项为诊断辅助条件。

六、鉴别诊断

1. 甲状腺毒症的原因鉴别

主要是甲亢所致的甲状腺毒症与破坏性甲状腺毒症（例如亚急性甲状腺炎）的鉴别。两者均有高代谢表现、甲状腺肿和血清甲状腺激素水平升高。而病史、甲状腺体征、彩色多普勒超声和 ^{131}I 摄取率是主要的鉴别手段。

2. 甲亢的原因鉴别

GD、毒性结节性甲状腺肿和甲状腺自主高功能腺瘤分别约占病因的 80%、10%和 5%。伴浸润性突眼、TRAb 阳性、胫前黏液性水肿等均支持 GD 的诊断。毒性结节性甲状腺肿、甲状腺自主高功能腺瘤的诊断主要依靠放射性核素扫描和甲状腺 B 超：GD 的放射性核素扫描可见核素均质性地分布增强；毒性结节性甲状腺肿者可见核素分布不均，增强和减弱区呈灶状分布；甲状腺自主高功能腺瘤则仅在肿瘤区有核素浓聚，其他区域的核素分布稀疏。甲状腺 B 超可以发现结节和肿瘤。

七、治疗

目前尚不能针对 GD 进行病因治疗。三种疗法被普遍采用，即抗甲状腺药物（antithyroid drugs，ATD）、放射碘和手术治疗。ATD 的作用是抑制甲状腺合成激素，放射碘和手术则是通过破坏甲状腺组织，减少甲状腺激素的产生。美国治疗 GD 首选 ^{131}I 治疗，占 59.7%。欧洲、日本和我国则首选 ATD 药物。

（一）抗甲状腺药物（ATD）

ATD 是硫代酰胺类化合物（thioamides），包括硫脲类和咪唑类两类，硫脲类包括丙硫氧嘧啶（propylthiouracil，PTU）和甲硫氧嘧啶等；咪唑类包括甲巯咪唑（methimazole，MMI）和卡比马唑（carbimazole）等。它们的作用机制是抑制碘的有机化和甲状腺酪氨酸偶联，减少甲状腺激素的合成。但是对甲状腺内已经合成的激素没有抑制作用。ATD 治疗是甲亢的基础治疗，但是单纯 ATD 治疗的治愈率仅有 40%左右，复发率高达 50%～60%。ATD 也用于手术和 ^{131}I 治疗前的准备阶段。我国普遍使用 MMI 和 PTU。MMI 血浆半衰期为 6 小时，可以每天单次使用；PTU 血浆半衰期为 1.5 小时，它具有在外周组织抑制 T_4 转换为 T_3 的独特作用，所以发挥作用较 MMI 迅速，控制甲亢症状快，但是必须保证 6～8 小时给药一次。两药比较，倾向于优先选择 MMI，因为 PTU 的肝毒性明显，被美国 FDA 推荐为二线药物。有两种情况优先选择PTU，妊娠T_1期（1～3个月）甲亢和甲状腺危象。因为PTU致畸的危险小于MMI。ATD可以穿过胎盘进入胎儿，抑制胎儿甲状腺激素的产生。

1. 适应证

①轻中度病情；②甲状腺轻中度肿大；③孕妇、高龄或由于其他严重疾病不适宜手术者；④手术前和^{131}I治疗前的准备；⑤手术后复发且不适宜^{131}I治疗者；⑥中至重度活动的GO患者。

2. 剂量与疗程

①治疗期：MMI 10～30 mg/d，每天1次口服；或者PTU每次50～150 mg，每天2～3次，口服。病情严重者可以加大剂量。甲状腺内储存的甲状腺激素需要4～6周排空，循环内T_4的半衰期也在7天以上，所以甲亢症状控制需要4～8周时间。治疗期每4周监测甲状腺功能1次；②维持期：当血清甲状腺激素达到正常后减量。MMI维持剂量5～10 mg/d，每天1次口服或者PTU每次50～100 mg，每天2～3次口服。维持12～18个月。维持期每2个月监测甲状腺功能1次。ATD治疗期间不主张联用左甲状腺素（L-T_4）。

3. 治疗效果

ATD治疗甲亢缓解的定义是：停药1年，血清TSH和甲状腺激素正常。ATD的最佳停药指标是甲状腺功能正常和TRAb阴性。甲亢复发的因素包括男性、吸烟、甲状腺显著肿大、TRAb持续高滴度、甲状腺血流丰富等。ATD治疗的复发率约为50%，75%在停药后的3个月内复发。复发可以选择^{131}I或者手术治疗。

4. 药物不良反应

①粒细胞缺乏症：发生率约为0.7%。除了定期检查外周血白细胞计数，监测患者的发热、咽痛临床症状尤为重要，因为粒细胞缺乏症可以在数天内发生。中性粒细胞<1.5×10^9/L时应当停药。也不应当换用另外一种ATD，因为它们之间存在交叉反应。由于甲亢也可以引起白细胞减少，所以要区分是甲亢所致还是ATD所致，区别的办法是定期观察白细胞计数的变化；②皮疹：发生率约为5%。轻度皮疹可以给予抗组胺药，或者换用另外一种ATD。发生严重皮疹反应者需要停药，不能换用其他ATD，选择^{131}I或者手术治疗；③中毒性肝病：甲亢本身可以引起轻度的肝功能异常，需要与ATD的肝毒性不良反应鉴别。PTU和MMI引起的药物性肝炎患病率分别为2.7%和0.4%。有30%服用PTU的患者转氨酶升高，其中4%患者的转氨酶可以高达正常上限的3倍。2010年美国FDA提出了PTU引起的致命性暴发性肝坏死的警告。PTU和MMI所致肝衰竭的发生率分别为0.048%和0.026%。PTU的肝毒性通常是损伤肝细胞，MMI的肝毒性作用则是胆汁淤积，肝细胞损伤较少见，主要发生在大剂量和老年患者。所以，ATD治疗前后需要监测肝功能，但肝损伤仍难以预测；④血管炎：PTU可以诱发抗中性粒细胞胞浆抗体（ANCA）阳性的小血管炎，其特点是随着用药时间延长，发生率增加，特别是亚洲患者多见；⑤MMI和PTU致先天性皮肤发育不良（aplasia cutis）等畸形发生率为2%～4%。最近的大样本报告显示妊娠6周之内不服用ATD可以防止这类畸形的发生。

（二）放射碘

^{131}I治疗甲亢的目的是破坏甲状腺组织，减少甲状腺激素产生。治疗机制是^{131}I被甲状腺摄取后释放出β射线，破坏甲状腺组织细胞。β射线在组织内的射程仅有2 mm，不会累及毗

邻组织。[131]I治疗甲亢已有几十年的历史，该方法简单、经济，治愈率高，致畸和致癌不良反应尚无定论。

1. 适应证

①甲状腺肿大Ⅱ度以上；②对ATD过敏；③ATD治疗或者手术治疗后复发；④甲亢合并心脏病；⑤甲亢伴白细胞减少、血小板减少或全血细胞减少；⑥甲亢合并肝、肾等脏器功能损害；⑦拒绝手术治疗或者有手术禁忌证；⑧浸润性突眼。对轻度和稳定期的中、重度GO可单用治疗甲亢，对活动期患者，可以加用糖皮质激素。妊娠和哺乳期禁止放射碘治疗。

2. 剂量

确定[131]I剂量的方法有两种。①计算剂量法：口服剂量(MBq)＝甲状腺质量(g)×每克甲状腺需要的治疗剂量×甲状腺24小时摄碘率。通常每克甲状腺组织需要的治疗剂量范围是2.59～4.44 MBq；②估计剂量法：较小的甲状腺质量(＜30 g)185 MBq，中等质量甲状腺(30～50 g)370 MBq(10 mCi)，较大质量甲状腺(＞50 g)555 MBq(15 mCi)。国内单次给予的总剂量多选择＜185 MBq(5 mCi)，而美国单次给予的总剂量达到370～555 MBq(10～15 mCi)，其理由是儿童和青年患者接受小剂量的[131]I辐射反而导致甲状腺癌发生率增加。目前不倾向计算剂量法。治疗前ATD的治疗要停药1周，特别对于选择小剂量[131]I治疗的患者，因为ATD可能减少[131]I对甲状腺的治疗作用。

3. 治疗效果

[131]I对于甲亢的治愈率达到85%以上。甲状腺功能减退症是[131]I治疗难以避免的结果。甲减的发生率每年5%左右，10年达到40%～70%。治疗后2～4周症状减轻，甲状腺缩小；6～12周甲状腺功能恢复至正常。未治愈者6个月后进行第二次治疗。第二次治疗采取首次1.5倍的剂量。[131]I治疗后要定期监测甲状腺功能，每4周一次，尽早发现甲减，及时给予甲状腺素替代治疗，这种替代是终身性服药。

4. 并发症

①放射性甲状腺炎：发生在放射碘治疗后的7～10天。严重者可给予阿司匹林或糖皮质激素治疗；②诱发甲状腺危象，主要发生在未控制的甲亢重症患者；③加重活动性GO。对于活动性GO在治疗前1个月给予泼尼松0.4～0.5 mg/kg治疗，[131]I治疗后3～4个月逐渐减量。

(三)手术治疗

1. 适应证

①甲状腺肿大显著(＞80 g)，有压迫症状；②中重度甲亢，长期服药无效，或停药复发，或不能坚持服药者；③胸骨后甲状腺肿；④细针穿刺细胞学(FNAC)证实甲状腺癌或者怀疑恶变；⑤ATD治疗无效或者过敏的妊娠患者，手术需要在妊娠T_2期(4～6个月)施行。

2. 禁忌证

①合并较重的心、肝、肾疾病，不能耐受手术；②妊娠T_1期(1～3个月)和T_3期(7～9个月)。T_1和T_3期手术可以出现流产和麻醉剂致畸的不良反应。

3. 手术术式

通常采取甲状腺次全切除术，两侧各留下2～3 g甲状腺组织，复发率为8%，甲状腺全切复发率为0%。主要并发症是手术损伤导致永久性甲状旁腺功能减退症和喉返神经损伤。有经验的医生操作时发生率为＜2%，缺乏经验的医生操作时发生率可达10%～15%。

（四）其他治疗

1. 碘剂

减少碘摄入量是甲亢的基础治疗之一，过量碘的摄入会加重和延长病程，增加复发的可能性，所以甲亢患者应当食用无碘食盐，忌用含碘药物和含碘造影剂，复方碘化钠溶液仅在手术前和甲状腺危象时使用。

2. β受体阻滞剂

作用机制是：①阻断甲状腺激素对心脏的兴奋作用；②阻断外周组织 T_4 向 T_3 的转化，主要在 ATD 治疗初期使用，可较快控制甲亢的临床症状。通常应用普萘洛尔每次 10～40 mg，每 6～8 小时 1 次，2～6 周内停用。

（五）甲状腺危象的治疗

（1）针对诱因治疗。

（2）抗甲状腺药物 PTU 500～1000 mg 首次口服或者经胃管注入，以后每次 250 mg，每 4 小时口服 1 次。其作用机制是抑制甲状腺激素合成和抑制外周组织 T_4 向 T_3 转换。

（3）碘剂：复方碘溶液（SSPI）每次 5 滴（0.25 mL 或者 250 mg），每 6 小时 1 次，服用 PTU 1 小时后开始服用。一般使用 3～7 天。其作用机制是抑制甲状腺激素释放。

（4）β受体阻滞剂：普萘洛尔 60～80 mg/d，每 4 小时 1 次。其作用机制是阻断甲状腺激素对心脏的刺激作用和抑制外周组织 T_4 向 T_3 转换。

（5）糖皮质激素：氢化可的松 300 mg 首次静滴，以后每次 100 mg，每 8 小时 1 次。其作用机制是防止和纠正肾上腺皮质功能减退。

（6）在上述常规治疗效果不满意时，可选用腹膜透析、血液透析或血浆置换等措施迅速降低血浆甲状腺激素浓度。

（7）降温：高热者给予物理降温，避免用乙酰水杨酸类药物。

（8）其他支持治疗。

（六）Graves 眼病（GO）的治疗

1. 一般治疗

高枕卧位，限制钠盐及利尿剂使用，可减轻眼部水肿。注意保护眼睛，可戴有色眼镜。夜间使用 1%甲基纤维素滴眼液，白天使用人工泪液。睡眠时眼睑不能闭合者可使用盐水纱布或眼罩保护角膜。

2. 活动性 GO

给予泼尼松 40～80 mg/d，每天 2 次口服，持续 2～4 周。然后每 2～4 周减量至 2.5～10 mg/d。糖皮质激素治疗需要持续 3～12 个月。目前针对中重度、活动性 GO 推荐的糖皮质激素静脉给药方案：甲泼尼龙共 12 周，累积剂量为 4.5 g；每周 1 次，0.5 g，缓慢注射，连用 6 周；随后进入第二阶段，每周 0.25 g，连续 6 周。对于更严重的活动性中重度 GO，大剂量方案是前 6 周每次 0.75 g，后 6 周每次 0.5 g（累积剂量 7.5 g）。但需要注意该药的肝毒性，已有甲泼尼龙引起严重中毒性肝损害的报道。

3. 球后外照射

球后外照射与糖皮质激素联合使用可以增加疗效。严重病例或不能耐受大剂量糖皮质激素时采用本疗法。一般不单独使用。

4. 治疗 GO 时甲亢的处理

加重 GO 的危险因素包括吸烟、T_3＞5 nmol/L(325 ng/dL)、活动期持续超过 3 个月、TSAb＞50%、甲亢治疗后发生甲减。轻度活动性 GO 时，治疗甲亢可以选择 ATD、^{131}I 和手术任何一种方法。但是当伴有上述的危险因素之一者或者选择^{131}I 治疗时，需要同时使用糖皮质激素，预防 GO 加重。泼尼松 0.4～0.5 mg/(kg·d)，持续 1 个月，后两个月逐渐减量；中重度活动性 GO 治疗甲亢时可以选择 MMI 或者手术治疗，同时给予糖皮质激素治疗；非活动性 GO 治疗甲亢时可以选择 ATD、^{131}I 和手术任何一种方法，不需要加用糖皮质激素。采取 ATD 治疗甲亢时需要定期监测甲状腺功能，及时调整药物剂量，尽量避免发生药物性甲减。

5. 眶减压手术

如果糖皮质激素和球后外照射无效，角膜感染或溃疡、压迫导致的视网膜和视神经改变可能导致失明时，需要行眶减压手术。

6. 戒烟

吸烟可以加重本病，应当戒烟。

(七)妊娠期甲亢的治疗

1. 妊娠时机

甲亢对妊娠的负面影响主要是流产、早产、妊娠相关高血压、低体重儿、宫内生长限制、死胎、甲状腺危象、心力衰竭等。如果患者甲亢未控制，建议不要怀孕。如果患者正在接受 ATD 治疗，血清 TT_3、TT_4 达到正常范围，停用 ATD 后 3 个月可以怀孕。

2. 胎儿畸形

ATD 可致胎儿皮肤发育不良、鼻后孔闭锁、食管闭锁、脐突出等。如果可能，妊娠 T_1 期不要服用 ATD。如果妊娠 T_1 期确实需要 ATD 治疗，优先选择 PTU，妊娠 T_2 和 T_3 期选择 MMI。

3. 胎儿甲减

ATD 可以通过胎盘抑制胎儿的甲状腺功能，所以应当尽可能减低 ATD 的剂量。母体血清 FT_4 是主要的监测指标和调整药物剂量的依据，每个月测定一次，使血清 FT_4 维持在稍高于非妊娠成人参考值上限。TSH 一般不作为监测指标。

4. 新生儿甲亢

母体 TRAb 可以穿过胎盘进入胎儿循环，引起胎儿或者新生儿甲亢。妊娠期诊断为 GD 或者怀孕前诊断为 GD 者，需要监测妊娠 18～22 周和 30～34 周的 TRAb。TRAb＞5 U/L，或者超过参考值的 3 倍与新生儿甲亢发生相关。

5. 哺乳期的 ATD 治疗

产后 Graves 病复发使用 ATD 治疗，需要考虑婴儿的哺乳问题，因为 MMI 和 PTU 均可经乳汁分泌。推荐 MMI 20 mg/d，这个剂量不会影响婴儿的甲状腺功能。ATD 应在哺乳后服用，服药后 3 小时再行哺乳。

第二节　甲状腺功能减退症

甲状腺功能减退症(hypothyroidism)简称甲减，是由各种原因导致的低甲状腺激素血症或甲状腺激素抵抗而引起的全身性低代谢综合征，其病理特征是黏多糖在组织和皮肤堆积，表现为黏液性水肿。国外报道的临床甲减患病率为 0.8%～1.0%，发病率为 3.5/1000；我国学者报道的临床甲减患病率是1.0%,发病率为2.9/1000。

一、分类

(一)根据病变发生的部位分类

1. 原发性甲减(primary hypothyroidism)

由于甲状腺腺体本身病变引起的甲减,占全部甲减的95%以上,且原发性甲减主要是由自身免疫、甲状腺手术和甲亢^{131}I治疗所致。

2. 中枢性甲减(central hypothyroidism)

由下丘脑和垂体病变引起的促甲状腺激素释放激素(TRH)或者促甲状腺激素(TSH)产生和分泌减少所致的甲减,垂体外照射、垂体大腺瘤、颅咽管瘤及产后大出血是其较常见的原因;其中由于下丘脑病变引起的甲减称为三发性甲减(tertiary hypothyroidism)。

3. 甲状腺激素抵抗综合征

由于甲状腺激素在外周组织实现生物效应障碍引起的综合征。

(二)根据病变的原因分类

药物性甲减、手术后甲减、^{131}I治疗后甲减、特发性甲减、垂体或下丘脑肿瘤手术后甲减等。

(三)根据甲状腺功能减低的程度分类

临床甲减(clinical hypothyroidism)和亚临床甲减(subclinical hypothyroidism)。

二、病因

成人甲减的主要病因是:①自身免疫损伤,最常见的原因是自身免疫性甲状腺炎,包括桥本甲状腺炎、萎缩性甲状腺炎、产后甲状腺炎等;②甲状腺破坏,包括手术、^{131}I治疗,甲状腺次全切除、^{131}I治疗Graves病时10年的甲减累积发生率分别为40%、40%~70%;③碘过量,碘过量可引起具有潜在性甲状腺疾病者发生甲减,也可诱发和加重自身免疫性甲状腺炎,含碘药物胺碘酮(amiodarone)诱发甲减的发生率是5%~22%;④抗甲状腺药物,如锂盐、硫脲类、咪唑类等。

三、临床表现

1. 详细询问病史有助于本病的诊断

如甲状腺手术、甲亢^{131}I治疗;Graves病、桥本甲状腺炎病史和家族史等。

2. 临床表现

本病发病隐匿,病程较长,不少患者缺乏特异症状和体征。症状主要表现以代谢率减低和交感神经兴奋性下降为主,病情轻的早期患者可以没有特异症状。典型患者畏寒、乏力、手足有肿胀感、嗜睡、记忆力减退、少汗、关节疼痛、体重增加、便秘,女性月经紊乱,或者月经过多、不孕。

3. 体格检查

典型患者可有表情呆滞、反应迟钝、声音嘶哑、听力障碍、面色苍白、颜面和(或)眼睑水肿,唇厚舌大、常有齿痕,皮肤干燥、粗糙、脱屑,皮肤温度低、水肿、手(脚)掌皮肤可呈姜黄色、毛发稀疏干燥、跟腱反射时间延长、脉率缓慢。少数病例出现胫前黏液性水肿。本病累及心脏可以出现心包积液和心力衰竭,重症患者可以发生黏液性水肿昏迷。

四、实验室诊断

1. 血清 TSH、TT_4 和 FT_4

原发性甲减血清 TSH 增高，TT_4 和 FT_4 均降低。TSH 增高，TT_4 和 FT_4 降低的水平与病情程度相关。血清 TT_3、FT_3 早期正常，晚期减低。因为 T_3 主要来源于外周组织 T_4 的转换，所以不作为诊断原发性甲减的必备指标。亚临床甲减仅有 TSH 增高，TT_4 和 FT_4 正常。

2. 甲状腺过氧化物酶抗体（TPOAb）、甲状腺球蛋白抗体（TgAb）

甲状腺抗体是确定原发性甲减病因和诊断自身免疫性甲状腺炎（包括桥本甲状腺炎、萎缩性甲状腺炎）的主要指标。一般认为 TPOAb 的意义较为肯定。日本学者经甲状腺细针穿刺细胞学检查证实，TPOAb 阳性者的甲状腺均有淋巴细胞浸润。如果 TPOAb 阳性伴血清 TSH 水平增高，说明甲状腺细胞已经发生损伤。我国学者经过对甲状腺抗体阳性，甲状腺功能正常的个体随访 5 年发现：初访时 TPOAb＞50 U/mL 和 TgAb＞40 U/mL，临床甲减和亚临床甲减的发生率显著增加。

3. 其他检查

轻中度贫血，血清总胆固醇、心肌酶谱可以升高，少数病例血清催乳素水平升高、蝶鞍增大。

五、诊断与鉴别诊断

（一）诊断

（1）甲减的症状和体征。

（2）实验室检查显示血清 TSH 增高，FT_4 减低，原发性甲减即可以成立。进一步寻找甲减的病因，如果 TPOAb 阳性，可考虑甲减的病因为自身免疫性甲状腺炎。

（3）实验室检查显示血清 TSH 减低或者正常，TT_4、FT_4 减低，考虑中枢性甲减。做 TRH 刺激试验，进一步寻找垂体和下丘脑的病变。

（二）鉴别诊断

1. 贫血

应与其他原因引起的贫血鉴别。

2. 蝶鞍增大

应与垂体瘤鉴别。原发性甲减时 TRH 分泌增加可以导致高催乳素血症、溢乳及蝶鞍增大，酷似垂体催乳素瘤。可行 MRI 鉴别。

3. 心包积液

须与其他原因引起的心包积液鉴别。

4. 水肿

主要与特发性水肿鉴别。

5. 低 T_3 综合征

也称为甲状腺功能正常的病态综合征（euthyroid sick syndrome，ESS），指非甲状腺疾病原因引起的低 T_3 的综合征。严重的全身性疾病、创伤和心理疾病等都可导致甲状腺激素水平的改变，它反映了机体内分泌系统对疾病的适应性反应。主要表现在血清 TT_3、FT_3 水平减低，血清 rT_3 增高，血清 T_4、TSH 水平正常。疾病的严重程度一般与 T_3 降低的程度相关，疾病危重时也可出现 T_4 水平降低。ESS 的发生是由于：①5′-脱碘酶的活性被抑制，在外周组

织中 T_4 向 T_3 转换减少，所以 T_3 水平降低；②T_4 的内环脱碘酶被激活，T_4 转换为 rT_3 增加，故血清 rT_3 增高。

六、治疗

1. 左甲状腺素(L-T_4)治疗

治疗的目标是将血清 TSH 和甲状腺激素水平恢复到正常范围内，需要终身服药。治疗的剂量取决于患者的病情、年龄、体重和个体差异。成年患者 L-T_4 替代剂量为 50～200 μg/d，平均为 125 μg/d。按照体重计算的剂量是 1.6～1.8 μg/(kg·d)；儿童需要较大的剂量，大约为 2.0 μg(kg·d)；老年患者则需要较小的剂量，大约为 1.0 μg/(kg·d)；妊娠时的替代剂量需要增加 30%～50%；甲状腺癌术后的患者需要剂量较大，约为2.2 μg/(kg·d)。T_4 的半衰期是 7 天，所以可以每天早晨服药一次。甲状腺片是动物甲状腺的干制剂，因其甲状腺激素含量不稳定和 T_3 含量过高，已很少使用。服药方法：起始的剂量和达到完全替代剂量的需要时间应根据年龄、体重和心脏状态确定。小于 50 岁，既往无心脏病史患者可以尽快达到完全替代剂量。50 岁以上患者服用 L-T_4 前要常规检查心脏状态。一般从 25～50 μg/d 开始，每 1～2 周增加 25 μg，直到达到治疗目标。患缺血性心脏病者起始剂量宜小，调整剂量宜慢，防止诱发和加重心脏病。补充甲状腺激素，重新建立下丘脑-垂体-甲状腺轴的平衡一般需要4～6 周，所以治疗初期，每 4～6 周测定激素指标。然后根据检查结果调整 L-T_4 剂量，直到达到治疗的目标。治疗达标后，需要每 6～12 个月复查一次激素指标。

2. 亚临床甲减的处理

近年来受到关注，因为亚临床甲减引起的血脂异常可以促进动脉粥样硬化的发生、发展。部分亚临床甲减可以发展为临床甲减。目前认为在下述情况需要给予 L-T_4 治疗：高脂血症、血清 TSH>10 mU/L。

3. 黏液性水肿昏迷的治疗

①补充甲状腺激素。L-T_4 首次静脉注射 300～500 μg，以后每日 50～100 μg，至患者清醒后改为口服。如无注射剂可给予片剂鼻饲；②如果患者在 24 小时无改善，可以给予 T_3(liothyronine)10 μg，每 4 小时 1 次，或者 25 μg，每 8 小时 1 次；③保温、供氧，保持呼吸道通畅，必要时行气管切开、机械通气等；④氢化可的松 200～300 mg/d 持续静滴，患者清醒后逐渐减量；⑤根据需要补液，但是入量不宜过多；⑥控制感染，治疗原发疾病。

第三节　甲状腺炎

一、亚急性甲状腺炎

亚急性甲状腺炎(subacute thyroiditis)又称为肉芽肿性甲状腺炎(granulonutous thyroiditis)、巨细胞性甲状腺炎(giant cell thyroiditis)和 de Quervain 甲状腺炎。它是常见的痛性甲状腺疾病，是一种与病毒感染有关的自限性甲状腺炎，绝大多数可以治愈，一般不遗留甲状腺功能减退症。

(一)病因

本病约占甲状腺疾病的 5%，男女发生比例为 1∶(3～6)，以 40～50 岁女性最为多见。一年均可发病，以春秋季更为多见。本病病因与病毒感染有关，如流感病毒、柯萨奇病毒、腺病毒和腮腺炎病毒等，可以在患者甲状腺组织发现这些病毒，或在患者血清发现这些病毒的抗体。10%～20%的病例在疾病的亚急性期发现甲状腺自身抗体，疾病缓解后这些抗体消失，推测它们可能继发于甲状腺组织破坏。

（二）病理

组织学上，病灶呈灶性分布。初始阶段，甲状腺滤泡破坏，胶质外溢或消失，多量的中性粒细胞浸润为主。随后出现大量的淋巴细胞或组织细胞侵袭滤泡上皮细胞。淋巴细胞、组织细胞和多核巨细胞围在胶质块周围，出现巨细胞（giant cell），所以称为巨细胞甲状腺炎。巨细胞也可吞噬胶质，形成类似结核结节样的肉芽肿，伴多量中性粒细胞、嗜酸性粒细胞、淋巴细胞和浆细胞浸润，形成微脓肿、间质炎症反应和水肿。滤泡间出现不同程度的纤维化和和滤泡细胞再生的区域。疾病消退后，甲状腺组织学恢复正常形态。

（三）临床表现

起病前1～3周常有病毒性咽炎、腮腺炎、麻疹或其他病毒感染的症状。甲状腺区发生明显疼痛，可放射至耳部，吞咽时疼痛加重。可有全身不适、食欲减退、肌肉疼痛、发热、心动过速、多汗等。体格检查发现甲状腺轻至中度肿大，有时单侧肿大明显，甲状腺质地较硬，显著触痛，少数患者有颈部淋巴结肿大。

甲状腺毒症表现多数不明显。体格检查示甲状腺轻至中度肿大，呈结节样。质地中等或偏硬，触痛明显。甲状腺肿痛持续4～6周，部分患者肿痛反复或持续。炎症消失后可出现一过性甲减，多数持续6～8周，极少数形成永久性甲减。总病程为2～4个月，有些病程持续1年甚至更长。有些患者亚急性甲状腺炎可反复发生。

（四）实验室检查

根据实验室结果本病可以分为三期，即甲状腺毒症期、甲减期和恢复期（图6-1）。①甲状腺毒症期：血清 T_3、T_4 升高，TSH降低，^{131}I摄取率减低（24小时<2%）。这就是本病特征性的血清甲状腺激素水平和甲状腺摄碘能力的“分离现象”。出现的原因是甲状腺滤泡被炎症破坏，其内储存的甲状腺激素释放进入循环，形成“破坏性甲状腺毒症”；而炎症损伤引起甲状腺细胞摄碘功能减低。此期红细胞沉降率加快，可大于100 mm/h；②甲减期：血清 T_3、T_4 逐渐下降至正常水平以下，TSH回升至高于正常值，^{131}I摄取率逐渐恢复。这是因为储存的甲状腺激素释放殆尽，甲状腺细胞处于恢复之中；③恢复期：血清 T_3、T_4、TSH和^{131}I摄取率恢复至正常。

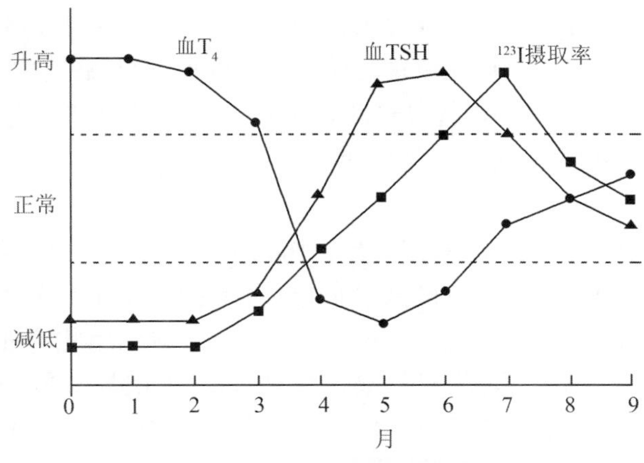

图6-1　亚急性甲状腺炎患者的临床病程演变

(五)诊断

诊断依据:①急性炎症的全身症状;②甲状腺轻中度肿大,中等硬度,触痛显著;③典型患者实验室检查呈现上述3期表现。但是根据患者的就诊时间和病程的差异,实验室检查结果各异。

(六)治疗

本病为自限性病程,预后良好。轻型患者仅须应用非甾体抗炎药,如阿司匹林、布洛芬、吲哚美辛等;中、重型患者可给予泼尼松20~40 mg/d,可分3次口服,能明显缓解甲状腺疼痛,8~10天后逐渐减量,维持4周。少数患者有复发,复发后泼尼松治疗仍然有效。针对甲状腺毒症表现可给予普萘洛尔;针对一过性甲减者,可适当给予左甲状腺素替代。

二、自身免疫性甲状腺炎

自身免疫性甲状腺炎(autoimmune thyroiditis,AIT)和GD都属于自身免疫性甲状腺病。它们的共同特征是血清存在针对甲状腺的自身抗体,甲状腺存在浸润的淋巴细胞。但是甲状腺炎症的程度和破坏的程度不同,GD的甲状腺炎症较轻,以TSAb引起的甲亢表现为主;AIT则是以甲状腺的炎症破坏为主,严重者发生甲减。AIT和GD具有共同的遗传背景,两者的甲状腺功能可以相互转化,桥本甲状腺毒症即是一种转化的形式,GD的甲亢和桥本甲状腺炎的甲减交替出现。

AIT包括以下七种类型。①桥本甲状腺炎(Hashimoto thyroiditis,HT):是AIT的经典类型,1912年由日本学者Hakaru Hashimoto首次报告;甲状腺显著肿大,50%伴临床甲减;②萎缩性甲状腺炎(atrophic thyroiditis,AT):过去也称为特发性甲状腺功能减退症、原发性黏液性水肿。甲状腺萎缩,大多数伴临床甲减。促甲状腺激素刺激阻断性抗体(TSBAb)与AT引起的甲减有关;③甲状腺功能正常的甲状腺炎(euthyroid thyroiditis,ET):此型甲状腺炎仅表现为甲状腺淋巴细胞局灶浸润,甲状腺自身抗体[TPOAb或(和)TgAb]阳性,但是甲状腺功能正常或者存在亚临床甲减;④无痛性甲状腺炎(painless thyroiditis):也称安静性甲状腺炎(silent thyroiditis),这个名称是相对于亚急性甲状腺炎的疼痛特征命名的。此类甲状腺炎有不同程度的淋巴细胞甲状腺浸润,部分患者发展为永久性甲减;⑤产后甲状腺炎(postpartum thyroiditis,PPT):发生在妇女产后。约有20%的PPT发展为永久性甲减。⑥药物性甲状腺炎:也属于无痛性甲状腺炎,胺碘酮、IFN-α和IL-2等药物所致者都屡有报告;⑦桥本甲状腺毒症(Hashitoxicosis):临床表现为桥本甲状腺炎,但是病程中甲亢和甲减交替出现。促甲状腺激素刺激性抗体(TSAb)占优势时发生甲亢,TSBAb占优势时发生甲减。

下面重点介绍桥本甲状腺炎、萎缩性甲状腺炎。

(一)病因

HT甲状腺滤泡破坏的直接原因是甲状腺细胞凋亡。浸润的淋巴细胞有T细胞和B细胞,表达Fas-L。T细胞在甲状腺自身抗原的刺激下释放细胞因子(IFN-γ、IL-2、TNF-α等),后者刺激甲状腺细胞表面Fas的表达。Fas与Fas-L结合导致甲状腺细胞凋亡。由于参与的细胞因子都来源于Th1细胞,所以HT被认为是Th1细胞导致的免疫损伤。TPOAb和TgAb都具有固定补体和细胞毒性作用,也参与甲状腺细胞的损伤。TSH受体刺激TSBAb占据TSH受体,促进了甲状腺的萎缩和功能低下。碘摄入量是影响本病发生发展的重要环境因素，随碘摄入量增加，本病的发病率显著增加，特别是碘摄入量增加可以促进隐性的患者发展为临床甲减。流行病学前瞻研究和自发性自身免疫性甲状腺炎的动物模型（SAT 小鼠）都证实了这一观点。

（二）病理

HT 甲状腺坚硬，肿大。正常的滤泡结构广泛地被浸润的淋巴细胞、浆细胞及其淋巴生发中心代替。甲状腺滤泡孤立，呈小片状，滤泡变小、萎缩，其内胶质稀疏。残余的滤泡上皮细胞增大，胞浆嗜酸性染色，称为 Askanazy 细胞。这些细胞代表损伤性上皮细胞的一种特征，纤维化程度不等，间质内可见淋巴细胞浸润。发生甲减时，90%的甲状腺滤泡被破坏。

（三）临床表现

本病是最常见的自身免疫性甲状腺病。国外报道患病率为 1%～2%。男性发病率为 0.8/1000，女性为 3.5/1000，女性发病率是男性的 3～4 倍，高发年龄在 30～50 岁。我国学者报道患病率为 1.6%，发病率为 6.9/1000。如果将隐性病例包括在内，女性人群的患病率高达 1/30～1/10。国内外报道女性人群的 TPOAb 阳性率为 10%左右。本病早期仅表现为 TPOAb 阳性，没有临床症状。病程晚期出现甲状腺功能减退的表现。即甲状腺功能正常的 AIT。HT 多数病例以甲状腺肿或甲减症状首次就诊。HT 表现为甲状腺中度肿大，质地坚硬，而萎缩性甲状腺炎（AT）则是甲状腺萎缩。

（四）实验室检查

甲状腺功能正常时，TPOAb 和 TgAb 滴度显著增高，是最有意义的诊断指标。发生甲状腺功能损伤时，可出现亚临床甲减（血清 TSH 增高，TT_4、FT_4 正常）和临床甲减（血清 TSH 增高，血清 FT_4、TT_4 减低），^{131}I 摄取率减低。甲状腺扫描核素分布不均，可见“冷结节”。甲状腺细针穿刺细胞学检查（fine-needle aspiration cytology，FNAC）可见浸润的淋巴细胞。

（五）诊断

凡是弥漫性甲状腺肿大，特别是伴峡部锥体叶肿大，不论甲状腺功能有无改变，都应怀疑 HT。如血清 TPOAb 和 TgAb 显著增高，诊断即可成立。AT 患者甲状腺无肿大，但是抗体显著增高，并且伴甲减的表现。部分病例甲状腺肿质地坚硬，需要与甲状腺癌鉴别。

（六）治疗

本病尚无针对病因的治疗措施。限制碘摄入量可能有助于阻止甲状腺自身免疫破坏进展。仅有甲状腺肿、无甲减者一般不需要治疗。左甲状腺素（$L\text{-}T_4$）治疗可以减轻甲状腺肿，但是尚无证据表明有阻止病情进展的作用。临床治疗主要针对甲减和甲状腺肿的压迫症状。针对临床甲减或亚临床甲减主要给予 $L\text{-}T_4$ 替代治疗。甲状腺迅速肿大、伴局部疼痛或压迫症状时，可给予糖皮质激素治疗（泼尼松 30 mg/d，分 3 次口服，症状缓解后减量）。压迫症状明显、药物治疗后不缓解者可考虑手术治疗，但是手术治疗发生术后甲减的概率甚高。

第四节　甲状腺结节

甲状腺结节（thyroid nodule）临床极为常见，女性和男性发病率分别为 6%和 2%，高分辨率超声对甲状腺结节检出率高达 50%。大部分结节为良性腺瘤样结节或囊肿，但有 5%～10%的甲状腺结节为恶性肿瘤。少数甲状腺结节可以导致甲状腺功能亢进，或引起局部压迫症状及影响外观。

一、病因

病因和发病机制仍不明。良性甲状腺结节包括多结节性甲状腺肿、桥本甲状腺炎、甲状腺囊肿、甲状腺滤泡性腺瘤、Hürthle 细胞腺瘤。恶性结节绝大多数为甲状腺癌，少数为原发性甲状腺淋巴瘤或转移性甲状腺癌(乳腺癌、肾癌等)。

二、临床表现

大多数甲状腺结节无任何临床症状，常由患者或医生查体时发现，或经颈部超声、颈椎CT、MRI 或 PET-CT 检查时无意发现。当出现压迫症状或周围组织侵犯时提示恶性结节可能。气管受压时会出现咳嗽、气促，气管被侵犯时会有咯血；喉返神经受累时会出现构音障碍；食管受压时会有吞咽困难或疼痛。巨大的胸骨后甲状腺肿会引起上腔静脉综合征。结节如伴有甲状腺功能减退(桥本甲状腺炎)或甲状腺功能亢进(毒性甲状腺肿)可出现相应的症状，如甲状腺癌发生转移，可出现胸痛、呼吸困难、骨痛和神经系统相关症状。

提示结节为甲状腺癌的危险因素包括：①儿童；②成人年龄<30 岁或>60 岁；③男性；④儿童时期头颈部放射线照射史或放射性尘埃暴露史；⑤全身放射治疗史；⑥有甲状腺癌或多发性内分泌腺瘤病(MEN)2 型家族史；⑦结节迅速增大；⑧伴持续性声嘶、发音困难、吞咽困难或呼吸困难；⑨结节形状不规则、坚硬、固定；⑩颈部淋巴结肿大。

三、实验室检查

首先检测血清 TSH 水平，以判断甲状腺功能状态。如 TSH 减低，提示结节可能自主分泌过多甲状腺激素，应进一步行甲状腺核素扫描($^{99m}TcO_4$、^{123}I 或^{131}I)以明确结节是否存有自主分泌功能(“热结节”)。“热结节”恶性可能性极小，一般不须再行细针穿刺细胞学检查(FNAC)。如血清 TSH 正常或增高，超声检查显示有恶性征象(见影像学检查部分)，则推荐做 FNAC。甲状腺过氧化物酶(TPO)抗体滴度可有助于判断患者是否有自身免疫性甲状腺炎。对于有甲状腺髓样癌或 MEN2 家族史的患者，应检测降钙素水平。甲状腺球蛋白检测对术前判断甲状腺结节良恶性意义不大。

四、影像学检查

超声检查对结节良恶性鉴别价值优于 CT 或 MRI。颈部超声检查可明确肿物是否在甲状腺内，并能准确判断结节形态、大小、数目、囊实性、结节内或外周血流、结节与周边组织结构关系及颈淋巴结肿大情况。超声还可以通过一些征象对结节的良恶性进行危险分层，并指导是否进行 FNAC 或下一步处理。提示结节恶性的征象包括：实质性、低回声结节伴以下 1 个或多个征象如微小钙化、结节纵横比>1、边缘不规则、甲状腺外浸润、颈部淋巴结肿大等。中、高危结节(实质性低回声结节不伴或伴上述恶性征象)直径≥1 cm 时须行 FNAC；低危结节(实质性等回声或高回声结节或含偏心实性区域的部分囊性结节不伴上述恶性征象)则建议结节直径≥1.5 cm 时行 FNAC；而极低危结节(海绵状或部分囊性结节不伴上述恶性征象)则结节直径≥2 cm 时才建议做 FNAC。

CT 或 MRI 对判断甲状腺结节与周围组织关系及向胸骨后的延伸的情况有较大帮助。核素扫描（$^{99m}TcO_4$、^{123}I 或 ^{131}I）对甲状腺结节良恶性的鉴别意义不大，“冷结节”恶性风险增加但仍以良性居多；“热结节”绝大多数为良性。[18] FDG-PET 偶然发现的甲状腺结节恶性风险为 30%～40%。

五、细针抽吸细胞学检查

超声引导下 FNAC 是目前术前鉴别甲状腺良恶性的“金标准”，其诊断的敏感性和特异性均达 90%以上。根据甲状腺细胞学 Bethesda 报告系统，FNAC 结果可分五类：①取材无法诊断或不满意；②良性；③不确定（包括意义不明的不典型增生以及滤泡样病变或滤泡样肿瘤）；④可疑恶性；⑤恶性。细胞学结果为不确定或可疑恶性的结节，其最终性质的确定非常关键，关系到患者是否需要手术治疗以及手术切除的范围。分子诊断有助于减少细胞学结果为不确定的患者的不必要手术，因为约 75%的细胞学不确定结节术后病理组织学为良性。目前分子诊断主要有两种检测方法：检测穿刺样本中甲状腺癌相关的致癌突变（7 基因突变组合）以及利用基因芯片技术的 RNA 基因表达分类器（gene expression classifier，GEC）。前者特异性和阳性预测值高，可作为确诊检查；后者敏感性和阴性预测值高，可作为排除诊断检查。基因突变为阳性者，应行甲状腺近全切除；GEC 为阴性结果，则可定期随访观察。

六、诊断

甲状腺结节的诊断须结合病史、临床表现、实验室检查和甲状腺超声检查综合判断，超声引导下 FNAC 可对结节的良恶性进行有效、准确的评估。对于 FNAC 为不确定的结节，癌基因突变组合或 GEC 检测有助于进一步明确诊断。

七、治疗

对临床高度疑似恶性或 FNAC 确定为可疑恶性或恶性的结节，须进行手术治疗。结节出现压迫症状，尤其是胸骨后或纵隔内甲状腺肿引起压迫症状时也应手术治疗。具有自主功能的“热结节”可采用放射性碘治疗。即使临床判断为良性的结节也应长期随访并定期行甲状腺超声检查，如果临床或超声出现可疑恶性征象或结节体积增大超过 50%，应重复超声引导下 FNAC。

第五节　库欣综合征

库欣综合征（Cushing syndrome）为各种病因造成肾上腺分泌过多糖皮质激素（主要是皮质醇）所致病症的总称，其中最多见者为垂体促肾上腺皮质激素（ACTH）分泌亢进所引起的临床类型，称为库欣病（Cushing disease）。

库欣综合征的病因分类如下。

依赖 ACTH 的库欣综合征包括：①库欣病：指垂体 ACTH 分泌过多，伴肾上腺皮质增生，垂体多有微腺瘤，少数为大腺瘤，也有未能发现肿瘤者；②异位 ACTH 综合征：指垂体以外肿瘤分泌大量 ACTH，伴肾上腺皮质增生；③异位促肾上腺皮质激素释放激素（CRH）综合征：肿瘤异位分泌 CRH 刺激垂体 ACTH 细胞增生，ACTH 分泌增加。

不依赖 ACTH 的库欣综合征包括：①肾上腺皮质腺瘤；②肾上腺皮质癌；③不依赖 ACTH 的双侧肾上腺小结节性增生，可伴或不伴卡尼综合征；④不依赖 ACTH 的双侧肾上腺大结节性增生。

一、临床表现

库欣综合征临床表现有多种类型。①典型病例：表现为向心性肥胖、满月脸、多血质、紫纹等，多为库欣病、肾上腺腺瘤、异位 ACTH 综合征中的缓进型；②重型：主要特征为体重减轻、高血压、水肿、低钾血症性碱中毒，由于癌肿所致重症者，病情严重，进展迅速，摄食减少；③早期病例：以高血压为主，可表现为均匀肥胖，向心性尚不典型。全身情况较好，尿游离皮质醇明显增高；④以并发症为主就诊者，如心力衰竭、脑卒中、病理性骨折、精神症状或肺部感染等，年龄较大，库欣综合征易被忽略；⑤周期性或间歇性：症状可反复发作，能自行缓解。机制不清，病因不明，一部分病例可能为垂体性或异位 ACTH 性。

典型病例的表现如下。

1. 向心性肥胖、满月脸、多血质外貌

脸圆而呈黯红色，锁骨上窝、颈背部和腹部脂肪堆积增多，呈典型的满月脸、鲤鱼嘴、水牛背、锁骨上窝脂肪垫和悬垂腹特征，四肢相对瘦小。多血质外貌与皮肤菲薄、微血管易透见及红细胞计数、血红蛋白增多有关。

2. 全身肌肉及神经系统表现

肌无力，下蹲后起立困难。常有不同程度的精神、情绪变化，如情绪不稳定、烦躁、失眠，严重者精神变态，个别可发生类偏狂。

3. 皮肤表现

皮肤薄，微血管脆性增加，轻微损伤即可引起瘀斑。常于下腹部、大腿内外侧等处出现紫纹（紫红色条纹，由于肥胖、皮肤薄、蛋白分解亢进、皮肤弹性纤维断裂所致），手、脚、指（趾）甲、肛周常出现真菌感染。异位 ACTH 综合征者及库欣病较重患者皮肤色素沉着、颜色加深。

4. 心血管表现

高血压常见，与糖皮质激素保钠排钾，激活肾素-血管紧张素系统，增强心血管系统对血管活性物质的加压反应，抑制血管舒张系统及激活盐皮质激素受体等因素有关。同时，常伴有动脉硬化和肾小球动脉硬化。长期高血压可并发左心室肥大、心力衰竭和脑血管意外。由于凝血功能异常、脂代谢紊乱，易发生动静脉血栓，使心血管并发症的发生率增加。

5. 对感染抵抗力减弱

长期皮质醇分泌增多使免疫功能减弱，肺部感染多见；化脓性细菌感染不容易局限化，可发展成蜂窝织炎、菌血症，出现感染中毒症状。患者在感染后，炎症反应往往不显著，发热不明显，易于漏诊而造成严重后果。

6. 性功能障碍

女性患者由于肾上腺雄激素产生过多以及皮质醇对垂体促性腺激素的抑制作用，大多出现月经减少、不规则或停经；痤疮常见；明显男性化（乳房萎缩、多毛、喉结增大、阴蒂肥大）者少见，

如出现,要警惕肾上腺皮质癌。男性患者性欲降低,阴茎缩小,睾丸变软。

7. 代谢障碍

大量皮质醇促进肝糖异生,并有拮抗胰岛素的作用,减少外周组织对葡萄糖的利用,肝糖输出增加,引起糖耐量减低,部分患者出现类固醇性糖尿病。明显的低钾血症性碱中毒主要见于肾上腺皮质癌和异位 ACTH 综合征。低钾血症使患者乏力加重,引起肾小管浓缩功能障碍。部分患者因钠潴留而有水肿。病程较久者出现骨质疏松,脊椎可发生压缩畸形,身材变矮。儿童患者生长发育受抑制。

二、各种类型库欣综合征的病因及临床特点

1. 库欣病

最常见,约占库欣综合征的 70%,多见于成人,女性多于男性,儿童、青少年也可患病。垂体病变最多见者为 ACTH 微腺瘤(直径<10 mm),约见于 80%的库欣病患者。大部分病例在切除微腺瘤后可治愈;ACTH 微腺瘤并非完全自主性,仍可被大剂量外源性糖皮质激素抑制,也可受 CRH 兴奋。约 10%患者为 ACTH 大腺瘤,伴肿瘤占位表现,可向鞍外伸展。少数为恶性肿瘤,伴远处转移。少数患者垂体无腺瘤,而呈 ACTH 细胞增生,可能原因为下丘脑功能紊乱。双侧肾上腺皮质弥漫性增生,主要是产生糖皮质激素的束状带细胞增生肥大,有时分泌雄激素的网状带细胞也增生;一部分患者呈结节性增生。

2. 异位 ACTH 综合征

临床上可分为两型:①缓慢发展型,肿瘤恶性度较低,如类癌,病史可数年,临床表现及实验室检查类似库欣病;②迅速进展型,肿瘤恶性度高,发展快,临床不出现典型库欣综合征表现,血 ACTH,血、尿皮质醇升高特别明显。

3. 肾上腺皮质腺瘤

占库欣综合征的 15%～20%,多见于成人,男性相对较多见。腺瘤呈圆形或椭圆形,直径在 3～4 cm,包膜完整。起病较缓慢,病情中等度,多毛及雄激素增多表现少见。

4. 肾上腺皮质癌

占库欣综合征的 5%以下,病情重,进展快。瘤体积大,直径在 5～6 cm 或更大,肿瘤浸润可穿过包膜,晚期可转移至淋巴结、肝、肺、骨等部位。呈现重度库欣综合征表现,伴显著高血压,可见低钾血症性碱中毒。可产生过量雄激素,女性呈多毛、痤疮、阴蒂肥大,可有腹痛、背痛、侧腹痛,体检可触及肿块。

5. 原发性色素沉着结节性肾上腺病

表现为不依赖 ACTH 的双侧肾上腺小结节性增生。患者多为儿童或青年,一部分患者的临床表现同一般库欣综合征;另一部分为家族性,呈显性遗传,往往伴面、颈、躯干皮肤及口唇、结膜、巩膜着色斑及蓝痣,还可伴皮肤、乳房、心房黏液瘤,睾丸肿瘤,垂体生长激素瘤等,称为卡尼综合征。患者血中 ACTH 低或测不到,大剂量地塞米松不能抑制。肾上腺体积正常或轻度增大,含许多结节,小者仅显微镜下可见,大者直径可达 5 mm,多为棕色或黑色,也可为黄棕色、蓝黑色。发病机制目前已知与蛋白激酶 A 的调节亚基 1α(*PRKAR1A*)发生突变有关。在多种肽类激素及神经递质通过与 G 蛋白偶联的膜受体信号转导通路中,

PRKAR1A 对蛋白激酶 A 的活性起抑制性调控作用，当其发生突变时，信号转导通路被激活，于是体内多种组织出现功能增强，细胞增殖。

6. 不依赖 ACTH 的肾上腺大结节性增生

双侧肾上腺增大，含有多个直径在 5 mm 以上的良性结节，一般无色素沉着。垂体 CT、MRI 检查均无异常发现。病情进展较腺瘤患者为缓。其病因现已知与 ACTH 以外的激素、神经递质的受体在肾上腺皮质细胞上异位表达有关，包括抑胃肽(GIP)、黄体生成素/人绒毛膜促性腺激素(LH/HCG)、精氨酸加压素等的受体，这些受体在被相应配体激活后使肾上腺皮质产生过量的皮质醇。受体异位表达所致的库欣综合征有一些特点，如 GIP 引起者餐后皮质醇分泌增多，而在清晨空腹时血皮质醇浓度并不高，甚至偏低；LH/HCG 所致库欣综合征者的症状在妊娠期及绝经后出现。

三、诊断与鉴别诊断

(一)诊断依据

1. 临床表现

有典型症状、体征者，从外观即可作出诊断，但早期以及不典型病例，特征性症状不明显或未被重视，而以某一系统症状就医者易于漏诊。

2. 各型库欣综合征共有的糖皮质激素分泌异常

皮质醇分泌增多，失去昼夜分泌节律，且不能被小剂量地塞米松抑制。①血浆皮质醇昼夜节律：正常成人早晨 8 时均值为(276±66)nmol/L(范围在 165～441 nmol/L)；下午 4 时均值为(129.6±52.4)nmol/L(范围在 55～248 nmol/L)；夜 12 时均值为(96.5±33.1)nmol/L(范围在 55～138 nmol/L)。库欣综合征患者血皮质醇浓度早晨高于正常，晚上不明显低于清晨(表示正常的昼夜节律消失)；②尿游离皮质醇多在 304 nmol/24 h 以上[正常成人尿游离皮质醇排泄量为 130～304 nmol/24 h，均值为(207±44)nmol/24 h]，因其能反映血中游离皮质醇水平，且少受其他色素干扰，诊断价值高；③小剂量地塞米松抑制试验：每 6 小时口服地塞米松 0.5 mg，或每 8 小时服 0.75 mg，连服 2 天，第 2 天尿 17-羟皮质类固醇不能被抑制到对照值的 50%以下，或尿游离皮质醇不能抑制到 55 nmol/24 h 以下；也可采用一次口服地塞米松法：测第 1 日血浆皮质醇作为对照值，当天午夜口服地塞米松 1 mg，次日晨血浆皮质醇不能抑制到对照值的 50%以下。

(二)病因诊断

甚为重要，不同病因患者的治疗不同，须熟悉掌握上述各型的临床特点，配合影像学检查，血、尿皮质醇增高程度，血 ACTH 水平(增高或仍处于正常范围提示为 ACTH 依赖型，如明显降低则为非 ACTH 依赖型)及地塞米松抑制试验结果，往往可作出正确的病因诊断及处理。最困难者为库欣病和异位 ACTH 综合征中缓慢发展型的鉴别；须时时警惕异位 ACTH 综合征的可能性，患者血 ACTH，血、尿皮质醇增高较为明显，大剂量地塞米松抑制试验抑制作用较差。胸部病变占异位 ACTH 综合征的 60%左右，常规摄 X 线胸片，必要时做胸部 CT 薄层(5 mm)检查，如仍未发现病变应做腹部影像学检查。

不同病因引起的库欣综合征的鉴别见表 6-5。

表 6-5　不同病因库欣综合征的实验室及影像学检查鉴别诊断

项目	垂体性库欣病	肾上腺皮质腺瘤	肾上腺皮质癌	异位 ACTH 综合征
尿 17-羟皮质类固醇	一般中度增多，为 55～83 μmol/24 h	同库欣病	明显增高，为 110～138 μmol/24 h	较肾上腺癌更高
尿 17-酮皮质类固醇	中度增多，约 69 μmol/24 h	可为正常或增高	明显增高，可达 173 μmol/24 h 以上	明显增高，173 μmol/24 h 以上
血、尿皮质醇	轻中度升高	轻中度升高	重度升高	较肾上腺癌更高
大剂量地塞米松抑制试验①	多数能被抑制，少数不能被抑制	不能被抑制	不能被抑制	不能被抑制，少数可被抑制
血浆 ACTH 测定	清晨略高于正常，晚上不像正常那样下降	降低	降低	明显增高，低度恶性者可轻度增高
ACTH 兴奋试验②	有反应，高于正常	约半数无反应，半数有反应	绝大多数无反应	有反应，少数异位 ACTH 分泌量特别大者无反应
低钾血症性碱中毒	严重者可有	无	常有	常有
蝶鞍 X 线片	小部分患者蝶鞍扩大	不扩大	不扩大	不扩大
蝶鞍区断层摄片，CT 扫描，MRI	大多显示微腺瘤，少数为大腺瘤	无垂体瘤表现	无垂体瘤表现	无垂体瘤表现
放射性碘化胆固醇肾上腺扫描	两侧肾上腺显像，增大	瘤侧显像，增大	癌侧显像，或不显影	两侧显像，增大
肾上腺超声检查，CT 扫描，MRI	两侧肾上腺增大	显示肿瘤	显示肿瘤	两侧肾上腺增大

注：①每次 2 mg，每 6 小时口服 1 次，连续 2 天，第 2 天尿 17-羟或尿游离皮质醇降至对照值的 50%以下者，表示被抑制；②ACTH 25 U 溶于 5%葡萄糖注射液 500 mL 中，静脉滴注 8 小时，共 2 天，正常人滴注日的尿 17-羟或尿游离皮质醇较基础值增加 2 倍以上。

(三)鉴别诊断

(1)肥胖症患者可有高血压、糖耐量减低、月经稀少或闭经，腹部可有条纹(大多数为白色，有时可为淡红色，但较细)。尿游离皮质醇不高，血皮质醇昼夜节律保持正常。

(2)酗酒兼有肝损伤者可出现假性库欣综合征，包括临床症状，血、尿皮质醇分泌增高，不被小剂量地塞米松抑制，在戒酒 1 周后生化异常即消失。

(3)抑郁症患者尿游离皮质醇、17-羟皮质类固醇、17-酮类固醇可增高，也可不被地塞米松正常地抑制，但无库欣综合征的临床表现。

四、治疗

应根据不同的病因进行相应的治疗。

1. 库欣病

(1)经蝶窦切除垂体微腺瘤为治疗本病的首选疗法。大部分患者可找到微腺瘤，摘除瘤后可治愈，少数患者手术后可复发。手术创伤小，并发症较少，术后可发生暂时性垂体-肾上腺皮质功能不足，须补充糖皮质激素，直至垂体-肾上腺功能恢复正常。

(2)如经蝶窦手术未能发现并摘除垂体微腺瘤或某种原因不能做垂体手术，对病情严重者，宜做一侧肾上腺全切，另一侧肾上腺大部分或全切除术，术后做激素替代治疗。术后应做垂体放疗，最好用直线加速器治疗。如不做垂体放疗，术后发生纳尔逊综合征的可能性较大，表现为皮肤黏膜色素沉着加深，血浆 ACTH 明显升高，并可出现垂体瘤或原有垂体瘤增大。

对病情较轻者以及儿童病例，可做垂体放疗，在放疗奏效之前用药物治疗，控制肾上腺皮质激素分泌过度。

(3)对垂体大腺瘤患者，须做开颅手术治疗，尽可能切除肿瘤，但往往不能完全切除，为避免复发，可在术后辅以放射治疗。

(4)影响神经递质的药物可用作辅助治疗，对于催乳素升高者，可试用溴隐亭治疗。此外，还可用血清素阻滞剂赛庚啶、γ-氨基丁酸促效剂丙戊酸钠治疗本病以及纳尔逊综合征，可取得一些效果。

(5)经上述治疗仍未满意奏效者可用阻滞肾上腺皮质激素合成的药物，必要时行双侧肾上腺切除术，术后激素替代治疗。

2. 肾上腺腺瘤

手术切除可获根治，与开腹手术比较，经腹腔镜切除一侧肿瘤术后恢复较快。腺瘤大多为单侧性，术后需较长期使用氢化可的松(20～30 mg/d)或可的松(25.0～37.5 mg/d)作替代治疗，因为长时期高皮质醇血症抑制垂体及健侧肾上腺的功能。在肾上腺功能逐渐恢复时，可的松的剂量也随之递减，大多数患者于 6 个月至 1 年或更久可逐渐停用替代治疗。

3. 肾上腺腺癌

应尽可能早期手术治疗。未能根治或已有转移者用肾上腺皮质激素合成阻滞剂治疗，减少肾上腺皮质激素的产生量。

4. 不依赖 ACTH 的小结节性或大结节性双侧肾上腺增生

做双侧肾上腺切除术，术后进行激素替代治疗。

5. 异位 ACTH 综合征

应治疗原发性恶性肿瘤，视具体病情选择手术、放疗和化疗。如能根治，库欣综合征可以缓解；如不能根治，则需要用肾上腺皮质激素合成阻滞剂。

6. 阻滞肾上腺皮质激素合成的药物

①米托坦(双氯苯二氯乙烷，o,p'-DDD)：可使肾上腺皮质束状带及网状带萎缩、出血、细胞坏死，主要用于肾上腺癌。开始每天 2～6 g，分 3～4 次口服，必要时可增至每日 8～10 g，直到临床缓解或达到最大耐受量，以后再减少至无明显不良反应的维持量。用药期间为避免肾上腺皮质功能不足，须适当补充糖皮质激素。不良反应有食欲减退、恶心、嗜睡、眩晕、头痛、乏力等；②美替拉酮(SU 4885，metyrapone)：能抑制肾上腺皮质 11β-羟化酶，从而抑制皮质醇的生物合成，每天 2～6 g，分 3～4 次口服。不良反应可有食欲减退、恶心、呕吐等；③氨鲁米特(aminoglutethimide)：此药能抑制胆固醇转变为孕烯醇酮，故皮质激素的合成受阻，对肾上腺癌不能根治的病例有一定疗效，每日用量为 0.75～1.0 g，分次口服；④酮康唑(ketoconazole)：可使皮质类固醇产生量减少，开始时每日 1000～1200 mg，维持量每日 600～800 mg。治疗过程中须观察肝功能，少数患者可出现严重肝功能损害。

7. 库欣综合征患者进行垂体或肾上腺手术前后的处理

一旦切除垂体或肾上腺病变，皮质醇分泌量锐减，有发生急性肾上腺皮质功能不全的危险，故手术前后需要妥善处理。于麻醉前静脉注射氢化可的松 100 mg，以后每 6 小时 1 次 100 mg，次日起剂量渐减，5～7 天可视病情改为口服生理维持剂量。剂量和疗程应根据疾病的病因、手术后临床状况及肾上腺皮质功能检查而定。

五、预后

经有效治疗后，病情有望在数个月后逐渐好转，向心性肥胖等症状减轻，尿糖消失，月经恢复，甚至可受孕。精神状态也有好转，血压下降。如病程已久，肾血管已有不可逆的损害者，则血压不易下降到正常。癌症的疗效取决于是否早期发现及能否完全切除。腺瘤如早期切除，预后良好。库欣病患者治疗后的疗效不一，应定期观察有无复发，或有无肾上腺皮质功能不足。如患者皮肤色素沉着逐渐增深，提示有纳尔逊综合征的可能性。

第七章　风湿性疾病

第一节　风湿热

一、概述

风湿热(rheumatic fever,RF)是一种因A组链球菌(group A streptococcus,GAS)感染引起的迟发性、非化脓性后遗症。该病具有多种临床表现,可能包括关节炎、心脏病、舞蹈病、皮下结节及边缘性红斑。反复发作后常遗留轻重不等的心脏损害,形成风湿性心脏病(rheumatic heart disease,RHD)。本病多发于冬春阴雨季节,寒冷和潮湿是重要的诱因。任何年龄均可发病,最常见人群是5～15岁的儿童和青少年,3岁以内的婴幼儿极少见。

二、临床表现

(一)症状与体征

1.前驱症状

在典型症状出现前1～6周,常有咽喉炎或扁桃体炎等上呼吸道GAS感染表现,如发热、咽痛、颌下淋巴结肿大、咳嗽等。半数患者的前驱症状轻微或短暂。

2.典型表现

以下表现可单独或合并出现,并可产生许多临床亚型。

(1)关节炎:最常见。呈游走性、多发性关节炎。关节疼痛通常在2周内消退,发作后无遗留变形,但常反复发作,水杨酸制剂对缓解关节症状疗效颇佳。

(2)心脏病:患者常有运动后心悸、气短、心前区不适。二尖瓣炎时可有心尖区高调、收缩期吹风样杂音或短促低调舒张中期杂音(Carey coombs杂音)。主动脉瓣炎时在心底部可听到舒张中期柔和吹风样杂音。窦性心动过速(入睡后心率仍＞100次/分)常是心脏病的早期表现。心包炎多为轻度,超声心动图可发现心包积液。心脏病严重时可出现充血性心力衰竭;心脏病可以单独出现,也可与其他症状同时出现。

(3)环形红斑:发生率为6%～25%。皮疹为淡红色环状红斑,中央苍白,时隐时现,骤起,数小时或1～2天消退,分布在四肢近端和躯干。常在GAS感染后较晚期才出现。

(4)皮下结节:为稍硬、无痛性小结节,位于关节伸侧的皮下组织,尤其是肘、膝、腕、枕或胸腰椎棘突处,与皮肤无粘连,皮肤表面无红肿等炎症改变,发生率为2%～16%。

(5)舞蹈病:常发生于4～7岁儿童。为一种无目的、不自主的躯干或肢体动作,面部可表现为挤眉眨眼、摇头转颈、努嘴伸舌。须与其他神经系统的舞蹈症相鉴别。国内外报道发生率为3%～30%。

(6)其他:多汗、鼻出血、瘀斑、腹痛也不少见。

(二)实验室检查

1.链球菌感染指标

咽拭子培养阳性率为20%～25%;抗链球菌溶血素O(ASO)滴度超过1∶400为阳性,抗

DNA 酶-B 阳性率在 80%以上，两者联合阳性率可提高到 90%。以上检查只能证实患者在近期内有 GAS 感染。

2. 急性炎症反应指标与免疫学检查

80%的急性期患者红细胞沉降率（ESR）增快和 C 反应蛋白（CRP）升高。抗心肌抗体（AHRA），抗 A 组链球菌菌壁多糖抗体（ASP）和外周血淋巴细胞促凝血活性试验（PCA）可以为阳性。

（三）心电图及影像学检查

风湿性心脏病有窦性心动过速、P-R 间期延长和各种心律失常等改变。超声心动图可发现早期、轻症心脏病以及亚临床型心脏病，对轻度心包积液较敏感。心肌核素检查（ECT）可显示轻症及亚临床型心肌炎。

三、诊断要点

1. Jones（1992 年）AHA 修订标准

①主要表现：心脏病、多关节炎、舞蹈病、环形红斑、皮下结节；②次要表现：关节痛、发热、急性反应物（ESR、CRP）增高、心电图 P-R 间期延长；③有前驱链球菌感染的证据：咽喉拭子培养或快速链球菌抗原试验阳性、链球菌抗体效价升高。

如有前驱链球菌感染证据，并有 2 项主要表现或 1 项主要表现加 2 项次要表现者高度提示可能为急性风湿热。由于此标准主要是针对急性 RF，故又对下列情况作了特殊说明，即：①舞蹈病者；②隐匿发病或缓慢出现的心脏病；③有 RF 病史或现患 RHD，当再感染 GAS 时，有 RF 复发高度危险者，不必严格执行该标准。

2. 2002～2003 年 WHO 修订标准

WHO 对风湿热和风湿性心脏病分类诊断标准的内容强调了：①初发风湿热：2 项主要表现或 1 项主要及 2 项次要表现加上前驱 A 组链球菌感染证据；②复发性风湿热：不患有风湿性心脏病，2 项主要表现或 1 项主要及 2 项次要表现加上前驱 A 组链球菌感染证据；③复发性风湿热患有风湿性心脏病：2 项次要表现加上前驱 A 组链球菌感染证据，风湿性舞蹈病，隐匿发病的风湿性心脏病，其他主要表现或 A 组链球菌感染证据可不需要。

可见，2002～2003 年 WHO 修订标准：①对伴有风湿性心脏病的复发性 RF 的诊断明显放宽，只须具有 2 项次要表现及前驱链球菌感染证据即可确立诊断；②对隐匿发病的风湿性心脏病和舞蹈病的诊断也放宽，不需要有其他主要表现，即使前驱链球菌感染证据缺如也可作出诊断；③对多关节炎、多关节痛或单关节炎可能发展为风湿热给予重视，以避免误诊及漏诊。

四、治疗方案及原则

治疗原则包括如下四方面：去除病因，消除链球菌感染灶；抗风湿治疗，迅速控制临床症状；治疗并发症和合并症，改善预后；实施个体化处理原则。

1. 一般治疗

适当休息，避免劳累和刺激。

2. 抗生素应用

目的是消除咽部链球菌感染，避免 RF 反复发作。迄今为止，青霉素仍被公认是杀灭链球菌最有效的药物。如青霉素过敏，可改用头孢菌素类或红霉素和阿奇霉素等。

3. 抗风湿治疗

单纯关节受累，首选非甾体抗炎药，常用阿司匹林，开始剂量成人为 3～4 g/d，小儿为 80～100 mg/(kg・d)，分 3～4 次口服。也可用其他非甾体抗炎药。发生心肌炎者，一般采用糖皮质激素治疗，常用泼尼松，开始剂量成人为 30～40 mg/d，小儿为 1.0～1.5 mg/(kg・d)，分 3～4 次口服，病情缓解后减量至 10～15 mg/d 维持治疗。有心包炎、心肌炎并急性心力衰竭者可静脉注射地塞米松 5～10 mg/d 或滴注氢化可的松 200 mg/d，至病情改善后改口服糖皮质激素治疗。单纯关节炎治疗 6～8 周，心脏炎最少治疗 12 周。

舞蹈病：首选丙戊酸，该药无效或严重舞蹈病如瘫痪的患者，可应用卡马西平治疗。其他多巴胺受体阻滞剂如氟哌啶醇也可能有效。

五、预防

风湿热发作的预防措施如下。

1. 初发预防(一级预防)

是指儿童(包括 4 岁以上的儿童)、青年、成人，有发热、咽喉痛拟诊上呼吸道链球菌感染者，为避免其诱发 RF，给予青霉素或其他有效抗生素治疗。青霉素过敏者，可选用磺胺类、头孢菌素、红霉素、阿奇霉素，疗程也为 5 天。

2. 再发预防(二级预防)

是指对有 RF 史或已患 RHD 者持续应用有效抗生素，避免 GAS 侵入而诱发 RF 再发。复发多于前次发病后 5 年内发生，故再发预防不论有无遗留瓣膜病变，应在初次 RF 发病后开始施行，目的是避免 RF 再发，防止心脏损害加重。

六、预后

约 70%的急性 RF 患者可在 2～3 个月内恢复。急性期心脏受累者如不及时合理治疗，可发生心脏瓣膜病。

第二节　类风湿关节炎

一、概述

类风湿关节炎(rheumatoid arthritis，RA)是一种以侵蚀性、对称性多关节炎为主要临床表现的慢性、全身性自身免疫性疾病，确切发病机制不明，基本病理改变为关节滑膜的慢性炎症、血管翳形成，并逐渐出现关节软骨和骨破坏，最终导致关节畸形和功能丧失。早期诊断、早期治疗至关重要。本病呈全球性分布，是造成人类丧失劳动力和致残的主要原因之一。流行病学资料显示，RA 可发生于任何年龄，80%发病于 35～50 岁，女性患者为男性的 2～3 倍。我国 RA 的患病率为 0.32%～0.36%。

二、病因和发病机制

病因和发病机制复杂，在遗传、感染、环境等多因素共同作用下，自身免疫反应导致的免疫损伤和修复是RA发生和发展的基础。

1. 遗传易感性

流行病学调查显示，RA的发病与遗传因素密切相关，家系调查显示RA现症者的一级亲属患RA的概率为11%。大量研究发现*HLA-DRB1*等位基因突变与RA发病相关。

2. 环境因素

未证实有导致本病的直接感染因子，但目前认为一些感染如细菌、支原体和病毒等可能通过被感染激活的T、B等淋巴细胞，分泌致炎因子，产生自身抗体，影响RA的发病和病情进展，感染因子的某些成分也可通过分子模拟导致自身免疫反应。吸烟能够显著增加RA发生的风险，并且与抗环瓜氨酸肽抗体（ACPA）阳性的RA更相关。

3. 免疫紊乱

免疫紊乱是RA主要的发病机制，活化的$CD4^+$ T细胞和MHC-Ⅱ型阳性的抗原提呈细胞（antigen presenting cell，APC）浸润关节滑膜。关节滑膜组织的某些特殊成分或体内产生的内源性物质也可能作为自身抗原被APC提呈给活化的$CD4^+$ T细胞，启动特异性免疫应答，导致相应的关节炎症状。此外，活化的B细胞、巨噬细胞及滑膜成纤维细胞等作为抗原提呈及自身抗体来源细胞，在RA滑膜炎症性病变的发生及演化中发挥了重要作用。

三、病理

RA的基本病理改变是滑膜炎，急性期滑膜表现为渗出和细胞浸润，滑膜下层小血管扩张，内皮细胞肿大、细胞间隙增大，间质有水肿和中性粒细胞浸润。病变进入慢性期，滑膜变得肥厚，形成许多绒毛样突起，突向关节腔内或侵入到软骨和软骨下的骨质。绒毛又名血管翳（pannus），有很强的破坏性，是造成关节破坏、畸形、功能障碍的病理基础。这种绒毛在显微镜下呈现为滑膜细胞层由原来的1～3层增生到5～10层或更多，其中大部分为具有巨噬细胞样功能的A型细胞及成纤维细胞样的B型细胞。滑膜下层有大量淋巴细胞，呈弥漫状分布或聚集成结节状，如同淋巴滤泡。其中大部分为$CD4^+$ T细胞，其次为B细胞和浆细胞。另外尚出现新生血管和大量被激活的成纤维样细胞以及随后形成的纤维组织。

血管炎可发生在RA关节外的任何组织。它累及中、小动脉和（或）静脉，管壁有淋巴细胞浸润、纤维素沉着，内膜有增生，导致血管腔狭窄或堵塞。类风湿结节是血管炎的一种表现，结节中心为纤维素样坏死组织，周围有上皮样细胞浸润，排列成环状，外被以肉芽组织。肉芽组织间有大量的淋巴细胞和浆细胞。

四、临床表现

RA的临床表现个体差异大，多为慢性起病，以对称性双手、腕、足等多关节肿痛为首发表现，常伴有晨僵，可伴有乏力、低热、肌肉酸痛、体重下降等全身症状。少数则急性起病，在数天内出现典型的关节症状。

（一）关节表现

1. 晨僵

是指关节部位的僵硬和胶着感。晨起明显，活动后减轻。持续时间超过1小时者意义较大。常作为观察本病活动的指标之一，但主观性很强。可见于多种关节炎，但RA最突出。

2. 关节痛与压痛

往往是最早的症状，最常出现的部位为腕、掌指、近端指间关节，其次是足趾、膝、踝、肘、肩等关节。多呈对称性、持续性，但时轻时重，疼痛的关节往往伴有压痛，受累关节的皮肤可出现褐色色素沉着。

3. 关节肿胀

多因关节腔积液、滑膜增生和软组织水肿所致。凡受累的关节均可肿胀，常见的部位与关节痛部位相同，也多呈对称性。

4. 关节畸形

见于较晚期患者，关节周围肌肉的萎缩、痉挛则使畸形更为加重。最为常见的关节畸形是掌指关节的半脱位、手指向尺侧偏斜和呈“天鹅颈”样及“纽扣花样”表现及腕和肘关节强直。

5. 特殊关节表现

(1)颈椎关节：超过 80%的患者出现颈椎关节受累，特别是病情长期控制不佳者，表现为颈痛、活动受限，最严重的表现为寰枢椎关节(C_1～C_2)半脱位，可导致脊髓受压。

(2)肩、髋关节：其周围有较多肌腱等软组织包围，因此很难发现关节肿胀。最常见的症状是局部疼痛和活动受限，髋关节往往表现为臀部及下腰部疼痛。

(3)颞颌关节：表现为讲话或咀嚼时疼痛加重，严重者有张口受限。

6. 关节功能障碍

关节肿痛和结构破坏都会引起关节活动障碍。美国风湿病学会将因本病影响生活的程度分为 4 级：Ⅰ级：能照常进行日常生活和各项工作；Ⅱ级：可进行一般的日常生活和某种职业工作，但参与其他项目活动受限；Ⅲ级：可进行一般的日常生活，但参与某种职业工作或其他项目活动受限；Ⅳ级：日常生活的自理和参与工作的能力均受限。

(二)关节外表现

1. 皮肤类风湿结节

是本病较常见的关节外表现，可见于 30%～40%的患者，往往类风湿因子(RF)阳性且病情活动，男性多见，多有长期大量吸烟史；如 RF 阴性的类风湿结节需要进行仔细的鉴别诊断。类风湿结节可发生于任何部位，但多位于关节隆突部及受压部位的皮下，如前臂伸面、尺骨鹰嘴下方、跟腱、滑囊等处。结节大小不一，直径由数毫米至数厘米不等，质硬、无压痛，对称性分布。此外，几乎所有脏器如心、肺、胸膜、眼等均可累及。其存在提示 RA 病情活动。

2. 类风湿血管炎

通常见于长病程、血清 RF 阳性且病情活动的 RA 患者，整体发病率不足 1.0%。其皮肤表现各异，包括瘀点、紫癜、指(趾)坏疽、梗死、网状青斑，病情严重者可出现下肢深大溃疡。须积极应用免疫抑制剂治疗。

3. 心脏受累

心包炎最常见，多见于 RF 阳性、有类风湿结节的患者。但不足 10%的患者会出现临床症状，近半数患者可通过超声心动图检查发现。

4. 肺受累

肺受累很常见，其中男性多于女性，有时可为首发症状。

(1)肺间质病变：是最常见的肺病变，见于约 30%的患者，主要表现为活动后气短、肺纤维化。肺功能和肺影像学检查如肺部高分辨 CT 有助于早期诊断。

(2)胸膜炎:见于约 10%的患者。为单侧或双侧少量胸腔积液,偶为大量胸腔积液,胸腔积液呈渗出性,糖含量低。

(3)结节样改变:肺内出现单个或多个结节,为肺内的类风湿结节表现。结节有时可液化,咳出后形成空洞。尘肺患者合并 RA 时易出现大量肺结节,称为卡普兰综合征,也称类风湿性尘肺病。临床和胸部 X 线表现均类似肺内的类风湿结节,数量多,较大,可突然出现并伴关节症状加重。

5. 眼受累

最常见的表现为继发干燥综合征所致的干眼症,可能合并口干、淋巴结肿大,须结合自身抗体,经口腔科及眼科检查进一步明确诊断。

6. 神经系统受压

神经受压是 RA 患者出现神经系统病变的常见原因。如正中神经在腕关节处受压可出现腕管综合征,胫后神经在踝关节处受压可出现跗管综合征。RA 继发血管炎可以导致手足麻木或多发性单神经炎,均提示需要更积极的治疗。C_1～C_2 颈椎受累可出现脊髓病变。

7. 血液系统表现

正细胞正色素性贫血是最常见的血液系统表现,贫血程度与关节的炎症程度相关,在患者的炎症得到控制后,贫血也可得以改善。如出现小细胞低色素性贫血时,贫血可因病变本身或因服用非甾体抗炎药而造成胃肠道长期少量出血所致。在病情活动的 RA 患者常见血小板增多,与疾病活动度相关,病情缓解后可下降。费尔蒂综合征是指 RA 患者伴有脾大、中性粒细胞减少,有的甚至有贫血和血小板减少。RA 患者出现费尔蒂综合征时关节炎并非都处于活动期,但关节外表现非常突出,很多患者合并有下肢溃疡、色素沉着、皮下结节、关节畸形,以及发热、乏力、食欲减退和体重下降等全身表现。

8. 肾受累

本病的血管炎很少累及肾,偶有轻微膜性肾病、肾小球肾炎、肾内小血管炎以及肾脏的淀粉样变等报道。

五、实验室和辅助检查

(一)血液学改变

轻至中度贫血,以正细胞正色素性常见,多与病情活动程度相关。活动期患者血小板计数可增高。白细胞及分类多正常,免疫球蛋白升高,血清补体大多正常或者轻度升高,少数伴有血管炎者可出现补体降低。

(二)炎症标志物

红细胞沉降率(ESR)和 C 反应蛋白(CRP)常升高,是反映病情活动度的主要指标,病情缓解时可降至正常。

(三)自身抗体

1. 类风湿因子(RF)

是 RA 患者血清中针对 IgG Fc 片段上抗原表位的一类自身抗体,可分为 IgM、IgG 和

IgA型。常规工作中主要检测IgM型RF，RA患者中阳性率为75%～80%。但RF并非RA的特异性抗体，其他慢性感染、自身免疫性疾病及1%～5%的健康人群也可出现RF阳性，RF阴性也不能排除RA的诊断。

2. 抗环瓜氨酸肽抗体（ACPA）

是一类针对含有瓜氨酸化表位自身抗原的抗体统称，包括抗核周因子（APF）抗体、抗角蛋白抗体（AKA）、抗聚丝蛋白抗体（AFA）、环化瓜氨酸多肽（CCP）抗体和抗突变型瓜氨酸波形蛋白（MCV）抗体。其中抗CCP抗体敏感性和特异性均很高，约75%的RA患者出现，且具有很高的特异性（93%～98%），也可在疾病早期出现，与疾病预后相关。约15%的RA患者RF和ACPA均为阴性，称为血清学阴性RA。

（四）关节滑液

正常人关节腔内的滑液不超过3.5 mL。在关节有炎症时滑液增多，呈淡黄色透明、黏稠状，滑液中的白细胞明显增多，达5000～50 000/μL，约2/3为多核白细胞。临床上关节滑液检查可用于证实关节炎症，同时可鉴别感染和晶体性关节炎，如痛风、假性痛风等，但是尚不能通过关节滑液检查来确诊RA。

（五）关节影像学检查

1. X线检查

双手、腕关节以及其他受累关节的X线片对RA诊断、关节病变分期、病变演变的监测均很重要。早期可见关节周围软组织肿胀影、关节附近骨质疏松（Ⅰ期）；进而关节间隙变窄（Ⅱ期）；关节面出现虫蚀样改变（Ⅲ期）；晚期可见关节半脱位和关节破坏后的纤维性和骨性强直（Ⅳ期）。

2. 关节MRI

对早期诊断极有意义。可以显示关节软组织病变、滑膜水肿、增生和血管翳形成，以及骨髓水肿等，较X线更敏感。

3. 关节超声

高频超声能够清晰显示关节腔、关节滑膜、滑囊、关节腔积液、关节软骨厚度及形态等，能够反映滑膜增生情况，也可指导关节穿刺及治疗。

（六）关节镜及针刺活检

关节镜对诊断及治疗均有价值，针刺活检是一种操作简单、创伤小的检查方法，应用已经日趋成熟。

六、诊断与鉴别诊断

（一）诊断

RA的临床诊断主要基于慢性关节炎的症状和体征、实验室及影像学检查。目前RA的诊断普遍采用美国风湿病学会（ACR）1987年修订的分类标准，见表7-1，符合7项条目中至少4项可诊断RA。其敏感性为94%，特异性为89%，但对于早期、不典型及非活动期RA易漏诊。2010年ACR和欧洲抗风湿病联盟（EULAR）联合提出了新的RA分类标准和评分系统，见表7-2，该标准包括关节受累情况、血清学指标、滑膜炎持续时间和急性时相反应物四部分，总得分 6 分以上可确诊 RA。

表 7-1　ACR 1987 年修订的 RA 分类标准

1. 晨僵	关节或周围晨僵持续至少 1 小时
2. ≥3 个关节区的关节炎	医生观察到下列 14 个关节区域（两侧的近端指间关节，掌指关节，腕、肘、膝、踝及跖趾关节）中至少 3 个有软组织肿胀或积液（不是单纯骨隆起）
3. 手关节炎	腕、掌指或近端指间关节区中，至少有 1 个关节区肿胀
4. 对称性关节炎	左、右两侧关节同时受累（双侧近端指间关节、掌指关节及跖趾关节受累时，不一定绝对对称）
5. 类风湿结节	医生观察到在骨突部位、伸肌表面或关节周围有皮下结节
6. 血清 RF 阳性	任何检测方法证明血清中 RF 含量升高（所用方法在健康人群中阳性率<5%）
7. 影像学改变	在手和腕的后前位像上有典型的 RA 影像学改变：必须包括骨质侵蚀或受累关节及其邻近部位有明确的骨质脱钙

注：以上 7 项中满足 4 项或者 4 项以上并除外其他关节炎者可诊断为 RA（要求第 1～第 4 项病程至少持续 6 周）。

表 7-2　2010 年 ACR/EULAR 的 RA 分类标准

项目	数量	评分
关节受累情况		（0～5 分）
中大关节	1 个	0
	2～10 个	1
小关节	1～3 个	2
	4～10 个	3
至少 1 个为小关节	>10 个	5
血清学指标		（0～3 分）
RF 和抗 CCP 抗体均阴性		0
RF 或抗 CCP 抗体低滴度阳性		2
RF 或抗 CCP 抗体高滴度阳性（正常上限 3 倍）		3
滑膜炎持续时间		（0～1 分）
<6 周		0
≥6 周		1
急性时相反应物		（0～1 分）
CRP 和 ESR 均正常		0
CRP 或 ESR 异常		1

注：受累关节指关节肿胀疼痛，小关节包括掌指关节、近端指间关节、第 2～第 5 跖趾关节、腕关节，不包括第 1 腕掌关节、第 1 跖趾关节和远端指间关节；大关节指肩、肘、髋、膝和踝关节。

（二）鉴别诊断

RA 须与以下疾病进行鉴别。

1. 骨关节炎

中老年人多发。主要累及膝、脊柱等负重关节。活动时关节疼痛加重，可有关节肿胀和积液，休息后减轻。手骨关节炎常多影响远端指间关节，尤其在远端指间关节出现赫伯登（Heberden）结节和近端指关节出现布夏尔（Bouchard）结节时有助于诊断。膝关节有摩擦感，

RF、ACPA 均为阴性。X 线示关节边缘呈唇样增生或骨疣形成，如出现关节间隙狭窄多为非对称性。

2. 强直性脊柱炎

青年男性多见，主要侵犯骶髂及脊柱关节。当周围关节受累，特别是以膝、踝、髋关节为首发症状者，须与 RA 相鉴别。强直性脊柱炎多见于青壮年男性，外周关节受累以非对称性的下肢大关节炎为主，极少累及手关节，X 线检查可见骶髂关节骨质破坏、关节融合等。可有家族史，90%以上患者 HLA-B27 阳性，RF 阴性。

3. 银屑病关节炎

多于银屑病若干年后发生，部分患者表现为对称性多关节炎，与 RA 相似。但本病累及远端指关节处更明显，且表现为该关节的附着端炎和手指炎。同时可有骶髂关节炎和脊柱炎，血清 RF 多为阴性，HLA-B27 可为阳性。

4. 系统性红斑狼疮

部分患者以指关节肿痛为首发症状，也可有 RF 阳性、ESR 和 CRP 增高，而被误诊为 RA。然而本病的关节病变一般为非侵蚀性，且关节外的系统性症状如蝶形红斑、脱发、皮疹、蛋白尿等较突出。抗核抗体、抗双链 DNA 抗体等为阳性。

5. 其他病因的关节炎

关节炎类疾病有多种，均各自有其原发病特点，在充分了解相关的疾病后鉴别一般不难。

(三)病情判断

判断 RA 的活动性指标包括疲劳的程度、晨僵持续时间、关节疼痛和肿胀的数目和程度以及炎性指标(如 ESR、CRP 等)。临床上可采用 DAS28 等标准评判病情活动度。此外，RA 患者就诊时应对影响其预后的因素进行分析，这些因素包括病程、躯体功能障碍(如 HAQ 评分)、关节外表现、血清中自身抗体是否阳性，以及早期出现 X 线提示的骨破坏等。

七、治疗

目前 RA 不能根治，最佳的治疗方案需要临床医生与患者之间共同协商制订，应按照早期、达标、个体化方案治疗原则，密切监测病情，减少致残。治疗的主要目标是达到临床缓解或低疾病活动度，临床缓解的定义是没有明显的炎症活动症状和体征。

治疗措施包括：一般性治疗、药物治疗、外科手术治疗等，其中以药物治疗最为重要。

(一)一般治疗

包括患者教育、休息、关节制动(急性期)、关节功能锻炼(恢复期)、物理疗法等。卧床休息只适宜于急性期、发热以及内脏受累的患者。

(二)药物治疗

治疗 RA 的常用药物分为五大类，即非甾体抗炎药(NSAIDs)、传统 DMARDs、生物 DMARDs、糖皮质激素(GC)及植物药等。初始治疗必须应用一种 DMARDs。

1. 非甾体抗炎药(NSAIDs)

具有镇痛抗炎作用，是缓解关节炎症状的常用药，但控制病情方面作用有限，应与抗风湿药物(DMARDs)同服。选择药物需注意胃肠道反应等不良反应；避免两种或两种以上 NSAIDs 同时服用；选择性 COX-2 抑制剂可以减少胃肠道不良反应。NSAIDs 可增加心血管事件的发生，因而应谨慎选择药物并以个体化为原则。

2. 传统 DMARDs

该类药物较 NSAIDs 发挥作用慢，需 1～6 个月，不具备明显的镇痛和抗炎作用，但可延缓和控制病情进展。RA 一经确诊，都应早期使用 DMARDs 药物，药物的选择和应用方案要根据患者病情活动性、严重性和进展而定，视病情可单用也可采用两种及以上 DMARDs 药物联合使用。各个 DMARDs 有其不同的作用机制及不良反应，在应用时须谨慎监测。现将本类药物中常用者详述如下。

(1)甲氨蝶呤(methotrexate，MTX)：RA 治疗的首选用药，也是联合治疗的基本药物。本药抑制细胞内二氢叶酸还原酶，使嘌呤合成受抑制。每周 7.5～20 mg，以口服为主，也可静脉注射或肌内注射，须向患者着重强调每周 1 次的给药频率。通常 4～6 周起效，疗程至少为半年。不良反应有肝损害、胃肠道反应、骨髓抑制和口炎等，用药前 3 个月每 4～6 周查血常规、肝肾功能，如稳定后可改为每 3 个月监测一次，肾功能不全者须注意减量。

(2)来氟米特(leflunomide，LEF)：主要抑制合成嘧啶的二氢乳清酸脱氢酶，使活化淋巴细胞的生长受抑制。口服，每日 10～20 mg。主要不良反应有胃肠道反应、肝损伤、脱发、骨髓抑制和高血压等。有致畸作用，孕妇禁用。

(3)抗疟药：包括羟氯喹和氯喹，前者应用较多，每日 0.2～0.4 g，分 2 次服。肝、肾相关不良反应较小，无须常规监测。用药前和治疗期间须检查眼底，以监测该药可能导致的视网膜损害。

(4)柳氮磺吡啶：剂量为每日 1～3 g，分 2～3 次服用，由小剂量开始，会减少不良反应，对磺胺过敏者慎用。

(5)其他 DMARDs：①金制剂和青霉胺，现很少使用；②硫唑嘌呤，抑制细胞核酸的合成和功能，每日口服剂量为 100 mg，病情稳定后可改为 50 mg 维持，服药期间须监测血象及肝、肾功能，须特别注意粒细胞减少症；③环孢素，每日剂量为 2.5～5 mg/kg，分 1～2 次口服，其突出的不良反应为血肌酐和血压上升，服药期间宜严密监测。

3. 生物 DMARDs

是近 30 年来类风湿关节炎治疗的一个革命性进展，其治疗靶点主要针对细胞因子和细胞表面分子。TNF-α 阻滞剂是首次获批治疗 RA 的靶向药物，还包括 IL-1 阻滞剂、IL-6 阻滞剂、CD20 单克隆抗体、细胞毒 T 细胞活化抗原-4(cytotoxic T lymphocyte activation antigen-4，CTLA-4)抗体。目前使用最普遍的是 TNF-α 阻滞剂、IL-6 阻滞剂。如最初 DMARDs 方案治疗未能达标，或存在有预后不良因素时应考虑加用生物制剂。为增加疗效和减少不良反应，本类生物制剂宜与 MTX 联合应用。其主要的不良反应包括注射部位反应和输液反应，可能增加感染，尤其是结核感染的风险，有些生物制剂长期使用会使发生肿瘤的潜在风险增加。用药前应筛查结核，除外活动性感染和肿瘤。

4. 糖皮质激素(GC)

GC 有强大的抗炎作用，能迅速缓解关节肿痛症状和全身炎症，GC 治疗 RA 的原则是小剂量、短疗程。使用 GC 必须同时应用 DMARDs，仅作为 DMARDs 的“桥梁治疗(bridge therapy)”。低至中等剂量的 GC 与 DMARDs 药物联合应用在初始治疗阶段对控制病情有益，当临床条件允许时应尽快递减 GC 用量至停用。有关节外表现，如伴有心、肺、眼和神经系统等器官受累，特别是继发血管炎的 RA 患者，应予以中到大量 GC 治疗。关节腔注射 GC 有利于减轻关节炎症状，但过频的关节腔穿刺可能增加感染风险，并可发生类固醇晶体性关节炎，一年内不宜超过3次。使用GC患者均应注意补充钙剂和维生素D，避免骨质疏松。

5.植物药制剂

已有多种治疗RA的植物制剂，如雷公藤多苷、白芍总苷、青藤碱等，对缓解关节症状有较好作用，长期控制病情的作用尚待进一步研究证实。其中雷公藤多苷最为常用，应注意其性腺抑制、骨髓抑制、肝损伤等不良反应。

(三)外科治疗

包括人工关节置换和滑膜切除手术，前者适用于较晚期有畸形并失去功能的关节，滑膜切除术可以使病情得到一定的缓解，但当滑膜再次增生时病情又趋复发，所以必须同时应用DMARDs。

八、预后

RA患者的预后与病程长短、病情程度及治疗有关。近年来，随着人们对RA的认识加深、传统DMARDs正确应用以及生物DMARDs的不断涌现，RA的预后明显改善，经早期诊断、规范化治疗，80%以上RA患者能实现病情缓解，只有少数最终致残。

第三节　成人斯蒂尔病

一、概述

成人斯蒂尔病(adult onset Still disease，AOSD)是一组病因不明的临床综合征，主要以高热、一过性皮疹、关节炎、关节痛、咽痛和白细胞计数升高为临床表现，常伴有肝、脾、淋巴结肿大。成人斯蒂尔病可见于任何年龄阶段，女性稍多于男性，年轻患者居多，16～35岁多发，呈世界性分布。发病率和患病率在不同人种中并不一致，有报道发病率低于1/10万，我国尚无这方面的报道。约34%的AOSD可自发缓解，24%呈间歇性发作，36%转为慢性。

二、病因和发病机制

成人斯蒂尔病的病因和发病机制至今仍然不清楚。现有的研究证实，成人斯蒂尔病患者存在细胞免疫和体液免疫异常。现已发现单核-巨噬细胞活化是成人斯蒂尔病发病的重要环节，活化的单核-巨噬细胞生成大量的细胞因子，参与疾病的发生、发展。成人斯蒂尔病活动期患者血清中存在高水平的IL-1β、TNF-α、IFN-γ、IL-6、IL-18等细胞因子；IL-18和血清铁蛋白水平明显相关，可作为诊断疾病和判断疾病活动度的指标之一；IL-18和TNF-α可为成人斯蒂尔病治疗的靶点，已有针对性药物应用于临床治疗。

虽然本病的发病机制不甚清楚，但从本质上来讲不是感染。从目前已有的研究来看，本病发病机制是通过各种免疫活性细胞之间的相互作用、致炎细胞因子的刺激，引起体内无菌性炎症反应，产生高热、关节肌肉疼痛等一系列症状，并且在后续病程中还能维持炎症的持续状态。

三、临床表现

1.特征性症状

发热、皮疹、关节痛/关节炎是成人斯蒂尔病最主要的临床症状和体征。发热是本病最突出的症状，几乎见于所有患者，往往贯穿整个疾病过程。热型以持续性弛张热多见，体温最高可达 39～40℃，一日内可有 1～2 次高峰，无须处理可自行恢复正常。也可呈现稽留热或不规则热型。皮疹是本病另一常见的临床表现，约 85%的患者可出现橘红色斑疹或斑丘疹，也可为荨麻疹、结节性红斑、紫癜，主要分布在四肢近端、颈部及躯干。皮疹多于高热时出现，热退消失，呈一过性，消退后不留痕迹。关节痛/关节炎是本病另一主要症状，常与发热伴行，高热时加重，热退后减轻，任何关节均可受累，常见累及关节为膝和腕关节，踝、肩、肘、近端指间关节、掌指关节、远端指间关节也可受累。反复受累的关节可逐渐出现侵袭性关节炎，导致受累关节强直、活动受限。

2. 其他症状

疾病早期，70%的患者可出现咽痛，发热时加重、热退缓解。可见咽部充血、咽后壁淋巴滤泡增生及扁桃体肿大，但咽拭子培养阴性，抗生素治疗无效。淋巴结肿大、肝脾大、腹痛、胸膜炎、心包积液、心肌炎、肺炎也可见于本病。神经系统病变、肾脏损害少见，少数严重患者可出现急性肝衰竭、呼吸功能衰竭、充血性心力衰竭、弥散性血管内凝血及噬血细胞综合征等。

四、实验室检查

本病是异质性疾病，临床表现差异大、缺乏特异性，常难以与其他系统损害性疾病、感染性疾病等相鉴别。需要借助相关检查排除其他疾病来帮助确诊。本病诊断缺乏特异性抗体，90%患者的实验室检查中可出现以中性粒细胞增高为主的外周血白细胞计数增高，常波动在（10～20）$\times 10^9$/L，部分患者可达 50×10^9/L，可呈类白血病反应。半数患者血小板计数升高，可合并正细胞正色素性贫血。骨髓粒细胞增生活跃，核左移，胞质中有中毒颗粒，但病原学培养为阴性。本病患者的急性炎症时 C 反应蛋白和红细胞沉降率明显增高，血清铁蛋白有助于本病诊断，在疾病活动期显著增高，可作为疾病活动和检测治疗效果的指标。近年来有研究显示糖化铁蛋白在成人斯蒂尔病中下降显著，可作为更具特异性的诊断指标；有报道糖化铁蛋白下降结合血清铁蛋白升高诊断成人斯蒂尔病的敏感性为 67%、特异性为 84%。本病患者的免疫学检查、病原学培养常为阴性。

五、诊断

本病目前无特异诊断方法，主要依靠临床判断，并充分排除其他疾病方能作出正确诊断。如出现不明原因发热、伴随发热的一过性皮疹、与发热相关的关节痛/关节炎、外周血以中性粒细胞增高为主的白细胞显著增高、血清铁蛋白明显增高、自身抗体阴性、抗生素治疗无效而激素有效等情况，须警惕存在本病的可能。

目前使用的诊断标准主要是日本标准（Yamaguci 标准）、美国 Cush 标准及 2002 年 Fautrel 标准。其中日本标准被认为诊断成人斯蒂尔病准确性最好，敏感性为 78.57%～96.2%，特异性为 87.1%～92.1%。

Yamaguchi 标准：①主要标准：发热≥39℃并持续 1 周以上；关节炎/关节痛持续 2 周以上；典型皮疹；白细胞≥10×10^9/L 且 80%以上为多形核白细胞；②次要标准：咽痛；淋巴结和（或）脾大；肝功能异常；类风湿因子和抗核抗体阴性；③排除标准：排除肿瘤性疾病、感染性疾病和其他风湿性疾病。

符合 5 条或 5 条以上(其中主要标准必备至少 2 条)可考虑诊断成人斯蒂尔病。

Cush 标准:①必备条件:发热≥39℃;关节炎/关节痛;类风湿因子<1∶80;抗核抗体<1∶100;②另外具备以下 2 项:皮疹;血白细胞≥15×10^9/L;胸膜炎/心包炎;肝大或脾大或淋巴结肿大。

Fautrel 标准:①主要标准:发热≥39℃;关节痛;一过性皮肤红斑;咽炎;多形核白细胞≥80%;糖基化铁蛋白≤20%;②次要标准:皮肤斑丘疹;血白细胞≥10×10^9/L。满足≥4 项主要标准或 3 项主要标准+2 项次要标准时考虑本病的诊断。

六、治疗与预后

治疗主要是针对发病机制中已经明确的参与疾病发生发展的细胞因子、致炎因子等。目前主要的治疗药物为:非甾体抗炎药、糖皮质激素及免疫抑制剂。非甾体抗炎药可首选用于轻型患者,约 1/4 患者可缓解且预后良好,但应用过程中须警惕药物不良反应。糖皮质激素是本病治疗的首选药物,特别是非甾体抗炎药治疗效果不佳者、减量复发者或伴随系统损害的患者。免疫抑制剂可有效协同糖皮质激素控制病情,并有助于减少糖皮质激素的用药剂量,是有效减少激素相关不良反应的重要药物。甲氨蝶呤已被证实对本病的控制和预防复发有效。另外,硫唑嘌呤、羟氯喹、环磷酰胺、环孢素等也对本病有不同疗效。

对于严重的患者还可采用大剂量免疫球蛋白静脉注射、血浆置换、免疫吸附等方法封闭和清除体内大量产生的细胞因子和异常免疫球蛋白,起到治疗作用。TNF-α 抑制剂、IL-1 抑制剂、IL-6 抑制剂可针对细胞因子靶向作用,应用于重症、难治、复发及疾病高活动度患者,能有效缓解临床症状。

本病过程多样化,多数患者预后良好。多数患者如果在发病第一年内接受诊治,可有效缓解不再复发;少数患者可在缓解后复发,但大多复发症状较初发症状轻,少数患者呈现慢性疾病持续活动状态,可逐渐出现关节畸形。发病时即伴随重要脏器损害的患者可出现脏器功能不全,甚至死亡。

第四节　干燥综合征

干燥综合征是一种以侵犯泪腺、唾液腺等外分泌腺体,B 淋巴细胞异常增殖,组织淋巴细胞浸润为特征的弥漫性结缔组织病。临床上主要表现为干燥性角结膜炎和口腔干燥症,还可累及内脏器官。本病分为原发性和继发性两类,后者指继发于另一诊断明确的结缔组织病或其他疾病者。本节主要讲述原发性干燥综合征(primary Sjögren syndrome,PSS)。

一、流行病学

据估测,我国 PSS 的患病率为 0.29%～0.77%,老年人的患病率为 2%～4.8%。女性多见,男女发病比为 1∶9～1∶10。任何年龄均可发病,好发年龄为 30～60 岁,是一种较常见的风湿性疾病。

二、病因和发病机制

PSS的确切病因和发病机制不明。遗传、感染、环境等多因素参与发病。研究显示HLA-DRB1*0301、DQA1*0501、DQB1*0201单倍体型与PSS发病易感的相关性最强；易感人群在感染某些病毒如EB病毒后，可以诱发自身免疫反应。外周血T细胞减少、B细胞过度增殖是PSS患者免疫异常的最突出特点。异常增殖的B细胞分化为浆细胞，产生大量免疫球蛋白及自身抗体，尤其是抗SSA和SSB抗体。除自身免疫反应外，PSS还伴有明显的炎症过程，通过多种细胞因子和炎症介质造成组织损伤，尤其在外分泌腺体。

三、病理

本病主要累及外分泌腺体，以唾液腺和泪腺为代表，表现为腺体导管扩张、狭窄及腺体间质大量淋巴细胞浸润，小唾液腺上皮细胞破坏和萎缩。类似病变还可出现在其他外分泌腺体，如皮肤、呼吸道、胃肠道和阴道黏膜，以及肾小管、胆小管、胰腺导管等具外分泌腺体功能的内脏器官。

四、临床表现

起病多隐匿，临床表现多样，主要与被破坏腺体的外分泌功能减退有关。

（一）局部表现

1. 口腔干燥症

唾液腺病变可引起下述症状。①口干：近80%的患者主诉口干，严重者需频频饮水，进食固体食物须以水送下；②猖獗性龋齿：牙齿逐渐变黑，继而小片脱落，最终只留残根，是本病的特征之一；③唾液腺炎：以腮腺受累最常见，约50%的患者有间歇性腮腺肿痛，累及单侧或双侧，可自行消退，持续肿大者应警惕恶性淋巴瘤的可能。少数患者有颌下腺、舌下腺肿大；④舌：表现为舌痛，舌面干、裂、潮红，舌乳头萎缩，呈“镜面舌”样改变。

2. 干燥性角结膜炎

因泪液分泌减少而出现眼干涩、异物感、磨砂感、少泪等症状，部分患者可因泪腺肿大表现为眼睑肿胀，角膜干燥严重者可致角膜溃疡，但穿孔失明者少见。

（二）系统表现

可出现全身症状，如乏力、低热等，约2/3的患者出现其他外分泌腺体和系统损害。

1. 皮肤黏膜

约1/4的患者出现皮疹，特征性的为高出皮面的紫癜样皮疹，多见于下肢，为米粒大小、边界清楚的丘疹，压之不褪色，分批出现，反复发作者可遗留色素沉着，与高球蛋白、冷球蛋白血症有关。还可有荨麻疹样皮疹、结节红斑等。

2. 肌肉骨骼

约80%的患者有关节痛，其中10%者有关节肿，多不严重，多数可自行缓解，发生关节破坏者极少；有些患者的关节表现和类风湿关节炎非常相似。3%～14%的患者有肌炎表现。

3. 肾

30%～50%的患者有肾损害，主要累及远端肾小管，表现为因肾小管酸中毒引起的周期性低钾性麻痹，严重者出现肾钙化、肾结石、肾性尿崩症及肾性骨病。近端肾小管损害较少见。部分患者肾小球损害较明显，可能与淀粉样变、免疫复合物沉积、药物不良反应等有关。

4. 呼吸系统

上、下呼吸系统均可受累，表现为鼻干、干燥性咽喉炎、干燥性气管/支气管炎，引起干咳，小气道受累者可出现呼吸困难。部分患者胸部影像学上表现为肺大疱、间质性肺炎等，一些患者可发展为呼吸衰竭，少数患者会出现肺动脉高压。

5. 消化系统

因黏膜层外分泌腺体破坏出现食管黏膜萎缩、萎缩性胃炎、慢性腹泻等非特异症状。肝脏损害见于约 20%的患者，临床上可无相关症状，部分患者并发免疫性肝病，以原发性胆汁性胆管炎多见。部分患者出现亚临床胰腺炎，导致慢性胰腺炎者也非罕见。

6. 神经系统

周围和中枢神经系统均可累及，以周围神经损害多见。可出现感觉、运动神经异常，偏瘫，横断性脊髓炎等，也有无菌性脑膜炎、视神经脊髓炎和多发性硬化的报道。

7. 血液系统

可出现白细胞减少和(或)血小板减少。PSS 患者发生淋巴瘤的危险较普通人群高近 40 倍，多为大 B 细胞来源的非霍奇金淋巴瘤。持续腮腺肿大，新近出现的白细胞减少、贫血，单克隆球蛋白、原有自身抗体消失提示可能发展为淋巴瘤。

8. 甲状腺疾病

近 45%的患者出现甲状腺功能异常，约 20%的患者同时伴有自身免疫性甲状腺炎的表现。

五、实验室和其他检查

(一)血、尿常规及其他常规检查

20%的患者出现贫血，多为正细胞正色素型，16%的患者出现白细胞减低，13%的患者出现血小板减少。通过氯化铵负荷试验可发现约 50%的患者有亚临床肾小管酸中毒。60%～70%的患者红细胞沉降率增快、C 反应蛋白增高。

(二)自身抗体

80%以上的患者抗核抗体阳性，抗 SSA、抗 SSB 抗体阳性率分别为 70%和 40%，前者对诊断的敏感性高，后者特异性较强。抗 U1RNP 抗体、抗着丝点抗体(ACA)的阳性率均为5%～10%；43%的患者类风湿因子(RF)阳性，约 20%的患者抗心磷脂抗体(ACL)阳性。一些患者中能够检测到抗 α-fodrin 抗体，α-fodrin 是一种唾液腺特异蛋白；近来发现 PSS 患者中存在抗毒蕈碱受体 3(M_3)抗体，可能与口眼干有关。

(三)高球蛋白血症

以 IgG 升高为主，为多克隆性，少数患者出现巨球蛋白血症。

(四)其他检查

1. 干燥性角结膜炎检测

(1)希尔默试验：将 5 mm×35 mm 大小的滤纸一端折成直角，消毒后放入结膜囊内，滤纸浸湿长度正常为 15 mm/5 min，≤5 mm/5 min 则为阳性。

（2）泪膜破裂时间（BUT 试验）：<10 秒为阳性。

（3）眼部染色：即眼染色评分（ocular staining score，OSS），采用角膜荧光素染色和结膜丽丝胺绿染色进行综合评分。将每眼眼表分为三部分，即鼻侧结膜、角膜和颞侧结膜。其中鼻侧和颞侧结膜按照睑裂区结膜着染点的数量评分（表 7-3），OSS≥3 分即为阳性。OSS 受试者在试验前不能使用滴眼液，5 年内未行角膜手术或眼睑整容手术。

表 7-3　OSS 评分标准

项目	角膜染色		结膜染色	
染色剂	0.5%荧光素钠溶液		1%丽丝胺绿溶液	
评分标准	分数	着染点数量	分数	着染点数量
	0 分	0 个	0 分	0～9 个
	1 分	1～5 个	1 分	10～32 个
	2 分	6～30 个	2 分	33～100 个
	3 分	>30 个	3 分	>100 个
	+1 分	着染点融合成片		
	+1 分	着染点出现在瞳孔区		
	+1 分	出现丝状角膜炎		

注：①OSS＝鼻侧结膜评分＋角膜评分＋颞侧结膜评分；②鼻侧、颞侧结膜染色最高评分各为 3 分，角膜最高评分为 6 分，因此角膜和鼻、颞侧结膜染色评分最高为 12 分；③双眼分别评分，评分结果不相加。

2. 口腔干燥症相关检查

（1）唾液流率：将中空导管相连的小吸盘以负压吸附于单侧腮腺导管开口处，收集唾液分泌量。未经刺激唾液流量>0.5 mL/min 为正常，≤0.1 mL/min 为阳性。

（2）腮腺造影：腮腺导管不规则、狭窄或扩张，碘液淤积于腺体末端呈葡萄状或雪花状。

（3）涎腺放射性核素扫描：观察^{99m}Tc 化合物的摄取、浓缩和排泄。

3. 唇腺活检

凡淋巴细胞聚集≥50 个即为 1 个灶，每 4 mm^2 唾液腺组织中有≥1 个灶，则为组织病理学检查阳性，可作为诊断依据。其他如腺体萎缩、导管扩张、其他炎症细胞浸润等非特异表现不能作为诊断依据。

六、诊断与鉴别诊断

诊断有赖于干燥性角结膜炎和口腔干燥症检测、血清抗 SSA 和（或）抗 SSB 抗体阳性、唇腺组织病理学检查有灶性淋巴细胞浸润。后两项特异性较强。

（一）诊断标准

2002 年修订的 PSS 国际分类标准被普遍采用（表 7-4），其敏感性为 89.5%，特异性为 97.8%。但必须除外头、颈、面部放疗史，丙型肝炎病毒感染，艾滋病，淋巴瘤，结节病，移植物抗宿主病，抗乙酰胆碱药物的使用（如阿托品、莨菪碱、溴丙胺太林、颠茄等）及 IgG4 相关疾病。

表 7-4　2002 年干燥综合征国际分类/诊断标准

Ⅰ口腔症状：3 项中有 1 项或 1 项以上

1. 每日感口干，持续 3 个月以上

2. 成年后腮腺反复或持续肿大

3. 吞咽干性食物时须用水帮助

Ⅱ眼部症状：3 项中有 1 项或 1 项以上

1. 每日感到不能忍受的眼干，持续 3 个月以上

2. 有反复的沙子进眼或砂磨感觉

3. 每日须用人工泪液 3 次或 3 次以上

Ⅲ眼部体征：下述检查任 1 项或 1 项以上阳性

1. 希尔默试验（＋）（≤5 mm/5 min）

2. 角膜染色（＋）（≥4，van Bijsterveld 计分法）

Ⅳ组织学检查：下唇腺病理示淋巴细胞灶≥1 个（每 4 mm^2 组织）

Ⅴ唾液腺受损：下述检查任 1 项或 1 项以上阳性

1. 唾液流率（＋）（≤1.5 mL/15 min）

2. 腮腺造影（＋）

3. 唾液腺放射性核素检查（＋）

Ⅵ自身抗体：抗 SSA 或抗 SSB（＋）（双扩散法）

1. 原发性干燥综合征无任何潜在疾病的情况下，符合下述任 1 条则可诊断：

①符合上述 4 条或 4 条以上，但必须含有条目Ⅳ（组织学检查）和（或）条目Ⅵ（自身抗体）

②条目Ⅲ、Ⅳ、Ⅴ、Ⅵ 4 条中任 3 条阳性

2. 继发性干燥综合征患者有潜在的疾病（如任一结缔组织病），而符合Ⅰ和Ⅱ中任 1 条，同时符合条目Ⅲ、Ⅳ、Ⅴ中任 2 条

（二）鉴别诊断

1. 系统性红斑狼疮

好发于青年女性，常伴发热、面部蝶形红斑、口腔溃疡、脱发、关节肿痛，血尿、蛋白尿常见，血清学检查有特征性的抗 dsDNA 抗体、抗 Sm 抗体和低补体血症；出现明显口眼干症状、肾小管酸中毒者少见。

2. 类风湿关节炎

以对称性多关节肿痛、晨僵为突出特点，除类风湿因子阳性外，还会检测到特异性较高的抗 CCP 抗体，关节病变是进展性的，X 线检查可见关节破坏，晚期可出现特征性的关节畸形；而 PSS 患者的关节症状远不如类风湿关节炎明显和严重，极少有关节破坏、畸形和功能受限。

3. 其他原因引起的口眼干燥

老年性腺体功能下降、糖尿病或药物所致，可通过病史来鉴别。

4. 丙型肝炎病毒感染

可以引起口干、眼干症状，一些患者会出现下肢紫癜和血清冷球蛋白，易与 PSS 混淆。但血清抗丙型肝炎抗体阳性、抗 SSA/SSB 抗体阴性可鉴别。

5. IgG4 相关疾病

是一组以血清 IgG4 水平升高和组织中出现表达 IgG4 的浆细胞为特征的疾病，临床上表现为泪腺、腮腺肿大，还可出现自身免疫性胰腺炎、原发性硬化性胆管炎、腹膜后纤维化等。

七、治疗

尚无根治方法。没有内脏损害者以替代和对症治疗为主,有内脏损害者则须进行免疫抑制治疗。

1. 局部治疗

减轻口干很困难,应停止吸烟、饮酒及避免服用引起口干的药物,保持口腔清洁,减少龋齿和口腔继发感染。替代品如人工泪液、人工唾液和凝胶等可减轻局部症状。M_3 受体激动剂毛果芸香碱可用于改善口眼干症状。

2. 系统治疗

对出现关节炎,肺间质病变,肝、肾及神经等唾液腺外表现的患者,应根据病情严重程度予糖皮质激素、免疫抑制剂等治疗。

3. 对症处理

纠正急性低钾血症以静脉补钾为主,平稳后改口服钾盐片,有的患者须终身服用,以防低钾血症再次发生。非甾体抗炎药对肌肉、关节疼痛有一定疗效。

4. 使用生物制剂

抗 CD20 单克隆抗体可以抑制 B 细胞生成,可能成为有效的治疗药物。

八、预后

病变仅局限于唾液腺、泪腺、皮肤黏膜等外分泌腺体者预后良好。有内脏损害者经恰当治疗后大多可以控制病情。如治疗不及时,病情可恶化甚至危及生命。出现肺纤维化、中枢神经病变、肾功能不全、恶性淋巴瘤者预后较差。

参考文献

[1]杨立勇,高素君.内科学[M].北京:人民卫生出版社,2019.
[2]葛俊辰,李建树,杨海玲.新编实用内科学[M].武汉:湖北科学技术出版社,2018.
[3]王爱萍,刘海艳,刘伟,等.奥美拉唑分别联合阿托品及山莨菪碱治疗急性胃炎的疗效及安全性分析[J].现代消化及介入诊疗,2019,24(12):1417-1419.
[4]薛洪璐,周加军,董丽娜.现代内科临床精要[M].长春:吉林科学技术出版社,2018.
[5]吴晗,胡利芳.丁苯酞注射液治疗急性脑梗塞的有效性和安全性研究[J].系统医学,2019,4(15):63-65.
[6]李芳,张丽,刘婷.内科疾病诊疗与合理用药[M].天津:天津科学技术出版社,2019.
[7]蒋圣君.肝硬化并上消化道出血临床诊治分析[J].中外医学研究,2018,16(4):111-112.
[8]毕丽岩.呼吸内科学[M].北京:中国协和医科大学出版社,2019.
[9]张燕萍,覃娇.环磷酰胺联合泼尼松治疗系统性红斑狼疮的临床疗效对照研究[J].临床医药文献电子杂志,2020,7(37):166.
[10]童南伟,邢小平.内科学:内分泌分册[M].北京:人民卫生出版社,2020.
[11]刘宝.阿司匹林、替格瑞洛联合应用在不稳定型心绞痛治疗中的效果探讨[J/OL].国际感染病学,2020,9(2):139.
[12]黄晓军,黄河,胡豫.血液内科学[M].北京:人民卫生出版社,2020.
[13]崔艳秋.胺碘酮联合美托洛尔治疗冠心病合并心律失常的效果观察[J].中国现代药物应用,2019,13(21):116-117.
[14]李巧春.内科学:心血管疾病诊疗研究[M].北京:新疆人民卫生出版社,2020.
[15]范继秀.布地奈德联合孟鲁司特对老年慢性阻塞性肺疾病急性加重期的影响[J].中国药物与临床,2018,18(S1):44-46.
[16]刘春霞,郑萍,陈艳芳.心血管系统疾病[M].北京:人民卫生出版社,2020.
[17]章志福,汤礼宾,麦丽兰,等.左旋咪唑联合甲泼尼龙治疗成人原发免疫性血小板减少症疗效观察[J].陕西医学杂志,2020,49(7):881-883,888.
[18]赵先群,杨海玲,沈健.内科疾病诊断与药物治疗[M].长春:吉林大学出版社,2018.
[19]党配英.左氧氟沙星和莫西沙星治疗耐多药肺结核病的临床效果比较[J].中国当代医药,2020,27(3):101-103,107.
[20]张晓伟,张小丽,刘培.内科疾病诊断与合理用药[M].长春:吉林科学技术出版社,2018.